Arzneimittellehre

Arzneimittellehre

WEISSE REIHE

13. Auflage

Mit Beiträgen von: Pia Steinfartz, Mainz

Redaktionelle Bearbeitung und Aktualisierung: Dr. Antje Jelinek, Arnstadt

ELSEVIER

Elsevier GmbH, Bernhard-Wicki-Str. 5, 80636 München, Deutschland
Wir freuen uns über Ihr Feedback und Ihre Anregungen an kundendienst@elsevier.com

ISBN 978-3-437-25117-7
eISBN 978-3-437-05626-0

13. Auflage 2023

Wichtiger Hinweis für den Benutzer
Die medizinischen Wissenschaften unterliegen einem sehr schnellen Wissenszuwachs. Der stetige Wandel von Methoden, Wirkstoffen und Erkenntnissen ist allen an diesem Werk Beteiligten bewusst. Sowohl der Verlag als auch die Autorinnen und Autoren und alle, die an der Entstehung dieses Werkes beteiligt waren, haben große Sorgfalt darauf verwandt, dass die Angaben zu Methoden, Anweisungen, Produkten, Anwendungen oder Konzepten dem aktuellen Wissensstand zum Zeitpunkt der Fertigstellung des Werkes entsprechen.
Der Verlag kann jedoch keine Gewähr für Angaben zu Dosierung und Applikationsformen übernehmen. Es sollte stets eine unabhängige und sorgfältige Überprüfung von Diagnosen und Arzneimitteldosierungen sowie möglicher Kontraindikationen erfolgen. Jede Dosierung oder Applikation liegt in der Verantwortung der Anwenderin oder des Anwenders. Die Elsevier GmbH, die Autorinnen und Autoren und alle, die an der Entstehung des Werkes mitgewirkt haben, können keinerlei Haftung in Bezug auf jegliche Verletzung und/oder Schäden an Personen oder Eigentum, im Rahmen von Produkthaftung, Fahrlässigkeit oder anderweitig übernehmen.

Für die Vollständigkeit und Auswahl der aufgeführten Medikamente übernimmt der Verlag keine Gewähr.
Geschützte Warennamen (Warenzeichen) werden in der Regel besonders kenntlich gemacht (®). Aus dem Fehlen eines solchen Hinweises kann jedoch nicht automatisch geschlossen werden, dass es sich um einen freien Warennamen handelt.

Bibliografische Information der Deutschen Nationalbibliothek
Die Deutsche Nationalbibliothek verzeichnet diese Publikation in der Deutschen Nationalbibliografie; detaillierte bibliografische Daten sind im Internet über http://www.d-nb.de/ abrufbar.

25 26 27 28 5 4 3 2

In ihren Veröffentlichungen verfolgt die Elsevier GmbH das Ziel, genderneutrale Formulierungen für Personengruppen zu verwenden. Um jedoch den Textfluss nicht zu stören sowie die gestalterische Freiheit nicht einzuschränken, wurden bisweilen Kompromisse eingegangen. Selbstverständlich sind **immer alle Geschlechter** gemeint.

Planung: Martina Lauster, München
Redaktion: Dr. Antje Jelinek, Arnstadt
Projektmanagement: Martina Gärtner, München
Satz: abavo GmbH, Buchloe/Deutschland; TnQ, Chennai/Indien
Druck und Bindung: Drukarnia Dimograf Sp. z o. o., Bielsko-Biała/Polen
Umschlaggestaltung: SpieszDesign, Neu-Ulm
Titelgrafiken: Stefan Dangl, München; Infusion: SpieszDesign, Neu-Ulm

Aktuelle Informationen finden Sie im Internet unter **www.elsevier.de.**

Abkürzungen

ACE	Angiotensin-Conversions-Enzym
Ach	Acetylcholin
ACTH	adrenokortikotropes Hormon
ADH	antidiuretisches Hormon
ADHS	Aufmerksamkeitsdefizit-hyperkinetisches Syndrom
ASS	Acetylsalicylsäure
ATP	Adenosintriphosphat
BtM	Betäubungsmittel
BtMG	Betäubungsmittelgesetz
COPD	chronische obstruktive Bronchitis
e. c.	epikutan
ED	effektive Dosis
FSH	follikelstimulierendes Hormon
GABA	Gamma-Aminobuttersäure
i. t.	intrathekal
i. a.	intraarteriell
i. m.	intramuskulär
i. v.	intravenös
IE	Internationale Einheiten
INR	International Normalized Ratio
KHK	Koronare Herzkrankheit
LD	letale Dosis
LDL	Low Density Lipoprotein (deutsch: Lipoprotein niederer Dichte)
LH	luteinisierendes Hormon
MAO	Mono-Amino-Oxidase
N.	Nervus
O/W-Creme	Öl-in-Wasser Creme
REM	rapid-eye-movement
s. c.	subkutan
Sup.	Suppositorium
Tbc	Tuberkulose
Tbl.	Tablette
TSH	Thyreoidea stimulierendes Hormon
V.	Vena
W/O-Creme	Wasser-in-Öl Creme
ZNS	Zentralnervensystem
Zul.-Nr.	Zulassungsnummer

Abbildungsnachweis

Der Verweis auf die jeweilige Abbildungsquelle befindet sich bei allen Abbildungen im Werk am Ende des Legendentextes in eckigen Klammern.

L157	Susanne Adler, Lübeck
L190	Gerda Raichle, Ulm
W329	Bundesinstitut für Arzneimittel und Medizinprodukte (BfArM), Bonn. https://www.bfarm.de/DE/Bundesopiumstelle/Betaeubungsmittel/Verschreibung/btm-rezept-inhalt.html

Fehler gefunden?

https://else4.de/978-3-437-25117-7

An unsere Inhalte haben wir sehr hohe Ansprüche. Trotz aller Sorgfalt kann es jedoch passieren, dass sich ein Fehler einschleicht oder fachlich-inhaltliche Aktualisierungen notwendig geworden sind.

Sobald ein relevanter Fehler entdeckt wird, stellen wir eine Korrektur zur Verfügung. Mit diesem QR-Code gelingt der schnelle Zugriff.

Wir sind dankbar für jeden Hinweis, der uns hilft, dieses Werk zu verbessern. Bitte richten Sie Ihre Anregungen, Lob und Kritik an folgende E-Mailadresse: kundendienst@elsevier.com

Inhaltsverzeichnis

KAPITEL

1 Das Arzneimittel

1.1 Grundbegriffe

Die Arzneimittellehre (Pharmakologie) ist die Lehre von den Arzneimittelwirkungen im menschlichen Organismus. Sie erklärt, wie Arzneimittel sich im menschlichen Organismus verhalten und wie deren Wirkung zustande kommt.

Arzneimittel dienen vor allem der Heilung und Linderung von Krankheiten. In der Krankenpflege ist ein gewissenhafter Umgang mit diesen besonders wichtig. Die Behandlung von Leiden mithilfe von Arzneimitteln stellt neben der chirurgischen Therapie seit jeher einen der Grundpfeiler der Krankheitsbekämpfung dar. Grundlegendes Wissen über Aufnahme, Verteilung, Verhalten eines Stoffs im Körper, Wirkprinzip, Abbau und Ausscheidung ist unabdingbare Voraussetzung für einen verantwortungsbewussten Umgang mit Medikamenten. Um Arzneimittel richtig anzuwenden und um die Patienten korrekt über ihre Therapie zu informieren, sind vor allem Grundkenntnisse zu den Wirkungen und Nebenwirkungen von Arzneimitteln von großer Bedeutung.

Definitionen

Zum allgemeinen Verständnis der Pharmakologie (Arzneimittellehre) ist die Kenntnis einiger Grundbegriffe notwendig.

Wichtige Definitionen

- **Wirkstoff:** Substanz, die in einem Organismus eine Wirkung hervorruft
- **Arzneistoff:** Wirkstoff, der zur Vorbeugung, Besserung, Heilung oder Erkennung einer Erkrankung dienen kann
- **Hilfstoffe:** Stoffe, die in Arzneimitteln enthalten sind, aber keine Wirkung entfalten, bilden mit dem Arzneistoff die Arzneiform
- **Pharmakon:** wirksames Mittel, das Arzneimittel oder Gift sein kann
- **Arzneiform:** bestimmte Zubereitungsform eines Arzneistoffs, z. B. Tabletten, Salben, Infusionen
- **Applikation:** Art der Zuführung eines Arzneimittels zum Organismus, Einnahme (peroral), Spritzen (parenteral), auf die Haut (epikutan), in die Nase (nasal)
- **Charge:** Arzneimittel, die in einem einheitlichen Herstellungsgang gewonnen wurden
- **Wirkstärke:** Maß für die zum Erreichen einer Wirkung nötige Dosis; je höher die Wirkstärke, desto geringer die nötige Dosis
- **Wirksamkeit:** zu erreichender Maximaleffekt eines Arzneimittels
- **Pharmakokinetik:** beschäftigt sich mit dem Verhalten eines Arzneimittels im Organismus und dem zeitlichen Verlauf der Wirkung (Aufnahme, Verteilung, Umwandlung und Ausscheidung)
- **Pharmakodynamik:** untersucht pharmakologische Wirkungen eines Arzneimittels im Organismus sowie die Ursache der Wirkung
- **Galenik:** Arzneiformenlehre, beschäftigt sich mit der Herstellung und dem Aufbau der Arzneiformen, sowie deren Einfluss auf die Wirkung

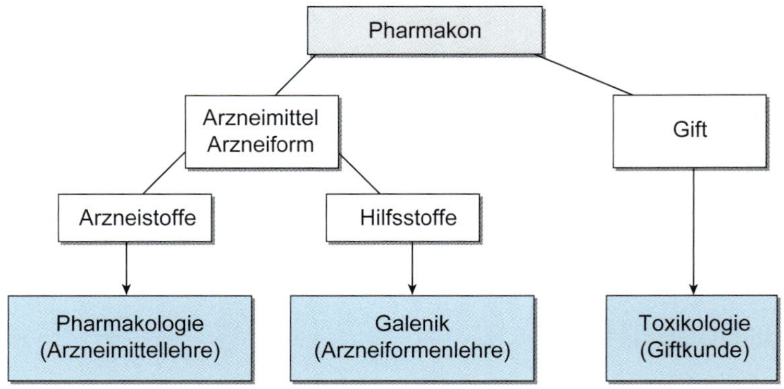

Abb. 1.1 Pharmaka können Arzneimittel oder Gift sein. [L157]

- **Retardierung:** Veränderung der Arzneiform, sodass diese länger wirksam ist (Depot- oder Retardarzneimittel)
- **Gift:** Wirkstoff, der eine schädliche Wirkung auslöst; bei vielen Arzneistoffen entscheidet die Dosis über eine giftige Wirkung
- **Toxikologie:** Lehre von der Wirkungsweise von Giften (Toxine) (➤ Abb. 1.1)

Für die meisten Arzneimittel gilt: Nur die Dosis macht das Gift.

1.2 Umgang mit Arzneimitteln

1.2.1 Arzneimittel bestellen

Arzneimittel dürfen an Stationen nur aufgrund einer schriftlichen Anforderung abgegeben werden. Hierfür gibt es einen vorgeschriebenen **Anforderungsschein** und dabei gelten analoge Vorschriften zur Rezeptabgabe.

Die Versorgung erfolgt durch die Krankenhausapotheke oder durch eine das Krankenhaus versorgende Apotheke (dabei handelt es sich um öffentliche Apotheken mit der Berechtigung, ein Krankenhaus zu beliefern). Die krankenhausversorgende Apotheke schließt mit einem oder mehreren Krankenhäusern Lieferverträge ab.

Die Auslieferung der Arzneimittel durch die Apotheke erfolgt in verschlossenen Behältern. Für Zytostatika-Zubereitungen sind gesonderte, entsprechend gekennzeichnete Transportbehältnisse erforderlich.

Für die Versorgung der Stationen eines Krankenhauses mit BtM wurde ein 3-teiliger **Betäubungsmittel-Anforderungsschein** eingeführt, dessen einzelne Teile wie beim BtM-Rezept vorgeschrieben behandelt werden (➤ Kap. 2.2).

1.2.2 Arzneimittel lagern

Die **Aufbewahrung von Arzneimitteln** hat so zu erfolgen, dass die Qualität nicht nachteilig beeinflusst wird, Verwechslungen vermieden werden und eine unbefugte Entnahme durch Dritte nicht möglich ist.

Bei Fertigarzneimitteln sind die auf der Verpackung und die in der Gebrauchsinformation angegebenen Hinweise zur Lagerung zu beachten. Sind keine speziellen Angaben gemacht, wird die Aufbewahrung bei Raumtemperatur als Normallagerung angesehen.

Bei der Arzneimittellagerung sind deshalb zu beachten:

- Vorgeschriebene Lagerbedingungen müssen eingehalten werden:
  - Temperatur
  - Lichtschutz
  - Schutz vor Feuchtigkeit
- In den für Arzneimittel vorgesehenen Schränken (auch Kühl- und Tiefkühlschrank) dürfen nur diese und nichts anderes aufbewahrt werden
- Arzneimittel sind ausschließlich in verschlossenen Behältnissen oder Blistern aufzubewahren
- Arzneimittel dürfen nicht aus Originalbehältnissen umgefüllt oder diese umetikettiert werden
- Die Gebrauchsinformationen (Packungsbeilagen) müssen bis zum Aufbrauchen am Arzneimittel verbleiben
- Verwendbarkeitsfristen müssen eingehalten werden

Eine halbjährliche **Überprüfung der Vorräte** durch einen Apotheker der Krankenhausapotheke ist gesetzlich vorgeschrieben und muss dokumentiert werden.

Arzneimittelschrank

Es ist bei der **Aufbewahrung von Arzneimitteln** zwischen ambulanter und stationärer Betreuung zu unterscheiden. Die auf Rezepten verschriebenen Arzneimittel sind personengebunden und aus diesem Grund unmittelbar bei dem Patienten oder in Boxen, die mit dem Namen des Patienten gekennzeichnet sind, aufzubewahren. Eine Entnahme für andere Personen ist daraus nicht erlaubt.

Im stationären Bereich sind die Arzneimittel in verschließbaren Schränken in Räumen zu lagern, die für Unbefugte nicht unmittelbar betretbar sind. Bei Abwesenheit des medizinischen oder pflegenden Personals muss ein ständiger Verschluss gewährleistet sein.

Die Einsortierung der Arzneimittel erfolgt nach dem Verfallsdatum, die älteren Packungen stehen vorne und die neuen hinten (First-In/First-Out). Wichtig ist auch die Kennzeichnung von Anbrüchen, z. B. mit einem Kreuz auf der Packung. Die Pflegenden notieren auf flüssigen Zubereitungen, die mehrere Dosen enthalten (Tropfen, Säfte u. Ä.), immer das Datum der Erstentnahme.

Temperaturangaben zur Lagerung sind:

- Raumtemperatur: 15–25 °C
- Kühllagerung: 8–15 °C
- Sehr kühle Lagerung: 2–8 °C
- Tiefkühllagerung: unter −20 °C

In **Kühlschränken** zur Aufbewahrung von Arzneimitteln sind immer Thermometer vorhanden. Die Pflegenden überprüfen täglich, ob die im Kühlschrank gemessene Temperatur der eingestellten entspricht und dokumentieren diese. Die angegebenen Temperaturvorgaben zur Lagerung müssen v. a. bei kühler Lagerung korrekt eingehalten werden. Das Gefrieren von im Kühlschrank zu lagernden Arzneimitteln, z. B. Insulinen, kann zum kompletten Wirkungsverlust führen.

Feuergefährliche Zubereitungen (wie Alkohol, Propanol, Ether oder Wundbenzin) müssen nach dem global harmonisierten System zur Einstufung und Kennzeichnung von Chemikalien (GHS) u. a. mit einem entsprechenden Symbol gekennzeichnet sein und in bruchsicheren Gefäßen gelagert werden. Diese werden in Spezialschränken mit Absaugvorrichtung aufbewahrt. Da diese Aufbewahrungsmöglichkeit auf den Stationen i. d. R. nicht gegeben ist, dürfen dort nur geringe Mengen gelagert werden. Die Pflegenden achten darauf, dass solche Stoffe nie in der Nähe einer Heizvorrichtung oder in direkter Sonneneinstrahlung stehen.

Betäubungsmittel (BtM) müssen gesondert in einem Betäubungsmittelschrank aufbewahrt werden und gegen unbefugte Entnahmen gesichert sein. Der Schlüssel muss für Unbefugte unerreichbar aufbewahrt werden.

Verfallsdatum und Aufbrauchfristen

Wegen möglicher Chargensperrungen und der Verwendbarkeitsdauer müssen Chargennummer und Verfallsdatum auf allen Arzneimitteln stehen und auch auf angebrochenen Verpackungen gut lesbar sein.

Verfallene Arzneimittel und solche mit **auffälligen Veränderungen** (z. B. Ausflockungen, Geruchsabweichungen, zerplatzte Drageehülle) sind sofort auszusondern und werden der Apotheke zurückgegeben. Besondere Aufmerksamkeit ist bei Arzneimitteln notwendig, die aus Mehrdosenbehältnissen (z. B. Flaschen oder Durchstechampullen) entnommen werden oder vor der Applikation erst zubereitet werden müssen (z. B. zubereiteter Trockensaft). Sie werden nach dem Anbruch deutlich mit dem Anbruch- oder Aufbrauchdatum, bei Fristen unter 36 Stunden auch die Uhrzeit, gekennzeichnet.

Die in der Gebrauchsinformation vom Hersteller angegebene Aufbrauchfrist ist strikt einzuhalten.

❚❚ Es ist verboten, Arzneimittel einzusetzen, deren Verfallsdatum abgelaufen ist, die keine Zulassung haben (kann auch eine spezielle Charge betreffen) oder sichtbare Qualitätsmängel aufweisen! Es ist mit verringerter Wirkung oder mehr unerwünschten Wirkungen zu rechnen. ❚❚

1.2.3 Arzneimittel richten

Beim **Richten oder Stellen der Arzneimittel** werden Arzneimittel für einen Patienten für einen bestimmten Zeitraum, im Krankenhaus meist für den ganzen Tag in der Pflege auch für 1 oder 2 Wochen, zusammengestellt. Dabei wird der Bedarf für den Patienten entweder in einem **Dispenser** oder in Arzneimittelbechern vorbereitet. Es muss gewährleistet sein, dass keine Fehler wie Einnahme zum falschen Zeitpunkt oder auch Verwechslungen mit einem anderen Patienten auftreten können. Einige Apotheken bieten eine zentrale patientenspezifische Verblisterung von Medikamenten an. Auf den Blistern ist der Name des Patienten, die enthaltenen Medikamente und die Zeit der Einnahme vermerkt.

Der Arzt legt die Anwendung von Arzneimitteln in einer schriftlichen Dokumentation fest. Folgende Angaben werden gemacht:

- Personalien des Patienten
- Arzneimittel mit Darreichungsform und Wirkstoffmenge
- Dosis und Dosisintervall
- Hinweise zur Applikation in Zusammenhang mit der Nahrungsaufnahme
- Hinweise zu einer zeitlichen Befristung

❚❚ Die „6-R-Regel" ist zu beachten:
Richtiger Patient
Richtiges Arzneimittel
Richtige Dosierung bzw. Konzentration
Richtige Applikationsart
Richtiger Zeitpunkt
Richtige Dokumentation ❚❚

Zu beachten ist auch, dass in einzelnen Fällen das Medikament unmittelbar vor seiner Anwendung zuzubereiten ist, z. B. das Auflösen von Pulvern, Granulaten oder Brausetabletten oder die Zubereitung eines Antibiotika-Safts aus Trockengranulaten.

1.2.4 Arzneimittel verabreichen

Die **Arzneiformen** (Darreichungsformen) ermöglichen die sachgerechte Anwendung eines Arzneistoffs. Die Therapie kann durch sie an die individuellen Erfordernisse angepasst werden.

Mithilfe der Arzneiform lassen sich der zeitliche Eintritt, die Dauer und die Stärke der Wirkung mitbestimmen.

Die Arzneiform muss auch eine exakte Dosierung des Arzneistoffs gewährleisten.

Gründe für die Wahl einer bestimmten Arzneiform sind u. a.:
- **Ort der Erkrankung,** z. B. Augentropfen bei einer Bindehautentzündung
- Notwendige **Geschwindigkeit des Wirkungseintritts,** z. B. Zufuhr direkt in den Blutkreislauf über eine Vene (i. v.-Injektion) zur Notfalltherapie
- Gewünschte **Dauer der Wirkung,** z. B. Retardpräparate, die nur einmal täglich eingenommen werden
- **Zustand des Patienten,** z. B. Injektionen bei bewusstlosen Patienten
- **Mitarbeit des Patienten** (Compliance), z. B. wohlschmeckende Sirupe bei Kindern
- Chemische **Stabilität des Arzneistoffs,** z. B. Zersetzung von Insulin und Penicillin G im Magen-Darm-Trakt, deshalb nur Zufuhr unter Umgehung des Magen-Darm-Kanals (parenterale Zufuhr) möglich
- Physikalische Eigenschaften des Arzneistoffs, z. B. **Löslichkeit** bei der Verarbeitung zu Tropfen oder Injektionslösungen
- **Verringerung von unerwünschten Wirkungen,** z. B. magensaftbeständige Tabletten bei Arzneistoffen, die die Magenschleimhaut schädigen oder den Arzneistoff erst im Dünndarm freigeben

Verabreichen von gasförmigen Arzneiformen

Die Wahl der Inhalationsart hängt vom Alter und vom allgemeinen Zustand des Patienten ab. Dosieraerosole und Pulverinhalate sind handlich, leicht zu transportieren, überall und unauffällig anzuwenden. Ihre Bedienung ist nicht zeitaufwendig. **Dosieraerosole** erfordern eine gute Koordinationsfähigkeit (Einatmung und gleichzeitig den Sprühstoß auslösen). **Pulverinhalate** erfordern einen guten Atemfluss. **Elektrische Inhaliergeräte** sind aufwendig in ihrer Wartung, benötigen einen Elektroanschluss und auch die Dauer der Inhalation ist relativ lange. Sie funktionieren aber ohne komplizierte Atemmanöver, sodass diese Art der Inhalation besonders für Kinder und ältere Personen geeignet ist.

Verabreichen von flüssigen Arzneiformen

Tropfen

Tropfen (Guttae, Abkürzung: gtt.) sind flüssige Zubereitungen in einer Flasche mit Tropfermontur. Tropfen lassen sich leicht einnehmen und werden nach der Tropfenanzahl dosiert. Enthaltener Alkohol (Ethanol) macht u. U. die Einnahme für Kinder, Schwangere, Epileptiker und Alkoholkranke problematisch. Deshalb ist der jeweilige Ethanolgehalt auf der Packung angegeben.

Als Richtlinie für die **Dosierung** von Tropfen gilt: 20 Tropfen wässriger Zubereitung entsprechen 1 ml.

Trockensäfte

Schwer- oder unlösliche Arzneistoffe – wie Antibiotika oder Antazida – können als **Suspension** zu einer flüssigen Arzneiform verarbeitet werden. Antibiotikahaltige Säfte sind aus Stabilitätsgründen meist als sog. Trockensäfte im Handel. Man füllt sie kurz vor Gebrauch mit einer bestimmten Menge Wasser auf. Danach werden sie im Kühlschrank oder bei Raumtemperatur aufbewahrt und sind nur kurze Zeit haltbar (siehe Beipackzettel).

▌▌ Suspensionen müssen wegen der Dosiergenauigkeit unmittelbar vor Gebrauch umgeschüttelt werden. ▌▌

Dosiert werden müssen Säfte immer mit entsprechenden Messgeräten wie Messbecher, Messlöffel oder Messpipette, da Tee- oder Esslöffel zum Abmessen zu ungenau sind.

Klysmen

Klysmen sind Lösungen, die zur Applikation in den Enddarm eingeführt werden. Sie werden nach dem Volumen, das in den Darm entleert wird, in **Makroklysmen** (mehrere Hundert ml) und **Mikroklysmen** (wenige ml) unterteilt. Makroklysmen verabreicht man vor allem als Darmspüllösungen bei Verstopfung oder vor Diagnostik bzw. OP aber auch zur Applikation von Wirkstoffen. Mikroklysmen dienen überwiegend der Applikation flüssiger Zubereitungen zur systemischen (z. B. Diazepam) Wirkung, einige wirken aber auch lokal z. B. als Laxanz.

▌▌ Klysmen werden zusammengedrückt aus dem Enddarm entfernt, um das Einsaugen von Flüssigkeit zu vermeiden. ▌▌

Verabreichen von halbfesten Arzneiformen

Halbfeste Arzneiformen werden fast ausschließlich auf Haut oder Schleimhäuten angewendet.

Auf der Haut werden sie leicht einmassiert oder als Salbenkompresse verwendet. Salben (wasserfrei) und W/O-Cremes (Wasser in der inneren, das Öl in der äußeren Phase) hinterlassen einen Fettfilm auf der Haut und sind nicht mit Wasser abwaschbar. Bei der O/W-Creme befindet sich das Öl in der inneren, das Wasser in der äußeren Phase. Diese Zubereitung ist mit Wasser abwaschbar, lässt sich gut verteilen und zieht in die Haut ein. Pasten hinterlassen häufig krustige Reste auf der Haut. Diese müssen vor dem erneuten Auftragen sorgfältig mit Öl oder warmem Wasser entfernt werden. Hydrogele hinterlassen ebenfalls einen dünnen Film auf der Haut, der abwaschbar ist.

Abgepackt sind halbfeste Zubereitungen in Tuben oder Dosierkruken, seltener in Weithalsgläsern oder Kruken („Salbendosen“).

▌▌ Die Salbe niemals mit den Fingern dem Salbentöpfchen entnehmen, sondern mit einem Spatel. ▌▌

Verabreichen von festen Arzneiformen

Pulver und Granulate

Pulver und **Granulate** werden pur eingenommen oder vor der Anwendung in eine Flüssigkeit überführt. Zur Einnahme undosierter Pulver und Granulate wird über Messlöffel die Dosiergenauigkeit sichergestellt.

▌▌ Die Einnahme von Pulver ist für viele Patienten schwierig, da das Pulver durch den Atem weggeblasen wird. Durch Einrühren des Pulvers in Suppe, Joghurt oder Apfelmus (Packungsbeilage beachten!) wird das Einnehmen wesentlich erleichtert. ▌▌

Tabletten

Tabletten werden i. d. R. **peroral** verabreicht, indem die Tablette ganz geschluckt oder in Wasser zerfallen eingenommen wird. Tabletten dürfen generell nur dann geteilt oder zerkleinert werden, wenn dies laut Herstellerangaben ausdrücklich gestattet ist (ggf. ist eine Rückfrage bei der Herstellerfirma oder der Apotheke notwendig).

Dragees, die mit einem dicken Überzug aus Zucker überzogen sind, sind grundsätzlich nicht teilbar. Magensaftresistente Tabletten werden unabhängig vom Wirkstoff immer vor dem Essen eingenommen, da der hohe pH-Wert des gefüllten Magens zur vorzeitigen Auflösung des Überzugs führt. Ausnahme sind Tabletten, die aus magensaftbeständig überzogenen Pellets bestehen.

Retardzubereitungen und magensaftresistente Tabletten können grundsätzlich nicht zerkleinert werden, teilen ist nur möglich, wenn es vom Hersteller so angegeben ist. Sonst besteht die Gefahr einer Überdosierung. Sinnvoll ist es, einen Tablettenteiler zum genauen Teilen der Tabletten zu nutzen.

Kautabletten werden zuerst zerbissen, gekaut und dann geschluckt. Sie sind gut geeignet für die Einnahme unterwegs, z. B. bei Sodbrennen oder Schmerzen.

Sublingualtabletten werden unter die Zunge gelegt, **Bukkaltabletten** in die Backentasche. Diese beiden Tablettenarten setzen ihre Wirkstoffe im Mund frei, die dann über die Mundschleimhaut resorbiert werden. Sie dürfen nicht gekaut oder geschluckt werden.

Kapseln

Kapseln werden i. d. R. mit viel kalter Flüssigkeit geschluckt. **Hartkapseln** bestehen aus zwei Hüllteilen und können je nach Herstellerangaben geöffnet und der Inhalt in Nahrung eingerührt verabreicht werden. **Weichkapseln** hingegen müssen im Ganzen geschluckt werden.

Spezielle Kapseln sind **Zerbeißkapseln,** die im Mund zerbissen werden. Der freigesetzte Wirkstoff wird über die Mundschleimhaut resorbiert.

Suppositorien

Die Suppositorien (Zäpfchen) werden am besten, zum besseren Einführen, vor der Entnahme aus der Umverpackung mit der Hand etwas angewärmt oder kurz in warmes Wasser getaucht. Sie sollten jedoch nicht eingecremt werden, da die Wirkstofffreisetzung beeinträchtigt werden kann. Zum Einführen legt sich der Patient hin.

Pflaster zur systemischen Therapie

Pflaster nur auf saubere, unverletzte, möglichst unbehaarte und nicht gereizte Haut kleben, die frei von Kosmetika ist. In der Gebrauchsinformation sind meist bestimmte Körperstellen empfohlen. Zur Reinigung der Hautstelle darf nur reines Wasser verwendet werden. Die Haut wird vorsichtig trockengetupft, wobei jedes Reiben vermieden wird.

Beim Abziehen der Schutzfolie die Klebefläche nicht mit den Fingern berühren. Das Pflaster faltenfrei aufkleben und ca. 30 Sekunden mit der flachen Hand festdrücken.

Die Applikationsstelle darf keiner Wärmequelle wie Heizkissen, Sauna, direkter Sonneneinstrahlung oder heißen Bädern ausgesetzt werden. Durch die Wärme kann der Wirkstoff schneller freigesetzt werden und somit zu unerwünschten Wirkungen führen.

Generell ist nach Entfernen eines Pflasters das neue an einer anderen Applikationsstelle aufzukleben, um Hautreizungen und Überdosierungen zu vermeiden. Nach 7 Tagen Pflasterfreiheit kann die vorherige Stelle wieder genutzt werden.

Nach Applikation bzw. Entfernen des Pflasters gründlich die Hände waschen.

Verabreichen von Parenteralia

Injektionen können praktisch in jedes Körperteil verabreicht werden. Neben der Applikation in Blutgefäße (**intravenös, intraarteriell**) sind besonders die Applikation ins Unterhautfettgewebe (**subkutan**) oder in die Muskulatur (**intramuskulär**) zu erwähnen.

Infusionen werden i. d. R. intravenös gegeben, möglich sind aber auch die intraperitoneale (in die Bauchdecke, z. B. bei der Dialyse) und die subkutane Anwendung.

Das Aufziehen von **Injektionen, Perfusorlösungen** und auch die Zugabe von Arzneimitteln zu **Infusionslösungen** sollte möglichst unmittelbar vor der Applikation beim Patienten erfolgen. Längeres Lagern erhöht die Gefahr einer mikrobiellen Kontamination und möglicher Zersetzungen.

Die Pflegenden arbeiten aseptisch. Nach Abnahme des Schutzdeckels von den Verschlüssen der Durchstichbehältnisse oder der Ports an den Infusionslösungsbeuteln desinfizieren sie die Oberflächen mit einem Desinfektionsmittel. Dann erfolgt der Einstich mit einer Kanüle oder dem Dorn eines Überleitungsgeräts.

Injektionen und Kurzinfusionen von Arzneistoffen (bis 100 ml) liegen meistens in applikationsgerechter Form vor. Teilweise ist aber eine Lösung der Trockensubstanz notwendig. Bei Injektionen wird das Pulver unmittelbar gelöst. Die Pflegenden ziehen das Lösungsmittel in eine Einmalspritze auf und spritzen es in das Durchstichfläschchen. Nach der vollständigen Auflösung sollte das Medikament aus hygienischen Gründen in eine neue sterile Spritze aufgezogen werden.

Bei Zugabe von Arzneistoffen in Elektrolyt- oder Glukoselösungen sind **Inkompatibilitäten** (Unverträglichkeiten) möglich. Die Pflegenden achten auf evtl. Veränderungen der Zubereitung.

1.3 Wiederholungsfragen

1. Was ist eine Charge?
2. Was versteht man unter Pharmakokinetik, was unter Pharmakodynamik?
3. Was bedeutet Galenik?
4. Wie nennt man die Veränderung der Arzneiform, sodass diese länger wirksam ist?
5. Wie werden Betäubungsmittel im Krankenhaus bestellt?
6. Was bedeutet sehr kühle Lagerung?
7. Was ist beim Richten von Arzneimitteln zu beachten?
8. Was ist beim Zerkleinern von Tabletten zu beachten?
9. Welche Kapselart kann geöffnet werden?
10. Wie werden Pflaster zur systemischen Therapie verabreicht?
11. Welche Applikationsarten gibt es für Infusionen? Welche wird bevorzugt verwendet?

KAPITEL 2 Bestimmungen aus dem Arznei- und Betäubungsmittelrecht

Der Umgang mit Arznei- und Betäubungsmitteln unterliegt strengen Regeln, die im Arzneimittelrecht und Betäubungsmittelrecht festgelegt sind.

2.1 Bestimmungen aus dem Arzneimittelrecht

Das Arzneimittelrecht regelt Fragen der Ein- und Ausfuhr, Herstellung, Verarbeitung, klinischen Prüfung, Zulassung, Abgabe, Überwachung, Haftung und Unbedenklichkeit von Arznei- und Betäubungsmitteln. Die Grundlagen des Arzneimittelrechtes sind Voraussetzung für den Gebrauch von Arzneimitteln. Das Arzneimittelrecht ist im **Arzneimittelgesetz** festgeschrieben.

2.1.1 Aufgaben des Arzneimittelgesetzes

Das Arzneimittelgesetz soll im Einzelnen folgende Aufgaben erfüllen:
- Regelung von Qualität, Unbedenklichkeit und Wirksamkeit von Arzneimitteln für Mensch und Tier
- Ordnung der Zulassung, Registrierung, Verkehr und behördlichen Überwachung von Arzneimitteln
- Bestimmung über die klinische Prüfung von Arzneimitteln, Verfallsdaten, Beobachtung und Auswertung von Arzneimittelrisiken und -nebenwirkungen
- Schutz des Verbrauchers vor Arzneimittelrückständen in Lebensmitteln
- Bestimmung des Rahmens, in dem über Arzneimittel informiert und geworben werden darf
- Festlegung von Straf- und Bußgeldvorschriften

2.1.2 Begriffsbestimmungen des Arzneimittelgesetzes

Das Arzneimittelgesetz enthält wichtige Definitionen bzw. Begriffsbestimmungen.

Arzneimittel

Arzneimittel sind Stoffe, die in oder am menschlichen oder tierischen Körper verwendet bzw. verabreicht werden und durch eine **pharmakologische, immunologische** oder **metabolische** Wirkung Folgendes bewirken:
- Heilung oder Verhütung menschlicher oder tierischer Krankheiten (z. B. Antibiotika, Impfstoffe)
- Erstellen einer medizinischen Diagnose (z. B. Kontrastmittel)
- Wiederherstellen menschlicher oder tierischer Funktionen (z. B. Insulin)
- Korrigieren menschlicher oder tierischer Funktionen (z. B. Psychopharmaka)
- Beeinflussen menschlicher oder tierischer Funktionen (z. B. Schlafmittel, „Pille")

2

❚❚ Der Begriff Arzneimittel ist nicht gleichbedeutend mit dem des Pharmakons. ❚❚

Das Wort **Pharmakon** stammt aus dem Griechischen und bedeutet sowohl Heilmittel als auch Gift.

Fertigarzneimittel
Fertigarzneimittel werden im Voraus hergestellt und in einer für den Verbraucher bestimmten Verpackung in Verkehr gebracht.

Wirkstoffe
Wirkstoffe sind Stoffe, die einen Effekt hervorrufen, wenn sie einem Organismus zugeführt werden. Sie sind die wirksamen Bestandteile eines Arzneimittels.

Blutzubereitungen
Blutzubereitungen sind Arzneimittel, die aus Blut gewonnene Bestandteile enthalten (z. B. Blutkonserven, Thrombozytenkonzentrate, Immunglobuline, Gerinnungsfaktoren).

Immunsera (Antisera, Sera)
Immunsera werden aus dem Blut oder den Organen von Lebewesen gewonnen. Sie enthalten spezifische **Antikörper** (z. B. Tetanusimmunglobulin). Sie können den Verlauf einer Infektionskrankheit abschwächen oder Gifte inaktivieren.

Impfstoffe
Impfstoffe enthalten **Antigene** und sollen bei Mensch und Tier die Produktion von Antikörpern zum Infektionsschutz einleiten.

Radioaktive Arzneimittel
Radioaktive Arzneimittel geben radioaktive Strahlung ab und dienen hierdurch der Diagnostik oder Therapie (z. B. radioaktives Jod zur Therapie von Schilddrüsentumoren).

Charge
Unter Charge versteht man die in einem einheitlichen Herstellungsgang gewonnene Menge an Arzneimittel.

Unerwünschte Arzneimittelwirkungen (Nebenwirkungen)
Nebenwirkungen sind unerwünschte Begleiterscheinungen, die beim ordnungsgemäßen Gebrauch eines Arzneimittels auftreten können.

2.1.3 Anforderungen an Arzneimittel

Im Arzneimittelgesetz sind allgemeine Anforderungen an Arzneimittel festgeschrieben. So ist es zum Beispiel verboten:

- bedenkliche Arzneimittel in den Verkehr zu bringen, deren schädliche Wirkungen im Verhältnis zur Hauptwirkung über ein vertretbares Maß hinausgehen,
- Arzneimittel minderer Qualität in den Verkehr zu bringen,
- Arzneimittel mit irreführenden Bezeichnungen zu versehen und
- Arzneimittel mit abgelaufenem Verfallsdatum in den Verkehr zu bringen.

2.1.4 Kennzeichnung

Es besteht eine Kennzeichnungspflicht bei Arzneimitteln.

Insbesondere müssen folgende Angaben auf dem Behältnis oder der **Verpackung** angebracht sein:

- Bezeichnung des Arzneimittels
- Verfallsdatum und Herstellungsdatum, ggf. Chargenbezeichnung
- Hersteller mit Anschrift
- Zulassungsnummer (Zul.-Nr.)
- Darreichungsform (Tabletten, Tropfen, Dragees, Suppositorien)
- Inhalt (Gewicht, Anzahl)
- wirksame Bestandteile
- Hinweise über die Einordnung (z. B. „apothekenpflichtig", „verschreibungspflichtig")
- Art der Anwendung
- Hinweise über gentechnologisch gewonnene Arzneimittel

2.1.5 Gebrauchsinformation

Fertigarzneimittel dürfen zudem nur mit einer **Gebrauchsinformation** („Beipackzettel") in den Verkehr gebracht werden. Diese Packungsbeilage muss enthalten:

- Hersteller mit Anschrift
- Bezeichnung des Arzneimittels
- wirksame Bestandteile nach Art und Menge
- Darreichungsform und Inhalt (Gewicht, Rauminhalt, Stückzahl)
- Anwendungsgebiete
- Gegenanzeigen
- Nebenwirkungen
- Wechselwirkungen mit anderen Mitteln
- Dosierungsanleitung
- Art und Dauer der Anwendung
- Hinweis, dass nach Ablauf des Verfalldatums das Mittel nicht mehr angewendet werden soll
- Hinweis, dass das Mittel für Kinder unzugänglich aufzubewahren ist

❚❚ Jedes Fertigarzneimittel muss eine ausführliche Gebrauchsinformation beinhalten. ❚❚

2.1.6 Herstellung von Arzneimitteln

Wer Arzneimittel gewerbs- oder berufsmäßig zum Zwecke der Abgabe an andere herstellen will, bedarf einer Erlaubnis durch die zuständige Behörde. Apotheker sind als Herstellungs- und Prüfleiter für die Überwachung der Herstellung zuständig.

Ausnahme

In Apotheken und Krankenhausapotheken dürfen individuelle Arzneimittel für die Patienten hergestellt werden, allerdings nur bis zu 100 Packungen pro Herstellungsgang.

2.1.7 Apothekenwesen

Den Apotheken obliegt die Sicherstellung der ordnungsgemäßen **Arzneimittelversorgung** der Bevölkerung. Der Betrieb einer Apotheke unterliegt der behördlichen Aufsicht.

Aufgaben der Apotheke

- Herstellung von Arzneimitteln
- Prüfung von Arzneimitteln
- Aufbewahrung von Arzneimitteln
- ordnungsgemäße Abgabe von Arzneimitteln

❚❚ Die meisten Arzneimittel dürfen nur über eine Apotheke abgegeben werden. ❚❚

2.1.8 Arzneimittelabgabe

Es werden drei Arten der Arzneimittelabgabe unterschieden. Man unterscheidet frei verkäufliche von apotheken- und rezeptpflichtigen Arzneimitteln.

Frei verkäufliche Arzneimittel

Hierunter versteht man Arzneimittel, bei denen es keine größeren Risiken gibt und die in Apotheken, Drogerien oder Großmärkten mit Drogerieanschluss **rezeptfrei** abgegeben werden können.

Beispiele
- Arnikatinktur, Bullrich®-Salz
- Heilwässer
- medizinische Tees und Teemischungen

Apothekenpflichtige Arzneimittel

Apothekenpflichtig sind alle nicht verschreibungspflichtigen Stoffe, die aber nur über eine **Apotheke** abgegeben werden dürfen. Sie erfordern eine Beratung durch den Apotheker bzw. das speziell ausgebildete Personal der Apotheke. Nach Beratung bzw. auf eigenen Wunsch kann ein Konsument ein apothekenpflichtiges Arzneimittel in der Apotheke erwerben.

Beispiele
- Acetylsalicylsäure (z. B. Aspirin®)
- Paracetamol (z. B. ben-u-ron®)

Verschreibungspflichtige Arzneimittel

Verschreibungspflichtige Arzneimittel dürfen nur gegen **ärztliches Rezept** und ausschließlich in Apotheken abgegeben werden. Verschreibungspflichtig sind Arzneimittel dann, wenn ihre Anwendung der ärztlichen Überwachung bedarf oder durch ihren Missbrauch die Gesundheit massiv gefährdet werden kann. Auf dem ärztlichen Rezept muss stehen:
- Name, Berufsbezeichnung und Anschrift des Arztes
- Datum und eigenhändige Unterschrift
- Name des Patienten
- Name und Menge des Arzneimittels

Ein Rezept hat eine Gültigkeitsdauer von max. 3 Monaten. Die gesetzlichen Krankenkassen erstatten allerdings nur bis zu maximal 4 Wochen nach der Verordnung die Arzneimittel, danach muss der Patient die Medikamente selbst bezahlen.

Beispiele
- Digitoxin, z. B. Digimerck®
- Metoprolol, z. B. Beloc ZOK®

2.1.9 Lagerung und Haltbarkeit von Arzneimitteln

Auf jeder Ampulle und jeder Packung steht das Verfallsdatum. Ist dieses Datum überschritten, sind diese Medikamente nicht mehr verkehrsfähig und müssen von der Station an die Krankenhausapotheke zurückgegeben werden. Manche Arzneien sind lichtgeschützt zu lagern, da sie bei Lichteinstrahlung Einbußen in ihrer Wirksamkeit haben. Einige Pharmaka müssen kühl gelagert werden, z. B. Insuline und Impfstoffe (➤ 1.2.2).

Nach Anbruch der Packung sind vor allem flüssige Arzneiformen nur noch begrenzt haltbar. Das Anbruchdatum und die Aufbrauchfrist werden auf solchen Packungen vermerkt.

2.1.10 Arzneimittelzulassungen

Seit 1978 müssen Fertigarzneimittel, die neu auf den Markt kommen sollen, ein Zulassungsverfahren durchlaufen. Für die Zulassung müssen pharmazeutische Qualität, Wirksamkeit und Unbedenklichkeit vom pharmazeutischen Hersteller belegt werden.

Neben dem nationalen Zulassungsverfahren in Deutschland wurden durch Verordnungen und Richtlinien der Europäischen Kommission zwei neue Zulassungsverfahren für Arzneimittel geschaffen: das zentrale Zulassungsverfahren und das dezentrale Zulassungsverfahren (Europäische Zulassung).

Ohne Zulassung dürfen Arzneimittel nicht gehandelt werden. Pharmazeutische Qualität, Wirksamkeit und Unbedenklichkeit müssen nachgewiesen werden.

Nationales Arzneimittelzulassungsverfahren

Fertigarzneimittel dürfen in der Bundesrepublik Deutschland nur in den Verkehr gebracht werden, nachdem sie die zuständige Bundesoberbehörde zugelassen hat. Die Zulassung von Arzneimitteln ist durch das Arzneimittelgesetz geregelt. Die zuständigen Behörden sind das **Bundesinstitut für Arzneimittel und Medizinprodukte** bzw. das **Paul-Ehrlich-Institut** (für Sera und Impfstoffe).
Bevor ein Arzneimittel zugelassen wird, müssen umfangreiche Unterlagen vorliegen über:

- Bestandteile
- Indikation
- Darreichungsform
- Gegenanzeigen, Nebenwirkungen und Wechselwirkungen
- pharmakologische Prüfung
- klinische Prüfergebnisse
- Sachverständigengutachten

Die Zulassung von Arzneimitteln unterliegt in Deutschland einem extrem aufwendigen Verfahren (➤ Abb. 2.1). Gerade die pharmakologische und klinische Prüfung ist sehr zeit- und kostenintensiv.

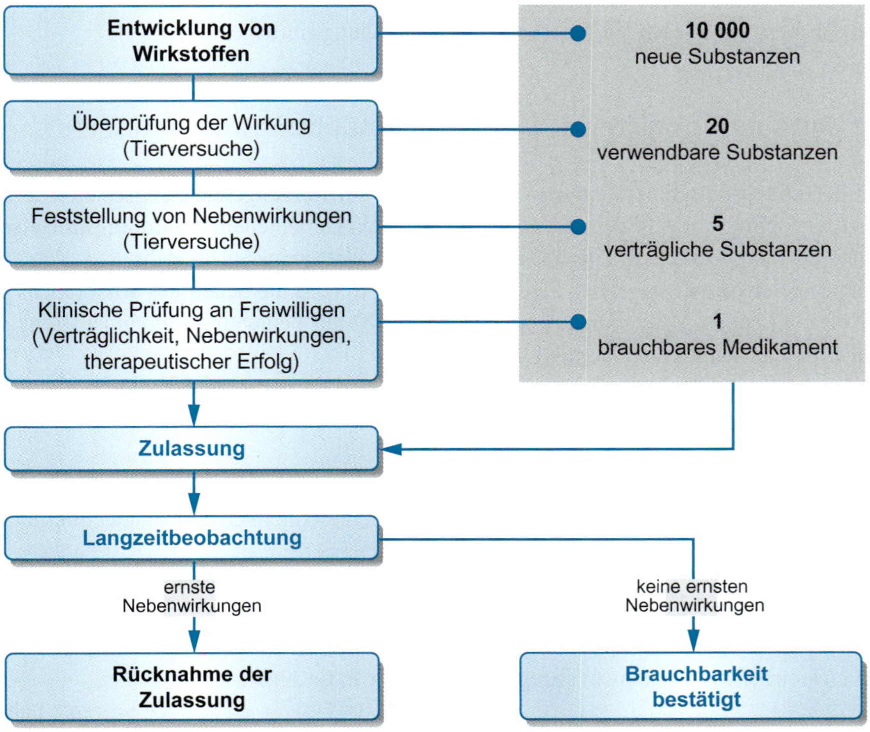

Abb. 2.1 Entwicklung neuer Arzneimittel. [L157]

Europäische Zulassung

Arzneimittel, die eine europäische Zulassung besitzen, die eine Kommission in Brüssel erteilt, dürfen in Deutschland ohne Weiteres in Verkehr gebracht werden. Auch für Arzneimittel, die bereits in einem anderen Mitgliedstaat der Europäischen Union zugelassen worden sind, trifft das zu.

2.1.11 Haftung für Arzneimittelschäden

Im Arzneimittelgesetz sind auch Haftungsfragen und Schadenersatzansprüche geregelt. Der pharmazeutische Unternehmer haftet für die von ihm in Verkehr gebrachten Arzneimittel. Eine Schadenersatzpflicht besteht beispielsweise in folgenden Fällen:

- schädigende Wirkungen eines Arzneimittels, die über ein vertretbares Maß hinausgehen und ihre Ursache im Entwicklungs- und Herstellungsprozess haben
- fehlerhafte Gebrauchsinformationen

2.1.12 Werbung für Arzneimittel

Für Arzneimittel ist jegliche irreführende Werbung verboten. Für verschreibungspflichtige Arzneimittel, Schlafmittel und Psychopharmaka darf nur in Fachkreisen, die berufsmäßigen Umgang mit Arzneimitteln haben, geworben werden, z. B. in Fachzeitschriften oder Fachbüchern.

Für verschreibungspflichtige Arzneimittel darf nur in Fachkreisen geworben werden.

2.2 Bestimmungen aus dem Betäubungsmittelrecht

Das Betäubungsmittelgesetz regelt den Verkehr mit Betäubungsmitteln und die strafrechtlichen Folgen bei Verstößen gegen die Vorschriften des Betäubungsmittelgesetzes.

2.2.1 Betäubungsmittel im Sinne des Betäubungsmittelgesetzes

Unter Betäubungsmitteln versteht man Wirkstoffe, die **suchterzeugende** Eigenschaften besitzen. Wegen der Suchtgefahr wird der Umgang mit diesen Medikamenten im **Betäubungsmittelgesetz** geregelt. Bei therapeutischem Einsatz besteht normalerweise keine Suchtgefahr.

Aufgrund der suchterzeugenden Eigenschaft dieser Stoffe ist die Gefahr des Missbrauchs groß. Der Umgang (Anbau, Herstellung, Abgabe und Erwerb) mit Betäubungsmitteln ist streng geregelt und muss lückenlos dokumentiert werden.

In den Anlagen I–III des Betäubungsmittelgesetzes sind die unter das Betäubungsmittelgesetz fallenden Stoffgruppen aufgelistet.

Nicht verkehrsfähige Betäubungsmittel (Anlage I)

Nicht verkehrsfähige Betäubungsmittel dürfen weder hergestellt, noch darf Handel mit ihnen getrieben werden (z. B. LSD).

Verkehrs-, aber nicht verschreibungsfähige Betäubungsmittel (Anlage II)

Mit diesen Stoffen dürfen Pharmahersteller oder Apotheken arbeiten, sie dürfen aber den Patienten in unverarbeiteter Form nicht abgegeben werden (z. B. Cocablätter).

Verschreibungsfähige Betäubungsmittel (Anlage III)

Die verschreibungsfähigen Betäubungsmittel dürfen an Patienten gegen ein spezielles Betäubungsmittelrezept abgegeben werden, z. B. Morphin (MST®) oder Fentanyl (Durogesic®).

2.2.2 Betäubungsmittelverschreibung

Lediglich Ärzte, Zahn- und Tierärzte dürfen Betäubungsmittel verschreiben. Dazu werden spezielle **Betäubungsmittelrezepte** benötigt, die vom Bundesinstitut für Arzneimittel und Medizinprodukte (Sitz: Berlin) auf Anforderung ausgegeben werden. Sie sind nummeriert und tragen eine Arztregistriernummer.

II Betäubungsmittelrezepte müssen beim Bundesinstitut für Arzneimittel und Medizinprodukte angefordert werden. **II**

BtM-Rezept

Das Betäubungsmittel(BtM)-Rezept (➤ Abb. 2.2) besteht aus 3 Teilen, Teil 1 und 2 sind für den Apotheker bestimmt, der Teil 1 behält und Blatt 2 zur Abrechnung verwendet. Blatt 3 verbleibt beim Arzt.

II Jedes BtM-Rezept muss 3 Jahre aufbewahrt werden (Blatt 1 beim Apotheker, Blatt 3 beim Arzt). **II**

Notwendige Angaben auf dem Rezept

- Name, Vorname, Anschrift und Geburtsdatum des Patienten
- Ausstellungsdatum (max. 7 Tage Gültigkeit)
- Arzneimittelbezeichnung
- Darreichungsform und Gewichtsmenge je abgeteilte Form (Ampullen, Supp., Tbl.) sind nur anzugeben, wenn sie aus der Arzneimittelbezeichnung nicht eindeutig zu bestimmen sind
- Menge des verschriebenen Arzneimittels in Gramm oder Milliliter, Stückzahl der abgeteilten Form oder Größe und Anzahl der Packungseinheiten
- Gebrauchsanweisung mit Einzel- und Tagesgabe

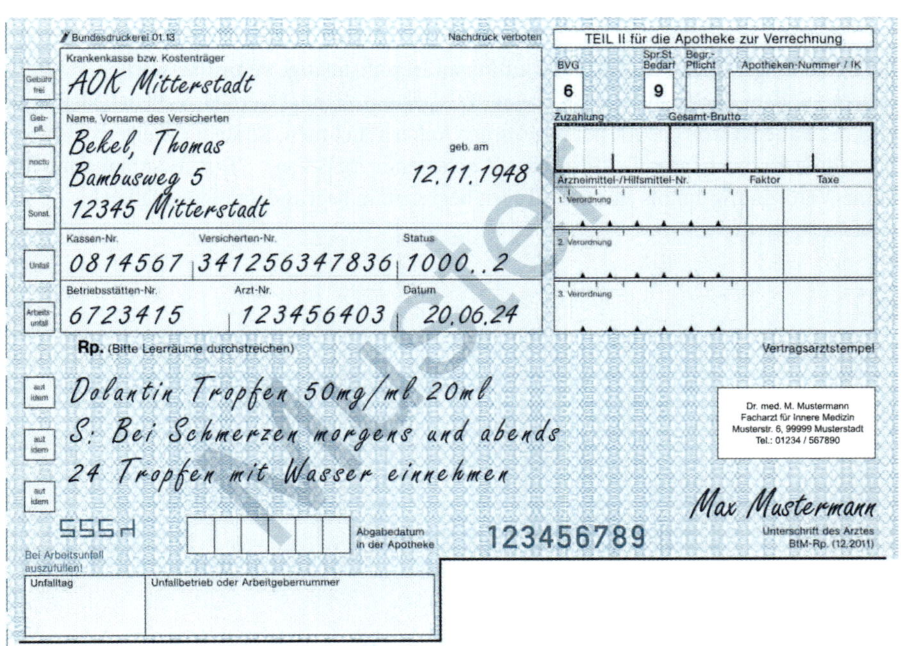
Bundesdruckerei 01.13
Nachdruck verboten
TEIL II für die Apotheke zur Verrechnung
Krankenkasse bzw. Kostenträger
AOK Mitterstadt
BVG 6 Spr.St. Bedarf 9 Begr.-Pflicht Apotheken-Nummer / IK
Gebühr frei / Geb.-pfl. / noctu / Sonst. / Unfall / Arbeits-unfall
Name, Vorname des Versicherten
Bekel, Thomas
Bambusweg 5 geb. am 12.11.1948
12345 Mitterstadt
Zuzahlung Gesamt-Brutto
Arzneimittel-/Hilfsmittel-Nr. Faktor Taxe
1. Verordnung
2. Verordnung
3. Verordnung
Kassen-Nr. 0814567 Versicherten-Nr. 341256347836 Status 1000..2
Betriebsstätten-Nr. 6723415 Arzt-Nr. 123456403 Datum 20.06.24
Rp. (Bitte Leerräume durchstreichen)
Vertragsarztstempel
aut idem
Dolantin Tropfen 50mg/ml 20ml
S: Bei Schmerzen morgens und abends
24 Tropfen mit Wasser einnehmen
Dr. med. M. Mustermann
Facharzt für Innere Medizin
Musterstr. 6, 99999 Musterstadt
Tel.: 01234 / 567890
Max Mustermann
Unterschrift des Arztes
BtM-Rp. (12.2011)
Abgabedatum in der Apotheke
123456789
Bei Arbeitsunfall auszufüllen!
Unfalltag
Unfallbetrieb oder Arbeitgebernummer
Bitte kräftig und deutlich schreiben.
Muster

Abb. 2.2 Ordnungsgemäß ausgefülltes BtM-Rezept; Bundesinstitut für Arzneimittel und Medizinprodukte (BfArM), Bonn. [W329]

- Name, Anschrift, Telefon und Berufsbezeichnung des verschreibenden Arztes
- ungekürzte Unterschrift des verschreibenden Arztes

Die oben genannten Angaben müssen dauerhaft vermerkt werden.

Nur ordnungsgemäß ausgefüllte BtM-Rezepte dürfen in der Apotheke akzeptiert werden.

Verschreibung der Betäubungsmittel für den Stationsbedarf

Betäubungsmittel für den Stationsbedarf werden mittels eines dreiteiligen **Betäubungsmittelanforderungsscheins** verschrieben. Auf dem Anforderungsschein sind zu vermerken:

- Name und Bezeichnung der anfordernden Station
- Ausstellungsdatum
- Präparat, Stückzahl, Gewichtsmenge und Darreichungsform
- Name des verschreibenden Arztes, einschließlich Telefonnummer
- Unterschrift

Auf Station ausgegebene Betäubungsmittel müssen in einem **BtM-Buch** mit fortlaufend nummerierten Seiten eingetragen werden. Die Überprüfung der ordnungsgemäßen Führung dieser Bücher sowie der BtM-Bestände ist Sache des Verschreibenden und soll am Ende eines jeden Kalendermonats erfolgen.

Abgabe und Bestand der Betäubungsmittel sind genauestens in einem BtM-Buch einzutragen.

Verschreibungshöchstmengen

Verschreibungshöchstmengen sind seit April 2023 entfallen.

Notfälle

In Notfällen, ausgenommen zur Substitution, kann ein Arzt auch ohne Verwendung eines Betäubungsmittelrezepts Betäubungsmittel verordnen. Die Verschreibung ist mit dem Wort **„Notfall-Verschreibung"** zu kennzeichnen. Der Arzt ist verpflichtet, die Verschreibung unverzüglich auf einem Betäubungsmittelrezept der Apotheke nachzureichen, die die Notfall-Verschreibung geliefert hat. Damit keine doppelte Belieferung erfolgt, muss der Buchstabe „N" darauf vermerkt werden.

Substitution

Bei Betäubungsmitteln, die zur Substitution an Heroinsüchtige verordnet werden, muss auf dem Rezept mit dem Buchstaben „S" in einem Kreis gekennzeichnet werden. S allein bedeutet Sichtbezug, der Patient muss das Arzneimittel unter Aufsicht nehmen. SZ steht für eigenverantwortliche Einnahme für zwei Tage oder übers das Wochenende für 5 Tage. ST ist die Abkürzung für Take-home-Verordnung auf bis zu sieben Tagen begrenzt, in begründeten Einzelfällen bis zu 30 Tage.

2.3 Wiederholungsfragen

1. Was ist der Unterschied zwischen einem apothekenpflichtigen und einem verschreibungspflichtigen Arzneimittel? (➤ 2.1.8)
2. Warum benötigen Arzneimittel eine Zulassung und welche Behörden sind in Deutschland dafür zuständig? (➤ 2.1.10)
3. Was ist ein Betäubungsmittel im Sinne des Betäubungsmittelgesetzes? (➤ 2.2.1)
4. Welche Dinge muss der Hersteller nachweisen, um eine Zulassung für ein Arzneimittel zu erhalten? (➤ 2.1.10)
5. In welchem Fall steht ein A im Kreis auf dem BtM-Rezept? (➤ 2.2.2)
6. In welchen Fällen haftet der Hersteller für Arzneimittelschäden? (➤ 2.1.11)

Lückentext zur Definition des Arzneimittelgesetzes (➤ 2.1.2): Arzneimittel sind Stoffe, die durch Anwendung am oder im menschlichen oder tierischen Körper durch __________, __________ oder __________ Wirkung Folgendes bewirken sollen: Beschwerden oder Krankheiten __________ oder __________, bei Erstellen einer Diagnose helfen, Funktionen des Körpers __________, __________ oder __________ sollen.

Lückentext zum BtM-Recht (➤ 2.2): Unter Betäubungsmitteln versteht man Wirkstoffe, die __________ Eigenschaften besitzen. Wegen der Suchtgefahr wird der __________ mit diesen Medikamenten im __________ geregelt. Bei therapeutischem Einsatz besteht normalerweise keine __________. Der Umgang (Anbau, __________, Abgabe und Erwerb) mit Betäubungsmitteln ist streng geregelt und muss lückenlos __________ werden. Nicht __________ Betäubungsmittel (Anlage I) dürfen weder hergestellt noch darf __________ mit ihnen getrieben werden (z. B. LSD). Mit verkehrs-, aber nicht verschreibungsfähigen Betäubungsmitteln (__________) dürfen Pharmahersteller oder __________ arbeiten, sie dürfen aber den Patienten in unverarbeiteter Form nicht __________ werden, z. B. Cocablätter. Die verschreibungsfähigen __________ der Anlage III dürfen an Patienten gegen ein spezielles __________ abgegeben werden, z. B. Morphin (MST®) oder Fentanyl (Durogesic®).

KAPITEL

3 Therapie- und Arzneiformen

Arzneimittel stehen in unterschiedlichen Zubereitungen (Arzneiformen) zur Verfügung und können kausal (ursächlich), symptomatisch und zur Substitution verwendet werden.

3.1 Therapieformen

Die Art der Therapie richtet sich nach Ort, Art und Stadium einer Krankheit.

3.1.1 Kausale Therapie

Behandlung der auslösenden Krankheitsursache. Die kausale Therapie stellt immer die anzustrebende Therapieform dar und soll zu einer vollständigen Heilung der Erkrankung führen. Dies ist aber meist nur bei Verständnis der auslösenden Ursachen einer Erkrankung möglich.

Beispiel
Antibiotikatherapie bei Infektionen (Erregerbekämpfung).

3.1.2 Symptomatische Therapie

Lediglich Behandlung der Krankheitssymptome. Die symptomatische Therapie behandelt die Symptome, aber nicht die auslösende Ursache einer Erkrankung. Sie führt demnach nicht zur Heilung, sondern nur zur Linderung der Beschwerden.

Beispiel
Schmerztherapie.

3.1.3 Substitutionstherapie

Verabreichung von Substanzen, die der Körper nicht mehr oder nicht genügend produziert. Die fehlenden Substanzen werden dann als Medikamente zugeführt.

Beispiel
Insulingabe bei Diabetes mellitus.

3.1.4 Placebotherapie

Unter einem Placebo versteht man ein wirkstofffreies Medikament, das der Patient als solches nicht erkennen kann. Placebos können in verschiedenen Arzneiformen, z. B. Tablette oder Injektion, gegeben werden.

Anwendungsgebiete

- Starker Leidensdruck des Patienten und Wunsch nach Tabletten ohne medizinische Indikation
- Psychische Fixierung auf ein nicht mehr benötigtes Medikament
- Test eines neuen Medikaments in einer kontrollierten klinischen Studie zum Vergleich der Wirksamkeit der neuen Arznei und der des Placebos

Ein Placebo ist ein Medikament ohne pharmakologisch wirksame Substanz.

3.2 Arzneiformen

Arzneimittel werden, abhängig von der Art der Verabreichung (Applikationsart) und dem Stoffgehalt, in verschiedenen Arzneiformen angeboten, z. B.:
- zur Einnahme: Tabletten, Dragees, Kapseln
- in den Enddarm: Suppositorien (Zäpfchen)
- äußerlich: Cremes und Salben
- in die Nase: Nasenspray

3.2.1 Gasförmige Arzneiformen

Applikation

Pulmonal.

Gase

Reine Gase wie Sauerstoff oder Narkosegase.

Aerosole

Nur mit entsprechendem Inhaliergerät applizierbare feinste Pulverteilchen (Pulveraerosole) oder Flüssigkeitströpfchen (Nebelaerosole), die in der Luft schweben. Inhaliergeräte, die Nebelaerosole erzeugen, sind z. B. Dosieraerosol, Respimat und Autohaler. Diskus und Turbohaler sind Pulverinhalatoren. Es gibt auch Inhalationskapseln, deren Inhalt mit Geräten, wie z. B. dem Handyhaler, eingeatmet wird.

3.2.2 Flüssige Arzneiformen

Applikation

- peroral (z. B. Tropfen, Saft)
- parenteral (z. B. Infusionslösung)
- äußerlich (z. B. Spray, Schüttelmixtur, Lotion)
- lokal (z. B. Nasenspray, Ohrentropfen, Augentropfen)

Lösung

Wirkstoff vollständig gelöst in einem geeigneten Lösungsmittel, z. B. Wasser, Alkohol.

Suspension

Aufschwemmung eines festen Wirkstoffs in einer Flüssigkeit. Feststoffteilchen schweben in der Flüssigkeit (vor Gebrauch schütteln!).

Emulsion

Mischung zweier nicht miteinander mischbarer Flüssigkeiten (z. B. Wasser und Öl) in feinster Verteilung.

Infusionen

Wässrige Zubereitungen zur i.v. oder peritonealen Applikation; sterile, klare Lösungen oder Emulsionen mit besonders kleinen Tröpfchen.

3.2.3 Halbfeste Arzneiformen

Applikation
Lokal, z. B. an der Haut, am Auge oder vaginal.

Salben

Wasserfreie, streichfähige Zubereitung, meist auf Fettbasis.

Cremes

Wasserhaltige, streichfähige Zubereitung. Ist die Fettphase außen und die Wasserphase innen (W/O-Cremes), sind sie lipophil, also fettend und nicht abwaschbar. Ist hingegen die wässrige Phase außen (O/W-Cremes), sind sie hydrophil und mit Wasser mischbar.

Pasten

Relativ feste, aber noch streichfähige Zubereitung mit hohem Pulveranteil.

Gele

Verdickte (gelierte) Flüssigkeit, meist auf Wasserbasis (Hydrogele).

3.2.4 Feste Arzneiformen

Pulver und Granulate

Sehr fein zerkleinerte Substanzen sind Pulver; grobkörnige Feststoffe nennt man Granulate.

Applikation
- peroral (z. B. in Beuteln dosiert, ggf. nach Auflösen in Wasser)
- parenteral (nach Auflösen in geeignetem Träger)
- äußerlich (z. B. Puder)

Tabletten

Einzeldosierte Arzneiform, bestehend aus einem fest verpressten Pulver oder Granulat.

Applikation
Peroral.

Überzogene Tabletten

Tabletten, die mit einem Überzug versehen sind, z. B. um einen unangenehmen Geschmack zu überdecken, oder für eine bessere Gleitfähigkeit. Unterschieden werden Dragees und Filmtabletten. **Dragees** sind mit einem dicken Zuckerüberzug versehen und dadurch stark abgerundet. **Filmtabletten** besitzen einen dünneren Kunststoffüberzug, der auch besondere Eigenschaften haben kann. Filmüberzüge können z. B. magensaftbeständig (magensaftresistente Tablette) sein.

Applikation

Peroral.

Retardtabletten

Retard- oder Depottabletten setzen den Wirkstoff ganz langsam und gleichmäßig aus der Tablette frei, sodass er länger wirken kann. Dadurch müssen die Arzneimittel nicht so oft gegeben werden. Sie sehen äußerlich wie normale bzw. überzogene Tabletten aus, besitzen aber einen komplizierten inneren Aufbau, der die verzögerte Wirkstofffreisetzung gewährleistet. Das kommt z. B. durch einen speziellen Überzug, eine quellende Gelmatrix, ein Kunststoffgerüst oder die spezielle Push-Pull-Technologie zustande.

Applikation

Peroral.

Kapseln

Einzeldosierte Arzneiform, bei der ein Pulver oder eine Flüssigkeit durch eine Hülle geschützt ist. Die Hülle zersetzt sich im Magen oder Dünndarm und gibt den Wirkstoff frei. Man unterscheidet zweiteilige **Hartkapseln** und **Weichkapseln,** die aus einem Stück bestehen.

Applikation

Peroral.

Suppositorien (Zäpfchen)

Einzeldosierte Arzneiform, die bei Körpertemperatur schmilzt und den Wirkstoff freigibt.

Applikation

Rektal oder vaginal.

3.3 Einnahmehinweise

- Kompakte Arzneiformen wie Tabletten, Dragees oder Kapseln generell in aufrechter Position
- Kapseln: nur mit kalter Flüssigkeit, Kopf nach vorne beim Schlucken (Kapsel schwimmt)
- Tabletten: Kopf nach hinten beim Schlucken (so besser zu schlucken)
- Retardtabletten oder -kapseln, sowie magensaftresistente Tabletten nicht zerkauen
- magensaftresistente Tabletten i. d. R. vor dem Essen

3.4 Wiederholungsfragen

1. Worin besteht der Unterschied zwischen kausaler und symptomatischer Therapie? (➤ 3.1)
2. Was ist ein Placebo? (➤ 3.1.4)
3. Welche halbfesten Arzneiformen gibt es und wodurch unterscheiden sie sich? (➤ 3.2.3)
4. Was bedeutet W/O bzw. O/W-Creme?
5. Worin besteht der Unterschied zwischen einem Dragee und einer Tablette? (➤ 3.2.4)

KAPITEL

4 Pharmakokinetik

Die Pharmakokinetik befasst sich mit dem Verhalten eines applizierten Stoffs und seinem Schicksal im Organismus. Sie verfolgt dabei den zeitlichen Ablauf der Wirkung. Dabei durchläuft der Arzneistoff folgende Teilprozesse (➤ Abb. 4.1):

- Applikation (Absorption, Zuführung)
- Resorption (Aufnahme in den Organismus)
- Verteilung (Distribution, Stofftransport vom Blut ins Gewebe)
- Biotransformation (Metabolisierung, Umwandlung des Wirkstoffs)
- Elimination (Konzentrationsabnahme und Ausscheidung aus dem Körper)

Die Wirksamkeit eines Arzneimittels hängt in hohem Maße von seinem Verhalten in dieser pharmakokinetischen Phase ab. Neben der **pharmakokinetischen** Phase gibt es die **pharmakodynamische** Phase, in der der eigentliche pharmakologische Effekt einer Substanz am Wirkort beschrieben wird (➤ Abb. 4.1).

4.1 Applikationsarten

Unter Applikation versteht man die **Zuführung** eines Arzneimittels zum Organismus. Medikamente können auf unterschiedlichen Wegen an ihren Wirkort gebracht werden (➤ Abb. 4.1).

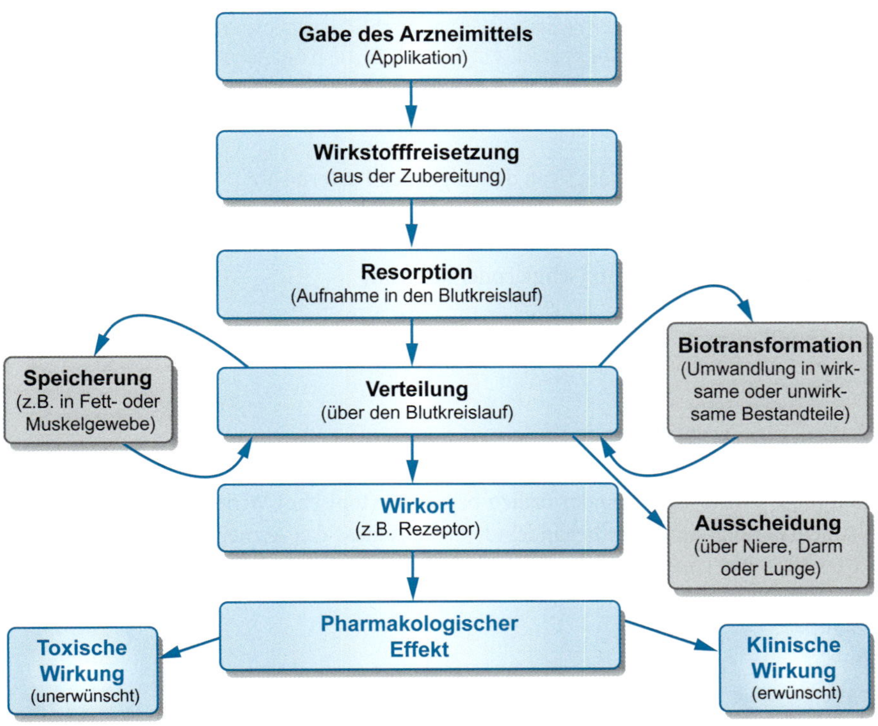

Abb. 4.1 Vorgänge im Organismus nach Applikation eines Arzneimittels. [L157]

Tab. 4.1 Applikationsarten von Arzneimitteln

Applikationsart	Applikationsort	Besonderheiten	Anwendungsbeispiele	Wirkung (meist)
sublingual	unter die Zunge	besonders schnelle Resorption, kein First-Pass-Effekt	Sublingualtabletten	systemisch
oral	in den Mund	örtlich begrenzter Effekt auf den Schleimhäuten	Lutschtabletten	lokal
peroral	durch den Mund in den Magen-Darm-Trakt	bequem für Patienten, Einnahme zu Hause möglich, häufigste Applikationsart	Tabletten, Lösungen, Säfte, Dragees, Kapseln	systemisch
rektal	Mastdarm	Umgehung des Magens (z. B. bei Erbrechen), für Säuglinge geeignet	Zäpfchen, Miniklistiere	lokal/systemisch
intravenös (i. v.)	Vene	schneller Wirkeintritt, exakte Dosierung, 100 % Bioverfügbarkeit	Infusionen, Medikamentengabe im Notfall	systemisch
intraarteriell	Arterie	direkte Verteilung ins arterielle System, hohe Komplikationsrate	Kontrastmitteldarstellung des arteriellen Systems	systemisch
intramuskulär (i. m.)	Muskel	langsamer, gleichmäßiger Wirkeintritt (Aspiration vor Injektion!)	Impfungen	systemisch
epikutan	auf die Haut	nur sehr geringe Resorptionsrate	Lokalbehandlung von Hauterkrankungen; Schmerzpflaster	lokal/systemisch
subkutan (s. c.)	unter die Haut	langsamer Wirkeintritt, lange Wirkdauer	Thromboseprophylaxe mit Heparin, Insulintherapie	systemisch
pulmonal	Bronchien, Alveolen	nur für gasförmige Arzneiformen bzw. Aerosole möglich	Inhalationen, Narkose	lokal/systemisch
vaginal	Vaginalschleimhaut	nur lokale Wirkung erwünscht, Resorption möglich	Vaginaltabletten mit Antimykotika	lokal
konjunktival	Auge (Bindehaut)	örtlich begrenzte Wirkung (auch im Auge) erwünscht, Resorption möglich	Augentropfen zur Senkung des Augeninnendrucks	lokal

Die gewählte Applikationsart hängt von den folgenden Faktoren ab:
- Zusammensetzung und Resorptionsfähigkeit der Wirkstoffe
- gewünschter Wirkort
- gewünschter Wirkungseintritt (schnell oder langsam)
- gewünschte Wirkdauer
- Zustand und Wunsch des Patienten

4.1.1 Lokale Applikation

Applikationsart, die auf lokale oder örtlich begrenzte (topische) Wirkung abzielt. Die Gabe des Medikaments erfolgt an die zu behandelnde Stelle, sodass das Arzneimittel direkt am Applikationsort wirksam ist (Applikationsort = Wirkort).

Beispiele
- Salben
- Inhalieraerosole
- Lokalanästhetika
- Augentropfen

Vorteile

- weniger systemische (generalisierte) Nebenwirkungen
- wirksame Konzentration am Ort der Applikation bei relativ geringer Dosierung

II Bei lokaler Applikation wenig systemische Nebenwirkung, aber relativ hohe Allergisierungsrate. **II**

4.1.2 Enterale Applikation

Applikationsart, bei der der Wirkstoff über den Magen-Darm-Trakt aufgenommen wird. Hierbei unterscheidet man die perorale von der rektalen Applikation.

Perorale Applikation

Verabreichung von Medikamenten über den **Mund** (per os, auch oral). Die Resorption erfolgt hier über Magen- und Darmschleimhaut. Dabei gelangt der Wirkstoff in die Blutbahn und damit über den Blutkreislauf an den Wirkort.

Beispiele

- Tabletten, Kapseln
- Säfte, Tropfen

Vorteile

- für den Patienten leicht zu dosieren
- Einnahme zu Hause möglich

Nachteile

- teilweise Zersetzung im Magen-Darm-Trakt
- Wirkungsabschwächung durch First-Pass-Effekt

First-Pass-Effekt

Der First-Pass-Effekt beschreibt den **Wirkverlust** peroral verabreichter Arzneimittel durch die erste Leberpassage. Nach Resorption im Magen-Darm-Trakt wird der im Blut befindliche Wirkstoff über die Pfortader durch die Leber geschleust, noch bevor er zum Wirkort gelangt. Hier wird er teilweise abgebaut und besitzt dann nicht mehr die ursprüngliche Wirksamkeit. Das entsprechende Arzneimittel muss höher dosiert werden, um den Wirkungsverlust auszugleichen.

II Der First-Pass-Effekt beschreibt den Wirkverlust von Arzneistoffen durch die erste Leberpassage. **II**

Rektale Applikation

Verabreichung von Medikamenten durch den **Anus,** um eine lokale Wirkung oder eine Resorption über die Schleimhaut des Enddarms mit entsprechender systemischer Wirkung zu erzielen.

Beispiel

Zäpfchen (Suppositorien).

Vorteile

- geeignet für Säuglinge und Kleinkinder
- geeignet bei Neigung zum Erbrechen

Nachteil
Relativ ungleichmäßige Resorption.

Die rektale Applikation ist die häufigste Applikationsform bei Säuglingen und Kleinkindern.

4.1.3 Parenterale Applikation

Unter einer parenteralen Applikation versteht man die Gabe eines Arzneimittels unter Umgehung des Verdauungstrakts, bei der Körpergrenzflächen durchbrochen werden.

Beispiele
- intravenös (i. v.)
- intraarteriell (i. a.)
- intrathekal (i. t.)
- intramuskulär (i. m.)
- subkutan (s. c.)

Meist werden dazu Spritzen verwendet. Die Gefahr einer Verwechslung des Medikaments besteht. Deshalb wird zu jeder aufgezogenen Spritze die leere Ampulle beigelegt.

Den Inhalt jeder aufgezogenen Spritze kenntlich machen. Unbeschriftete Spritzen verwerfen.

Werden kleinere Mengen verabreicht, spricht man von Injektion (2 ml). Die Gabe größerer Mengen nennt man Infusion (z. B. 200 ml).

Intravenöse Applikation (i. v.)

Die Injektion oder Infusion des Arzneimittels direkt in eine **Vene** erfolgt über Einmalkanülen, Einmalspritzen oder Venenverweilkateter (Braunüle).

Vorteile
- schnelle Verteilung und schneller Wirkungseintritt
- hohe Verfügbarkeit des Medikaments

Nachteile
- erhöhte Belastung des Patienten
- erhöhte Nebenwirkungsgefahr

Applikationsorte
- am Handrücken und Unterarm (Venenverweilkanülen)
- in der Ellenbeuge (einmalige Injektion)

Bei intravenöser Medikamentengabe schneller Wirkungseintritt.

Intravenöse Applikation über zentralvenöse Zugänge

Ein Spezialfall der intravenösen Applikation ist die zentralvenöse Gabe. In diesem Fall wird das Medikament über einen liegenden Katheter in die obere **Hohlvene** appliziert. Die Punktionsstelle liegt am Hals, unter dem Schlüsselbein oder in der Ellenbeuge. Von dort wird ein feiner Katheter so weit vorgeschoben, bis er in der oberen Hohlvene (V. cava superior) kurz vor dem Herzen liegt.

Punktionsorte

- unter dem Schlüsselbein (V. subclavia)
- seitlich am Hals (V. jugularis)
- in der Ellenbeuge (V. basilica)
- V. saphena magna bei Kindern, V. umbilicalis bei Früh- und Neugeborenen bis Ende 1. Lebenswoche

Vorteile zentralvenöser Zugänge

- Gabe von Substanzen, die für periphere Venen unverträglich sind (hochkalorische Lösungen, Kalium)
- geringere Infektionsneigung als periphere Zugänge
- längere Liegedauer als periphere Zugänge

Damit ist die zentralvenöse Applikation von Medikamenten insbesondere bei längerer Infusionstherapie angezeigt.

Nachteile zentralvenöser Zugänge

- erhöhter Aufwand durch streng sterile Arbeitsbedingungen
- Gefahr des Pneumothorax
- Gefahr des Infusionsthorax
- Gefahr der Punktion arterieller Gefäße
- Blutungsgefahr
- Infektionsgefahr

Intrathekale Applikation (i. t.)

Injektion des Arzneistoffs in den **Liquorraum.** Dieses Verfahren findet beispielsweise Anwendung bei der Therapie von bösartigen Erkrankungen des hämatologischen oder lymphatischen Systems (z. B. Leukämien), bei denen das ZNS betroffen ist.

Intramuskuläre Applikation (i. m.)

Injektion des Arzneimittels in den **Muskel.** Der Wirkungseintritt erfolgt langsamer als bei i. v.-Applikation, da hierbei eine Resorption vom Muskelgewebe in den Blutkreislauf notwendig ist.

Applikationsorte

- Gesäß (Gefahr der Verletzung des N. ischiadicus)
- Oberarm

Indikation

Grippeschutzimpfung.

Die früher empfohlene Aspiration ist nicht nötig, da das Impfen so schmerz- und stressreduziert ist. Das Risiko einer intravasalen Injektion ist im Bereich der Impfstellen (Deltamuskel) wegen sehr kleiner Blutgefäße gering.

II Bei jeder i. m.-Injektion nach dem Einstich aspirieren. **II**

Subkutane Applikation (s. c.)

Gabe des Arzneimittels unter die Haut. Der Wirkungseintritt erfolgt wegen der geringeren Durchblutung des Unterhautfettgewebes noch langsamer als bei intramuskulärer Injektion. Dadurch ist auch die Wirkungsdauer verlängert.

Applikationsorte

- Bauchhaut
- Oberschenkel

Indikationen

- Heparinisierung
- Insulintherapie

Andere parenterale Applikationsarten

Außer den o. g. Anwendungsformen gibt es noch weitere Applikationsformen, die bei bestimmten Indikationen eingesetzt werden:

- intraarteriell (in die Arterie)
- intrakutan (in die Hautschicht)
- intraartikulär (in ein Gelenk)
- intraperitoneal (in die Bauchhöhle)
- intrakardial (in das Herz)

4.2 Resorption

Resorption ist die **Aufnahme** eines Stoffs vom Applikationsort in die Blutbahn des Organismus.

4.2.1 Resorptionsmechanismen

Die Aufnahme eines Arzneistoffs in die Blutbahn kann über mehrere Mechanismen erfolgen (➢ Abb. 4.2):

- Diffusion (am häufigsten) (➢ Abb. 4.2, a, b, c)
- aktiver Transport unter Energieverbrauch
  - durch Carrier (aktive Transportmechanismen der Zelle) (➢ Abb. 4.2, d)
  - Pinozytose, Phagozytose (➢ Abb. 4.2, e)

Pinozytose ist das Einschleusen von Flüssigkeiten, Phagozytose das Einschleusen von Festpartikeln in das Zellinnere. Diese lagern sich an die Zellmembran an und gelangen anschließend durch Einstülpung ins Zellinnere.

❚❚ Die Resorption der meisten Arzneimittel erfolgt durch Diffusion. ❚❚

4.2.2 Veränderung der Resorptionsgeschwindigkeit

Ausmaß und Geschwindigkeit der Resorption sind von vielen Faktoren abhängig und können zum Teil nach Bedarf durch verschiedene Faktoren gesteuert werden. Bei vielen Behandlungsschemata, wie z. B. Blutdruckeinstellungen, sind eine kontinuierliche Resorption und damit eine gleichmäßige Wirkung erwünscht.

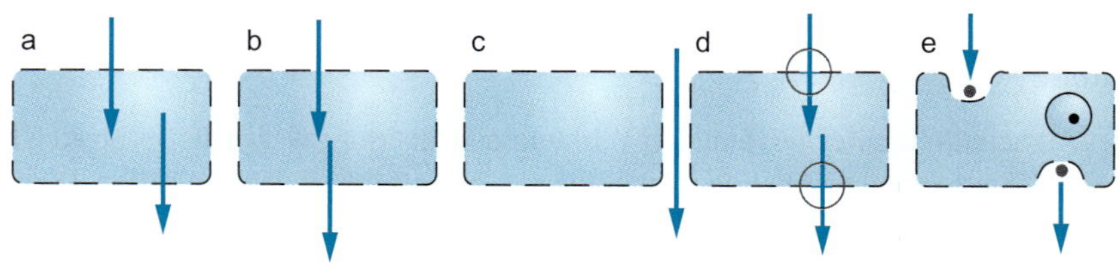

Abb. 4.2 Mögliche Stofftransportwege im Körper a) durch die Zellmembran b) durch Membranporen c) durch Zellzwischenräume d) Carrier e) Zytose. [L157]

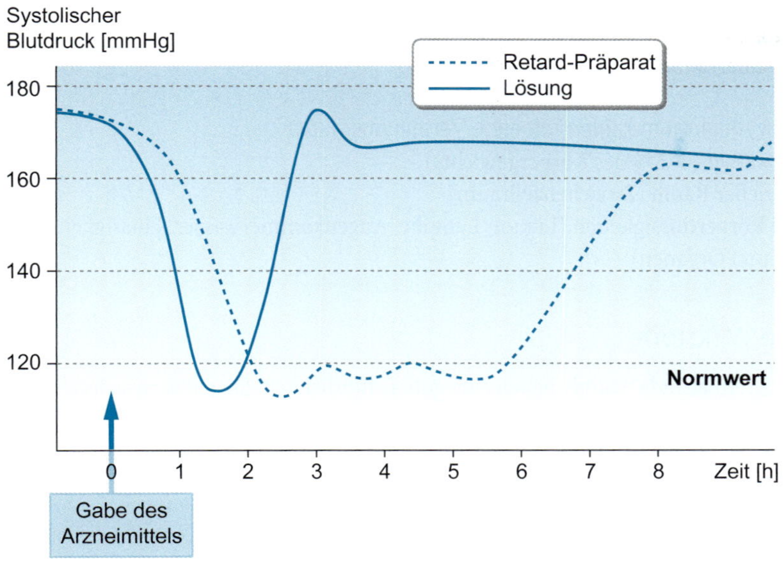

Abb. 4.3 Blutdruckverlauf bei Gabe einer wässrigen Lösung im Vergleich zur Retardtablette (Resorptionsverzögerung). [L157]

Einflussgrößen der Resorptionsgeschwindigkeit

- Arzneiform (z. B. Verzögerung der Wirkstofffreigabe bei Retardtabletten) (➤ Abb. 4.3)
- Dosierung (höhere Dosierung bedingt verstärkte Resorption)
- Teilchengröße (kleine Teilchen beschleunigen die Resorption)
- Löslichkeit des Wirkstoffs
- Größe und Durchblutung des resorbierenden Bezirks; eine bessere Durchblutung bedingt eine schnellere Resorption

❚❚ Die Resorption eines Arzneimittels kann durch verschiedene Mechanismen verzögert oder beschleunigt werden. ❚❚

4.3 Verteilung

Unter Verteilung versteht man den **Transport** einer Substanz in verschiedene Bereiche des Körpers. Sie erfolgt vor allem über den Blutkreislauf (passiver Transport). Der Wirkstoff gelangt so u. a. zu seinem Wirkort. Auch dabei spielen die möglichen Stofftransportwege eine wichtige Rolle (➤ Abb. 4.2). Die Verteilung ist wie die Resorption von mehreren Faktoren abhängig:

- Organ- und Gewebedurchblutung
- Substanzgröße (Molekulargewicht)
- Lipophilie/Hydrophilie des Wirkstoffs

4.3.1 Verteilungsräume (Kompartimente) im Organismus

Ein Arzneistoff wird nach seiner Resorption in die entsprechenden Verteilungsräume (Kompartimente) des Organismus befördert. Abhängig von den chemischen Eigenschaften des Wirkstoffes werden die Verteilungsräume des Körpers mehr oder weniger vollständig erreicht (➤ Abb. 29.1, ➤ Kap. 29).

Verteilungsräume des Körpers

- Intrazellulärraum (75 % des Körpergewichts)
- Extrazellulärraum (25 % des Körpergewichts)

Zum Extrazellulärraum zählen folgende Verteilungsräume

- Plasmawasser (4–5 % des Körpergewichts)
- interstitieller Raum (Zwischenzellraum)
- weitere Körperflüssigkeiten (Liquor, Lymphe, Augenkammerwasser, Flüssigkeiten in Körperhöhlen und Organen)

Lipophile Wirkstoffe

Lipophile („fettliebende") Stoffe haben eine gute Fettlöslichkeit. Sie reichern sich sehr gut in Geweben mit hohem Fettgehalt an. Da sie die Zellmembran (Phospholipiddoppelschicht) gut durchdringen, können sie auch leicht in Zellen eindringen und finden sich bevorzugt im Intrazellulärraum.

Hydrophile Wirkstoffe

Hydrophile Stoffe sind „wasserliebend", d. h. in Wasser gut löslich. Solche Stoffe gelangen schlecht durch die Zellmembran und werden aufgrund ihrer Hydrophilie leicht über die Niere ausgeschieden. Der Extrazellulärraum ist also ihr Verteilungsraum.

Gewebeschranken

Spezielle Verteilungsvorgänge über **Gewebeschranken** hängen auch stark von den Wirkstoffeigenschaften ab (➤ Abb. 4.4). Wichtige Gewebeschranken sind z. B.:

- Blut-Hirn-Schranke (guter Übertritt für lipophile Stoffe)
- Plazentaschranke (Übertritt für lipophile und porengängige Stoffe)
- Übertritt in die Muttermilch (besonders basische, lipophile Stoffe)
- Übertritt in die Leber (besonders größere Moleküle)

Der fetale Blutkreislauf stellt einen besonderen Verteilungsraum dar, da er vom mütterlichen Kreislauf durch die Plazentaschranke getrennt ist. Da die Plazenta für einige Medikamente durchlässig ist, muss bei Schwangeren besonders vorsichtig und zurückhaltend therapiert werden, um den Fötus nicht durch Medikamente zu gefährden.

II Vorsichtige medikamentöse Therapie bei Schwangeren. **II**

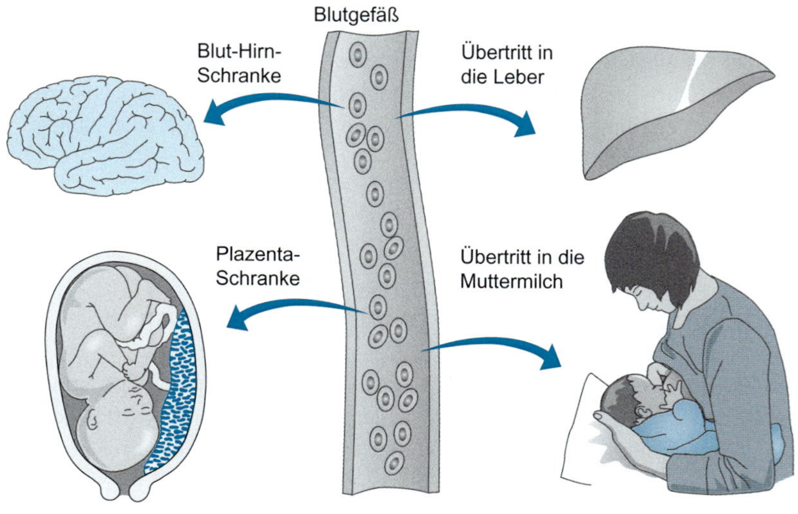

Abb. 4.4 Gewebeschranken bei der Verteilung. [L157]

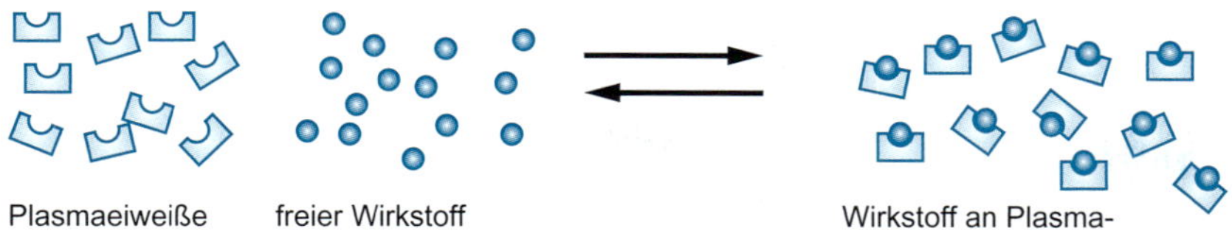

Abb. 4.5 Plasmaeiweißbindung. Verringerte und verzögerte Wirkung durch Bindung an Plasmaeiweiße. [L157]

4.3.2 Plasmaeiweißbindung

Die Eiweißbindungsfähigkeit einer Substanz ist ein wesentlicher Faktor für die Verteilung eines Stoffs im Organismus (➤ Abb. 4.5). Der an Plasmaeiweiße gebundene Teil eines Stoffs kann nicht diffundieren und erreicht somit auch nicht seinen Wirkort. Die Plasmaeiweißbindung stellt eine Speicherform dar, aus der das Pharmakon in Art eines Fließgleichgewichts kontinuierlich freigesetzt wird.

4.3.3 Kumulation

Unter Kumulation versteht man die **Anreicherung eines Wirkstoffs** im Körper bei wiederholter Gabe. Zur Kumulation kommt es, wenn mehr Substanz zugeführt als in der gleichen Zeit ausgeschieden wird.

Beispiele

- Bleieinlagerung im Knochen (sehr langsame Ausscheidung über Jahre)
- Digitoxin (Herzglykosid mit hoher Plasmaeiweißbindung) → schlechte Ausscheidung über die Nieren

4.4 Elimination

Zur Elimination zählen alle Vorgänge, die zur Entfernung des Wirkstoffs aus dem Körper beitragen. Sie umfasst die biochemische Umwandlung (Biotransformation) und die Ausscheidung (Exkretion) des Wirkstoffs.

4.4.1 Biotransformation (Metabolismus)

Einige Stoffe (u. a. alle lipophilen Stoffe) werden nur unzureichend über die Niere ausgeschieden. Solche Substanzen können von Enzymsystemen des Körpers in leicht ausscheidbare Stoffe (hydrophile Stoffe) umgewandelt werden.

Die chemische Umwandlung findet hauptsächlich in der Leber statt. Im ersten Schritt werden die Fremdstoffe chemisch verändert (oxydiert, reduziert oder hydrolytisch gespalten). In einem zweiten Schritt können sie dann an körpereigene Substanzen gekoppelt und ausgeschieden werden (Umwandlung in hydrophile Substanzen).

Enzyminduktion

Durch Enzyminduktion erfolgt ein **schnellerer Abbau** eines Arzneistoffs. Einige Pharmaka regen die vermehrte Bildung bzw. Aktivität von Leberenzymen an, die dann die Abbaukapazität der Leber erheblich erhöhen. Folge ist die Wirkungsabschwächung einiger Substanzen (➤ Abb. 4.6).

Beispiele enzyminduzierender Pharmaka

- Tuberkulosemittel wie Rifampicin, z. B. Eremfat®
- Antiepileptika, wie Phenobarbital z. B. Luminal® oder Carbamazepin, z. B. Tegretal®
- Johanniskraut, z. B. Laif®

Enzymhemmung

Einige Arzneimittel können auch die Enzyme der Biotransformation hemmen und so die Elimination anderer Wirkstoffe hemmen. Die Wirkung der betreffenden Pharmaka wird dadurch verstärkt (➤ Abb. 4.6).

Beispiele enzymhemmender Pharmaka und Nahrungsmittel

- Antimykotika, z. B. Diflucan®
- Antibiotika, Arilin®
- Grapefruit und entsprechende Produkte

4.4.2 Ausscheidung (Exkretion)

Ausscheidung über die Nieren (renale Exkretion)

Die Ausscheidung über die Nieren ist die wichtigste Eliminationsform. Über die Niere werden vorzugsweise hydrophile Substanzen ausgeschieden. Klinisch wichtig ist die Beachtung der erhöhten und verlängerten Wirkdauer von Pharmaka bei eingeschränkter Nierenfunktion bzw. Niereninsuffizienz.

❚❚ Wichtigstes Ausscheidungsorgan für Arzneimittel sind die Nieren. ❚❚

Ausscheidung über Galle und Stuhl (biliäre bzw. fäkale Exkretion)

Die Ausscheidung mit dem Stuhl erfolgt meist nach Transport des Pharmakons über die Gallenwege in das Darmlumen (biliäre Exkretion). Einige Medikamente unterliegen einer erneuten Re-

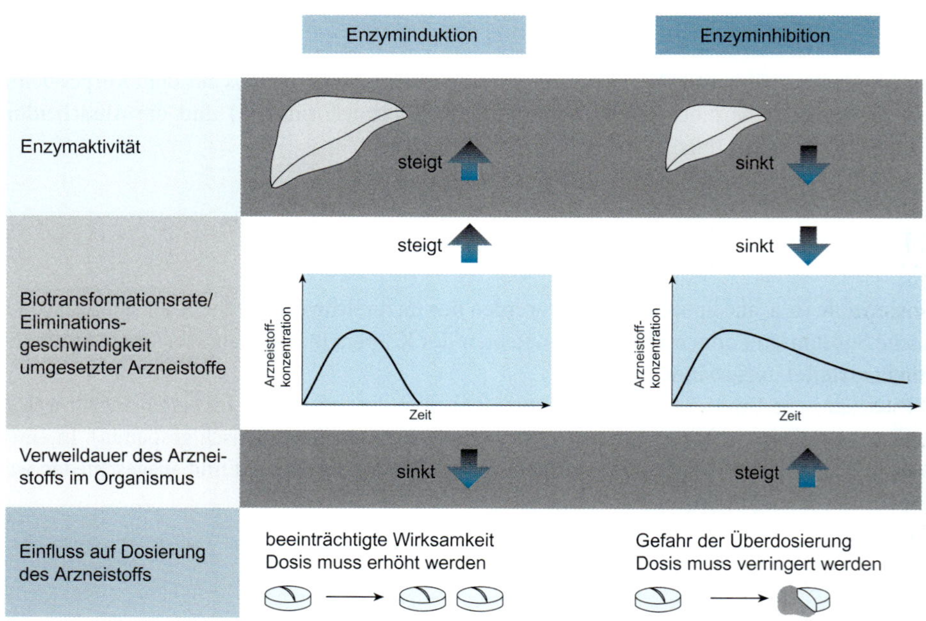

Abb. 4.6 Beeinflussung der Biotransformation und ihre Folgen. [L157]

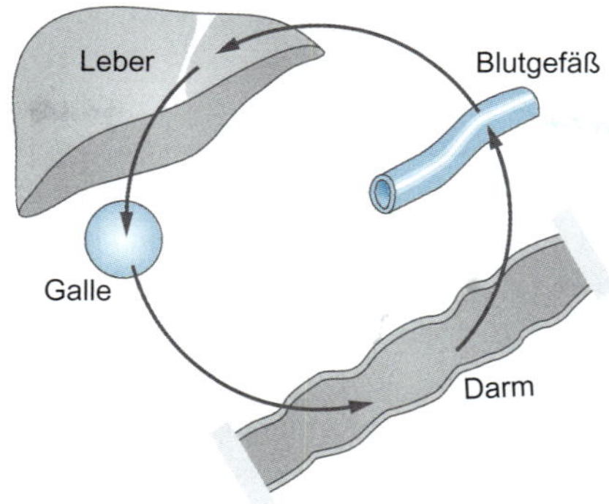

Abb. 4.7 Der entero-hepatische Kreislauf, nach biliärer Exkretion erneute Resorption im Blutkreislauf und erneuter Transport zur Leber und erneute Exkretion in den Darm. [L157]

sorption aus dem Darmlumen nach biliärer Ausscheidung, dem sog. **entero-hepatischen-Kreislauf** (u. a. Pille). Dadurch ist die Sofortwirkung des Wirkstoffs verringert aber seine Verweilzeit und die Wirkdauer verlängert (➤ Abb. 4.7).

II Stoffe, die dem entero-hepatischen Kreislauf unterliegen, wirken länger. **II**

Ausscheidung über die Atemluft (pulmonale Exkretion)

Die Abatmung einiger Pharmaka über die Lunge erfolgt aufgrund von Konzentrationsunterschieden zwischen Blut und Atemluft. Über die Lunge werden hauptsächlich Narkotika, wie beispielsweise Lachgas, abgeatmet.

II Narkosegase werden hauptsächlich über pulmonale Exkretion ausgeschieden. **II**

4.5 Pharmakokinetische Wechselwirkungen

Wechselwirkungen bei der Gabe mehrerer Arzneimittel, aber auch zwischen Arzneimitteln und Nahrungs- oder Genussmitteln können zu einer Verstärkung oder zu einer Abschwächung der Wirkung der Pharmaka führen. Pharmakokinetische Wechselwirkungen können in jeder pharmakokinetischen Phase auftreten (➤ Tab. 4.2).

Tab. 4.2 Pharmakokinetische Wechselwirkungen.

Pharmakokinetische Phase	Beeinflussung	Wirkung	Beispiel	Folge
Resorption	verringert	abgeschwächt	Kalziumsalze bilden mit Ofloxacin Komplexe	Infektion nicht bekämpft
Biotransformation	verstärkt durch Enzyminduktion	abgeschwächt	Carbamazepin verringert Antikoagulation	Thrombosegefahr
Biotransformation	verringert durch Enzymhemmung	verstärkt	Nebenwirkungen von Simvastatin durch Metronidazol verstärkt	Muskelschwäche
Exkretion	verringert (renal)	verstärkt	Nebenwirkungen von Lithium durch ASS verstärkt	Lithiumvergiftung
Exkretion	beschleunigt durch Unterbrechung des entero-hepatischen Kreislaufs	abgeschwächt	Pille wirkt nicht zuverlässig durch Antibiotika-Gabe	ungewollte Schwangerschaft

4.6 Wiederholungsfragen

1. Was passiert mit dem Arzneimittel, wenn es dem Körper zugeführt wird? Welche Phasen durchläuft der Wirkstoff? (Einleitung ➤ Kap. 4, ➤ Abb. 4.1)
2. Wodurch unterscheiden sich enterale und parenterale Applikation? Was haben sie gemeinsam? (➤ 4.1)
3. Über welche Organe erfolgt in der Regel die Ausscheidung der Wirkstoffe? (➤ 4.4.2)
4. Wovon ist die Resorptionsgeschwindigkeit eines Arzneimittels abhängig? (➤ 4.2)
5. Was versteht man unter Kumulation? (➤ 4.3.3)
6. Was versteht man unter dem First-Pass-Effekt, welches Organ spielt dabei die Hauptrolle? (➤ 4.1.2)
7. Wie kann die Wirkung durch pharmakokinetische Wechselwirkungen verstärkt werden? (➤ 4.5)
8. Was versteht man unter dem entero-hepatischem Kreislauf? (➤ 4.4.2)
9. Wie können die Enzyme der Biotransformation beeinflusst werden? (➤ 4.4.1)

KAPITEL

5 Pharmakodynamik

Die Pharmakodynamik befasst sich mit **Wirkung** und **Wirkungsursache** eines Arzneimittels. Dabei geht es um:

- Art der Wirkung
- Ort der Wirkung
- Wirkstärke
- Wirkmechanismus

5.1 Rezeptorvermittelte Arzneimittelwirkungen

Viele Wirkungen von Arzneimitteln werden auf die Wechselwirkung eines Wirkstoffs mit einem Rezeptor zurückgeführt. Rezeptoren sind spezifische Moleküle im Organismus, an denen ein Pharmakon angreift und durch Bildung eines Pharmakon-Rezeptor-Komplexes eine Reaktion in der Zelle auslöst **(Schlüssel-Schloss-Prinzip).**

Die Fähigkeit eines Wirkstoffs, an dem Rezeptor einen Reiz und damit einen entsprechenden Effekt auszulösen, bezeichnet man als **„Intrinsic Activity".** Die Intrinsic Activity ist ein Maß für den pharmakologischen Effekt, den eine Substanz auslöst.

Viele Pharmaka wirken über die Bildung eines Pharmakon-Rezeptor-Komplexes.

5.1.1 Agonismus

Wenn ein Pharmakon auf einen Rezeptor passt und ihn erregt, also eine Intrinsic Activity besitzt, so spricht man von Agonismus (➤ Abb. 5.1).

5.1.2 Antagonismus

Antagonisten sind Substanzen, die einen Effekt ganz aufheben oder abschwächen. Antagonistisch wirkende Arzneimittel heben sich in ihrer Wirkung auf. Es gibt verschiedene Arten des Antagonismus:

- kompetitiver Antagonismus
- nicht-kompetitiver Antagonismus
- funktioneller Antagonismus
- chemischer Antagonismus

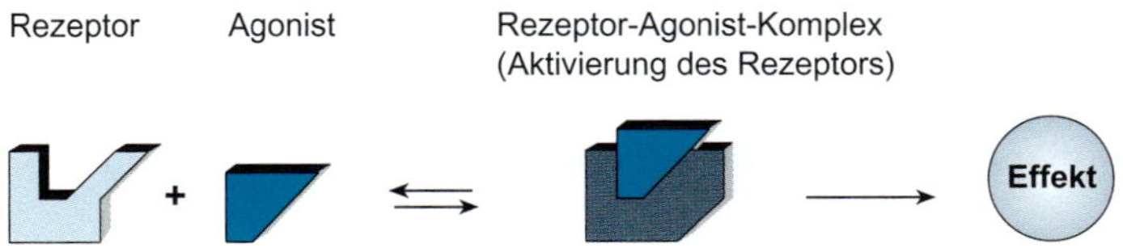

Abb. 5.1 Pharmakon-Rezeptor-Reaktion (Prinzip am Beispiel eines Agonisten). [L157]

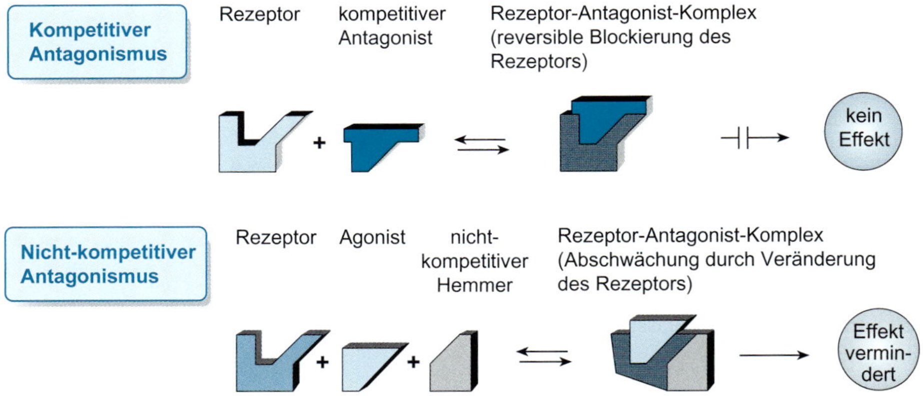

Abb. 5.2 Kompetitiver und nicht-kompetitiver Antagonismus. [L157]

Kompetitiver Antagonismus

Kompetitive Antagonisten lagern sich an Rezeptoren an, ohne diese zu erregen. Sie besitzen also keine Intrinsic Activity, sondern **blockieren** lediglich die Rezeptoren. Da ein Agonist um den Platz am Rezeptor mit dem Antagonisten konkurriert, ist die Wirkung des Antagonisten von der Menge des mitkonkurrierenden Agonisten abhängig. Eine große Menge des Agonisten kann die Wirkung der Antagonisten wieder aufheben (➤ Abb. 5.2).

II Beim kompetitiven Antagonismus konkurrieren Antagonist und Agonist um den Rezeptor. **II**

Nicht-kompetitiver Antagonismus

Im Gegensatz zur kompetitiven Hemmung spielt das Mengenverhältnis Agonist zu Antagonist in diesem Fall keine Rolle. Auch große Mengen an Agonisten vermögen nicht die Wirkungen des Antagonisten aufzuheben. Der Antagonist verändert beispielsweise die chemische Struktur des Rezeptors, sodass der Agonist nicht mehr richtig auf diesen passt (➤ Abb. 5.2).

Funktioneller Antagonismus

Ein funktioneller Antagonist löst am selben Organ, aber an einem anderen Wirkort seinen Effekt aus, der dem des Agonisten entgegenläuft.

Chemischer Antagonismus

Chemische Antagonisten heben die Wirksamkeit des Agonisten durch chemische Reaktionen auf. Diese Reaktionen laufen unabhängig von Rezeptoren ab. Wichtig ist diese Reaktionsform bei der Bekämpfung von Überdosierungen (z. B. bei Heparinüberdosierung: Protaminsulfat als Antagonist).

5.2 Andere Wirkmechanismen von Arzneimitteln

Neben der häufigen Interaktion mit Rezeptoren gibt es noch weitere Mechanismen, über die ein Arzneimittel in die physiologischen Abläufe eines Organismus eingreifen kann (➤ Tab. 5.1):

Tab. 5.1 Wirkmechanismen von Arzneimitteln.

Wirkmechanismus	Beispiele
Angriff am Rezeptor	Sympathomimetika, β-Blocker, Muskelrelaxanzien
pH-Wert-Veränderung	Antazida
direkte Beeinflussung von Nervenzellen	Lokalanästhetika
Beeinflussung von Transportprozessen	Diuretika
Beeinflussung von Enzymen	Aspirin® (Prostaglandinsynthesehemmung), ACE-Hemmer
Beeinflussung von Mikroorganismen	Penicilline (Hemmung der Zellwandsynthese von Bakterien)

- Beeinflussung von Ionenkanälen: Öffnen oder Blockieren, z. B. direkte Beeinflussung von Nervenzellen
- Beeinflussung von Transportsystemen (Carriern): Transport erhöht oder verringert
- Beeinflussung von Enzymen: Hemmung oder Aktivierung
- Beeinflussung von Mikroorganismen: Wachstumshemmung oder Abtöten, z. B. Störung der Zellwandsynthese von Bakterien
- pH-Wert-Veränderungen

5.3 Dosierung

Für eine sinnvolle medikamentöse Therapie ist die richtige Dosierung unabdingbare Voraussetzung. Eine adäquate Dosierung muss den gewünschten Effekt erzielen, ohne dass toxische (durch Überdosierung verursachte) Nebenwirkungen auftreten.

Mengenbezeichnungen

Die Mengenbezeichnungen in der Arzneimittellehre werden in internationalen SI-Einheiten festgeschrieben. Die gebräuchlichste SI-Einheit in der Pharmakologie ist das Milligramm (mg) für die Masse.

Oft werden Mengenbezeichnungen auch in internationalen Einheiten (IE) angegeben (z. B. Heparin oder Insulin). Sie steht für die Wirkaktivität der Substanz und nicht für eine exakte Menge.

Initial- und Erhaltungsdosis

Bei medikamentösen Therapien, die möglichst schnell wirksam werden sollen, gibt man zu Beginn der Behandlung eine relativ hohe Initialdosis (priming dose). Danach kann mit kontinuierlicher Gabe von kleineren Erhaltungsdosen ein konstanter, therapeutisch wirksamer Blutspiegel aufrechterhalten werden.

❚❚ Die Gabe einer höheren Initialdosis ist vor allem bei erwünschtem schnellen Wirkeintritt angezeigt. ❚❚

Dosierungsintervall

Das Dosierungsintervall ist die Zeit zwischen zwei Applikationen. Das Dosierungsintervall hängt von der Halbwertszeit des Arzneistoffs ab. Ist es zu gering, kann es zu einer Anhäufung des Wirkstoffs im Organismus (Kumulation) mit Überdosierungserscheinungen kommen.

5.3.1 Dosis-Wirkungs-Beziehung

Eine wichtige Größe einer Substanz ist die Beziehung zwischen der Dosis (Konzentration) und der pharmakologischen Wirkung im Organismus.

Da Dosis und Wirkung nicht immer linear voneinander abhängen, d.h. doppelte Dosis nicht gleich doppelte Wirkung ist, kann eine zuverlässige Aussage über die Wirksamkeit einzelner oder miteinander kombinierter Arzneien nur anhand der sog. Dosis-Wirkungs-Kurve gemacht werden. Aus dieser wird die Abhängigkeit der Wirksamkeit von der Dosierung ersichtlich.
Zum Erstellen einer Dosis-Wirkungs-Kurve gibt es zwei Möglichkeiten:

- An einer größeren Patientenzahl wird die Häufigkeit des erwünschten Effekts in Abhängigkeit der Konzentration gemessen (wie viele Patienten sind betroffen?).
- An einem Individuum wird die Wirkstärke in Abhängigkeit von der Konzentration gemessen (wie stark ist das Individuum betroffen?).

Die Ermittlung der Dosis-Wirkungs-Beziehung am größeren Patientenkollektiv ist die gängigste Methode für die klinische Phase einer Arzneimittelprüfung (➤ Abb. 5.3). Hieraus werden die Erkenntnisse für die Dosierungsempfehlungen gewonnen.

Schwellendosis

Die Schwellendosis ist die kleinste Dosis, bei der ein therapeutischer Effekt sichtbar wird.

ED_{50}

Die ED_{50} (effektive Dosis) ist die Dosis, bei der 50 % der Versuchspersonen die erwünschte Wirkung zeigen bzw. bei der 50 % des Maximaleffekts erreicht werden (bezogen auf ein Individuum).

LD_{50}

Die LD_{50} (letale Dosis) ist die Dosis, bei der 50 % der Versuchstiere sterben.

Therapeutische Breite

Die therapeutische Breite eines Medikaments ist ein Maß für die Sicherheit einer Substanz. Je größer der Dosierungsabstand zwischen therapeutischer und giftiger Wirkung, desto höher ist die therapeutische Breite. Das Maß für die therapeutische Breite ist normalerweise der Quotient aus LD_{50} und ED_{50} (therapeutischer Quotient).

II Die therapeutische Breite ist ein Maß für die Sicherheit einer Substanz. **II**

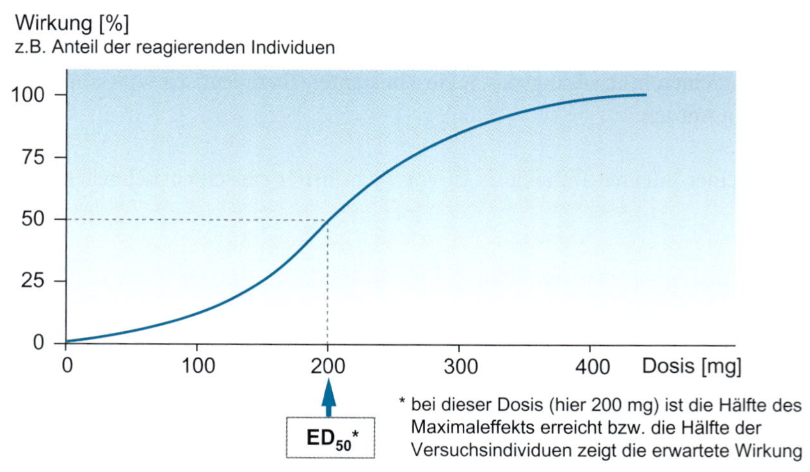

Abb. 5.3 Dosis-Wirkungs-Kurve (größeres Patientenkollektiv). [L157]

5.3.2 Toleranz und Tachyphylaxie

Von **Gewöhnung** oder **Toleranzentwicklung** spricht man, wenn nach längerer Anwendung eines Medikaments die Dosis erhöht werden muss, um den gleichen Effekt zu erzielen.

Pharmakodynamische Toleranz

Die Ursache des Wirkverlusts bei der pharmakodynamischen Toleranz ist eine Verminderung der Rezeptordichte bzw. der Rezeptorempfindlichkeit. Dadurch reduziert sich die Anzahl der Angriffsorte für die Medikamente mit der Folge einer reduzierten Wirkung.

Beispiel
Morphin (Rezeptorempfindlichkeit nimmt ab).

Pharmakokinetische Toleranzentwicklung

Bei der pharmakokinetischen Toleranzentwicklung erfolgt durch Enzyminduktion ein schneller Abbau der Arzneistoffe.

Beispiel
Barbiturate (induzieren ihre eigene Biotransformation).

Tachyphylaxie

Eine Tachyphylaxie ist eine Sonderform der Toleranzentwicklung. Bei der Tachyphylaxie kommt es innerhalb kurzer Zeit nach wiederholter Gabe eines Arzneistoffs zu einem Wirkverlust, wobei nach Absetzen oder kurzer Therapiepause die Wirkung wieder normal auslösbar ist.

Beispiel
Ephedrin (Leeren der Noradrenalinspeicher).

5.4 Chronopharmakologie

Die Chronopharmakologie untersucht den Einfluss des **Einnahmezeitpunkts** auf die Wirkung eines Arzneimittels (Biorhythmik der Arzneimittelwirkungen).

Die im Organismus ablaufenden Vorgänge unterliegen alle einem genetisch determinierten biologischen Rhythmus. Man kennt Jahresrhythmen, Monatsrhythmen, jahreszeitliche Rhythmen und den Tag-Nacht-Rhythmus. Für den Menschen spielt vor allem der zirkadiane Rhythmus (Tag-Nacht-Rhythmus, 24-Stunden-Rhythmus) eine entscheidende Rolle.

Im zirkadianen Rhythmus ändern sich nicht nur das körperliche Empfinden eines Menschen, sondern auch messbare Werte wie Körpertemperatur, Herzfrequenz, Blutdruck, Lungen- und Nierenfunktion und die Konzentration vieler Blutbestandteile, wie z. B. Glukose oder Kortikoide.

❚❚ Die Chronopharmakologie untersucht den Einfluss des Einnahmezeitpunkts auf die Wirkung eines Arzneimittels. ❚❚

Ebenso wurde nachgewiesen, dass bestimmte Arzneimittel zu bestimmten Einnahmezeitpunkten eine bessere bzw. schlechtere Wirkung haben.

5

Beispiel

Durch die am frühen Nachmittag geringere Schmerzempfindung ist die Wirkung eines Analgetikums, das gegen 14 Uhr gegeben wird, um fast das Doppelte höher als bei einer Gabe um 8 Uhr morgens.

Die Schmerzempfindung und damit die Wirksamkeit von Analgetika weisen eine ausgeprägte Tagesrhythmik auf.

5.5 Pharmakodynamische Wechselwirkungen

Pharmakodynamische Wechselwirkungen kommen zustande, wenn mehrere Arzneimittel gegeben werden, bei denen sich die jeweiligen **Wirkungen** beeinflussen.

Wirken sie ähnlich oder gleich, kommt es zu einer Verstärkung der entsprechenden Wirkung **(Synergismus).** Wirken sie entgegengesetzt, kommt es zu einer Abschwächung der Wirkung **(Antagonismus)**(> 5.1.2). Ein Synergismus kann durchaus erwünscht sein, um eine stärkere Wirkung bei geringerer Dosierung der Einzelwirkstoffe zu erzielen.

Beispiel

Cotrim ratiopharm®, Kombination von Trimethoprim + Sulfonamid bei Harnwegsinfekten. Einzeln gegeben hemmen die Wirkstoffe lediglich das Wachstum der Bakterien, in Kombination töten sie Bakterien ab.

Synergismus bezeichnet die gegenseitige (gewünschte oder unerwünschte) Wirkungsverstärkung zweier oder mehrerer Medikamente.

Addition und Potenzierung

Man unterscheidet den **additiven Synergismus,** bei dem eine Summation der Einzeleffekte zweier oder mehrerer Wirkstoffe auftritt, vom **überadditiven Synergismus (Potenzierung)** (> Tab. 5.2).

Eine Potenzierung liegt dann vor, wenn die Gesamtwirkstärke miteinander kombinierter Wirkstoffe die Summation der Einzeleffekte übersteigt.

Tab. 5.2 Pharmakodynamische Wechselwirkungen.

Wechselwirkung	Beispiele	Mechanismus	Wirkung	Folge
additiver Synergismus	Aspirin® + Marcumar®	beide Wirkstoffe hemmen die Gerinnung	verstärkt	Blutungsgefahr
überadditiver Synergismus	Alkohol + Chloralhydrat	beide Wirkstoffe wirken sedierend	verstärkt	ausgeprägte Benommenheit
kompetitiver Antagonismus	β-Sympathomimetika + β-Blocker	β-Sympathomimetika sind Agonisten am β-Rezeptor und werden durch β-Blocker verdrängt	abgeschwächt	Bronchospasmen, Atemnot
funktioneller Antagonismus	Theophyllin + β-Blocker	Theophyllin erweitert, β-Blocker verengen die Bronchien	abgeschwächt	Bronchospasmen, Atemnot
chemischer Antagonismus	ACC + Penicillin V	Inaktivierung des Penicillins durch ACC	abgeschwächt	keine bakterizide Wirkung

Antagonismus

Beim Antagonismus unterscheidet man nach dem Mechanismus (➤ 5.1.2):
- kompetitiven
- nicht kompetitiven
- funktionellen
- chemischen Antagonismus

5.6 Wiederholungsfragen

1. Was versteht man unter einem Agonisten? (➤ 5.1.1)
2. Wie können Antagonisten die Wirkung der Agonisten abschwächen? (➤ 5.1.2)
3. Was versteht man unter der „Intrinsic Activity“? (➤ 5.1)
4. Wodurch unterscheiden sich kompetitiver und nicht-kompetitiver Antagonismus? (➤ 5.1.2)
5. Was versteht man unter Synergismus und wie kann man diesen therapeutisch nutzen? (➤ 5.5)
6. Was ist die ED_{50} und die LD_{50} eines Medikaments? (➤ 5.3.1)
7. Was versteht man unter Tachyphylaxie? (➤ 5.3.2)
8. Womit beschäftigt sich die Chronopharmakologie? (➤ 5.4)
9. Was bedeutet therapeutische Breite? (➤ 5.3.1)
10. Lückentext zu Wechselwirkungen (➤ 4.5 und ➤ 5.5): Pharmakokinetische Wechselwirkungen können in jeder pharmakokinetischen ____________ auftreten. Eine Beeinflussung der ____________ kann durch Veränderung des pH-Werts, Veränderung der Verweildauer im Magen-Darm-Trakt, Komplexbildung oder chemische Inaktivierung vor der Aufnahme der Wirkstoffe zustande kommen. Es gibt Wirkstoffe, die die Biotransformation anderer Wirkstoffe beeinflussen. Sie können die abbauenden ____________ der Leber hemmen oder induzieren. Dadurch wird die verfügbare Menge an Wirkstoff erhöht bzw. erniedrigt und somit die ____________ des Wirkstoffs verstärkt bzw. verringert. Bei der renalen ____________ können die glomeruläre Filtration und die tubuläre Rückresorption beeinflusst und so die Plasmakonzentration erhöht oder erniedrigt werden. Entsprechend wird die Wirkung des Wirkstoffs verstärkt oder verringert. Bei der biliären Exkretion kann durch manche Wirkstoffe der enterohepatische ____________ unterbrochen und so die verfügbare Wirkstoffmenge stark ____________ werden. Pharmakodynamische Wechselwirkungen kommen zustande, wenn verschiedene Wirkstoffe appliziert werden, die sich in ihrer jeweiligen ____________ beeinflussen. Für die Interaktion sind somit die pharmakodynamischen Effekte der einzelnen ____________ verantwortlich. Wird bei gleichzeitiger Gabe von verschiedenen Wirkstoffen ein bestimmter Effekt verstärkt, spricht man von ____________, wird der Effekt geringer, von ____________.

KAPITEL

6 Unerwünschte Arzneimittelwirkungen

Bei fast allen Arzneimitteln muss neben der **erwünschten** Hauptwirkung mit **unerwünschten** Nebenwirkungen gerechnet werden. Eine spezifische Wirkung eines Pharmakons auf eine einzige gestörte Körperfunktion ohne Beeinflussung der übrigen Körperfunktionen ist meist nicht möglich. Auch wenn korrekterweise von unerwünschten Wirkungen gesprochen werden müsste, denn es gibt durchaus erwünschten Nebenwirkungen (z. B. sedierende Wirkung bei Antidepressiva) wird im Folgenden meist der Begriff Nebenwirkungen verwendet, da er gebräuchlicher ist.

Bei allen medikamentösen Therapien muss sorgfältig das mögliche Risiko durch eventuelle Nebenwirkungen mit dem voraussichtlichen therapeutischen Erfolg abgewogen werden.

❚❚ Ein Arzneimittel ohne jede Nebenwirkung hat oft auch keine Hauptwirkung. ❚❚

6.1 Toxische Nebenwirkungen

Toxische Nebenwirkungen treten spezifisch bei bestimmten Arzneimitteln auf und sind von der verabreichten Dosis abhängig. Die Substanz schädigt bestimmte Organe oder Gewebe. Betroffen sind vor allem:

- Magen-Darm-Trakt, z. B. durch Indometacin
- Niere, z. B. durch Gentamicin
- Leber, z. B. durch Isoniazid
- zentrales Nervensystem, z. B. durch Neuroleptika
- Innenohr, z. B. durch Streptomycin

❚❚ Toxische Nebenwirkungen sind stoffspezifisch und dosisabhängig. „Die Dosis macht das Gift.“ ❚❚

6.2 Allergische Reaktionen

Allergische Reaktionen gehören zu den häufigsten Nebenwirkungen von Arzneimitteln. Sie kommen bei manchen Stoffgruppen, wie z. B. Penicillinen, gehäuft vor. Allergische Reaktionen sind weitestgehend dosisunabhängig.

Die Reaktionen können dabei vom völlig harmlosen **Hautausschlag** mit Juckreiz bis zum tödlichen **anaphylaktischen Schock** verlaufen. Da bestimmte Stoffgruppen und bestimmte Individuen (mit allergischer Vorgeschichte) bevorzugt betroffen sind, können entsprechende Vorsichts- und Überwachungsmaßnahmen sowie eine strenge Indikationsstellung die Folgen mildern.

Beispiele

- Exanthem, Juckreiz und Quaddelbildung nach Penicillineinnahme
- Knochenmarkschädigungen durch Metamizol (z. B. Novalgin®)

Da ein anaphylaktischer Schock jedoch im Prinzip bei jedem Medikament auftreten kann, sollten beim Umgang mit Pharmaka die elementaren Behandlungsrichtlinien bei einer unerwarteten Unverträglichkeitsreaktion bekannt sein.

Leitsymptome

- roter, juckender Ausschlag mit Bläschenbildung (Urtikaria)
- Atemnot, Herzrasen
- Blutdruckabfall
- Angstgefühl

Grundsätzliches Vorgehen

- Unterbrechung von Injektion oder Infusion
- Arzt rufen
- Gabe entsprechender Medikamente wie Kortikoide (z. B. Urbason®), Antihistaminika (z. B. Tavegil®), Adrenalin (z. B. Suprarenin®)

6.3 Arzneimittel während Schwangerschaft und Stillzeit

Während der Schwangerschaft muss die Einnahme von Medikamenten wegen der möglichen Schädigung des Embryos oder Feten mit besonders sorgfältiger Indikationsstellung erfolgen.

6.3.1 Teratogene Arzneimittel

Viele Arzneimittel können die Plazenta passieren und die besonders empfindlichen kindlichen Zellen schädigen. **Teratogene** (die Frucht schädigende Stoffe) sind Substanzen, die Fehlbildungen am ungeborenen Kind verursachen.

▌▌ Die Plazenta ist für viele Arzneimittel durchlässig. ▌▌

Die Entwicklung der Frucht kann in praktisch allen Stadien beeinflusst werden. Bei Schädigungen vor Ablauf der 12. Woche spricht man von Embryopathien, danach von Fetopathien. Die Folgen für das Ungeborene sind vom Zeitpunkt der einwirkenden Noxe abhängig.

▌▌ Der Zeitpunkt der schädlichen Einwirkung ist für die Art der Schädigung entscheidend. ▌▌

Teratogene Arzneimittel (Beispiele)

- Thalidomid
- Kortison
- Zytostatika
- Anabolika
- Tetracycline

Embryopathien

Schädigung der Frucht bis zur 12. Woche.

Schäden

In den ersten 3 Wochen nach der Konzeption verursachen teratogene Pharmaka meist einen **Frühabort,** der häufig nicht als solcher erkannt wird, sondern wie eine verspätete Monatsblutung verläuft. Nach dieser Zeit können Teratogene schwere **Fehlbildungen** verursachen:

- Fehlbildungen der Extremitäten
- schwere Herzfehler
- Schäden an Auge, Ohr und Hirn

Embryopathien zeigen sich häufig an schweren Fehlbildungen.

Fetopathien

Schädigung der Frucht nach der 12. Woche.

Schäden

Da nach der 12. Woche die Organanlage (Organogenese) abgeschlossen ist, verlaufen Fetopathien in der Regel mit weniger stark ausgeprägten Fehlbildungen. Insbesondere die Entwicklung von Augen, Gehirn und Geschlechtsorganen kann beeinflusst werden:

- geistige Behinderung
- Sehschäden
- Herzfehler
- fehlende Ausdifferenzierung der Geschlechtsorgane

Fetopathien verlaufen in der Regel ohne äußerlich sichtbare Fehlbildungen.

6.3.2 Weitere Probleme durch Arzneimittel in der Schwangerschaft

Einige typische unerwünschte Wirkungen von Arzneimitteln (➢ Tab. 6.1) treten auch beim Fötus auf.

- Schädigung des Hörorgans durch Antibiotika (Aminoglykoside, z. B. Streptomycin)
- Zahnverfärbungen durch Tetracycline
- Störungen der Schilddrüsenfunktion durch Thyreostatika

Zu Problemen kann es auch zum Ende einer Schwangerschaft und unter der Geburt kommen:

- Atemstörungen, Entzugserscheinungen beim Neugeborenen durch Opiate (z. B. bei einer drogenabhängigen Mutter)
- erhöhte Blutungsgefahr und vorzeitiger Verschluss des Ductus arteriosus Botalli durch Acetylsalicylsäure (z. B. Aspirin®)

Tab. 6.1 Schädliche und unschädliche Arzneimittel in der Schwangerschaft (Auswahl).

Schädliche Arzneimittel (Fehlbildungen, erhöhte Abortrate)	Unschädliche Arzneimittel (bei therapeutischer Dosierung)
opioide Analgetika	Paracetamol
orale Antidiabetika	Insulin
ACE-Hemmer	kardioselektive β-Blocker
Gyrasehemmer	Penicilline
drastische Laxanzien	Quellstoff-Laxanzien
Sexualhormone	Schilddrüsenhormone

6.3.3 Arzneimittel in der Stillzeit

Auch in der Stillzeit sollten bestimmte Medikamente nicht eingenommen werden, da sie möglicherweise in die **Muttermilch** übergehen und darüber das Neugeborene schädigen können. Die Auswirkungen sind zwar durch die abgeschlossene Kindesentwicklung und die meist niedrigen Dosen nicht so gravierend, trotzdem kann es zu Nebenwirkungen kommen. Im Zweifel sollte die Mutter abstillen oder eine Stillpause einlegen. Die abgepumpte Milch ist zu verwerfen.

6.4 Fotosensibilisierung

Fotosensibilisierende Wirkstoffe können zu einer Steigerung der Lichtempfindlichkeit der Haut führen. Normale UV-Dosen führen nach Einnahme oder äußerlicher Anwendung der Wirkstoffe zu ausgeprägtem Sonnenbrand (Fototoxische Dermatitis) oder dem Bild eines Kontaktekzems (fotoallergische Dermatitis). Das Ausmaß der phototoxischen Dermatitis ist abhängig von der:

- Dosis der UV-Strahlung und
- Dosis des photosensibilisierenden Wirkstoffs.

Wirkstoffe, die eine phototoxische Reaktion hervorrufen, sind:

- Antibiotika wie Doxycyclin, Ciprofloxacin, Levofloxacin und Ofloxacin
- Psychopharmaka wie Chlorpromazin, Amitriptylin, Doxepin, Imipramin und Haloperidol
- Antihypertensiva wie Captopril, Diltiazem und Nifedipin
- Diuretika wie Hydrochlorothiazid, Furosemid und Triamteren
- NSAR wie Diclofenac, Piroxicam und Indometacin

Während der Anwendung von fotosensibilisierenden Arzneimitteln sind direkte Sonneneinstrahlung und Solariumbesuche zu vermeiden.

6.5 Einnahmehinweise

Um unerwünschte Wirkungen zu vermeiden können folgende Dosierungsvarianten notwendig sein:

- **individuelle Dosisanpassungen** (wenn unerwünschte Wirkungen auftreten oder der Blutspiegel des Wirkstoffs zu hoch ist)
- **einschleichende Dosierung** (um heftige unerwünschte Wirkungen zu Beginn einer Therapie zu vermeiden)
- **ausschleichende Dosierung** (um überschießende Reaktionen beim abrupten Absetzen des Arzneimittels zu vermeiden)

6.6 Wiederholungsfragen

1. Wie kann sich eine allergische Reaktion auf ein Medikament äußern? (➤ 6.2)
2. Welche Phase der Schwangerschaft ist besonders kritisch in Hinblick auf mögliche Nebenwirkungen und warum? (➤ 6.3.1)
3. Was sind Embryopathien, was sind Fetopathien? (➤ 6.3.1)
4. Welche Gefahr birgt eine Medikamentengabe in der Stillzeit? (➤ 6.3.3)
5. Welche Organe sind besonders von unerwünschten Arzneimittelwirkungen betroffen? (➤ 6.1)
6. Warum sollte man bei der Anwendung von Wirkstoffen wie Furosemid und Doxycyclin auf Sonnenbäder verzichten? (➤ 6.4)

KAPITEL

7 Analgetika

Analgetika sind Medikamente zur Bekämpfung des Schmerzes. Schmerz ist ein wichtiges Zeichen einer Erkrankung oder Verletzung von inneren und äußeren Organen. Er erfüllt damit eine Warn- und Schutzfunktion. Schmerzen sind für den Patienten meist quälend und belastend, sodass sie die häufigste Ursache für die Einnahme von Medikamenten sind.
Man unterscheidet zwei Gruppen von Analgetika:

- Opioid-Analgetika
- Nicht-Opioid-Analgetika

Da der Schmerz i. d. R. nur ein Symptom und kein eigenständiges Krankheitsbild ist, muss immer auch die Ursache geklärt werden. Für viele Patienten, besonders bei chronischen Schmerzen oder Tumorschmerzen im Endstadium, ist eine ausreichende Schmerztherapie die einzige hilfreiche Therapiemaßnahme.

❚❚ Der Schmerz ist kein eigenständiges Krankheitsbild, sondern ein Symptom. ❚❚

Manchmal können chronische Schmerzen so sehr in den Vordergrund treten und das eigentliche Krankheitsbild verdrängen, dass ein eigenständiges Krankheitssyndrom entsteht (Schmerzsyndrom). Dieses findet man z. B. bei chronischen Rücken- oder Migräneschmerzen.

7.1 Physiologie des Schmerzes und Schmerzlinderung

7.1.1 Schmerzentstehung

Erfolgt eine Gewebeschädigung durch mechanische, chemische, elektrische oder thermische Reize, so kommt es bei Überschreiten eines gewissen Schwellenwerts zur Freisetzung von sogenannten „Schmerz-Überträgerstoffen" (Mediatoren), wie z. B. Histamin, Bradykinin, Substanz P, Prostaglandin oder Serotonin.

Diese **Schmerz-Überträgerstoffe** vermitteln den Schmerz dann durch Erregung der Schmerzrezeptoren, die ihrerseits die Erregung über das Rückenmark ins Gehirn weiterleiten. Dort wird dann die Erregung zur bewussten Empfindung „Schmerz" verarbeitet.

❚❚ Schmerz entsteht meist durch die Freisetzung von Schmerzstoffen (Mediatoren), die zur Erregung von Schmerzrezeptoren führen. ❚❚

7.1.2 Schmerzqualitäten

Unterschieden werden **somatische** von **viszeralen** Schmerzen. Die viszeralen Schmerzen sind Eingeweideschmerzen (Galle- oder Harnleiterkoliken, Schmerzen im Magen-Darm-Trakt). Schmerzen von Muskeln, Bindegewebe, Haut etc. werden als somatische Schmerzen bezeichnet. Nach der Lokalisierung unterscheidet man **Oberflächen- und Tiefenschmerz.** Viszerale Schmerzen werden typischerweise als dumpfe Schmerzen empfunden (➤ Abb. 7.1).

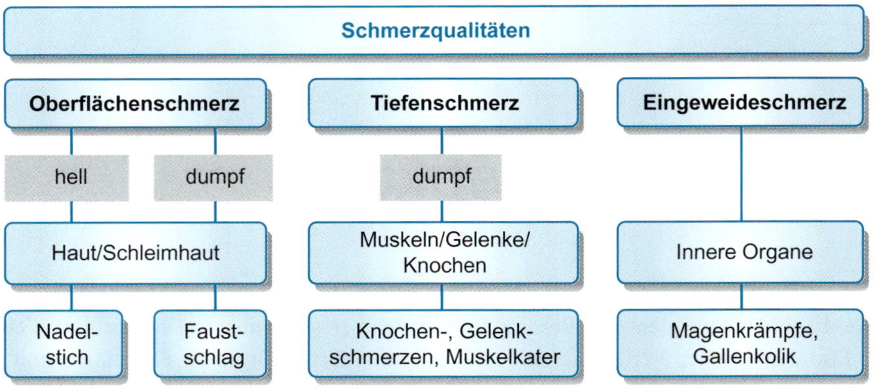

Abb. 7.1 Schmerzqualitäten. [L157]

7.1.3 Körpereigenes schmerzhemmendes System

Der Organismus selbst ist durch körpereigene Mechanismen in der Lage, die Schmerzempfindung herabzusetzen. Besonders die Stimulation der Opioid-Rezeptoren durch körpereigene Agonisten, die sogenannten Endorphine, dient der Schmerzdämpfung.

Vor allem in Extremsituationen (Verkehrsunfälle, traumatische Beinamputationen) wird zunächst kein Schmerz wahrgenommen, erst nach Schwinden der Anspannung kehrt die normale Schmerzempfindung wieder.

Der Organismus verfügt über ein eigenes schmerzhemmendes System mit Endorphinen als Botenstoffen.

7.1.4 Medikamentöse Schmerzlinderung

Analgesie heißt Aufhebung der Schmerzempfindung. Für die medikamentöse Schmerzbeeinflussung stehen folgende Angriffspunkte zur Verfügung (➤ Abb. 7.2):

- Angriff an den peripheren Schmerzrezeptoren
- Hemmung der Erregungsleitung in den Nervenbahnen
- Angriff im ZNS an den zentralen Schmerzrezeptoren
- Beeinflussung des Schmerzerlebnisses

Periphere Schmerzlinderung

Peripher kann der Schmerz vor allem über die Hemmung der Synthese (Neubildung) von Prostaglandinen bekämpft werden. Prostaglandine sind Gewebehormone, die vor allem für die Vermittlung von Entzündungs- und Schmerzreizen verantwortlich sind.

Prostaglandine spielen eine wichtige Rolle bei der Schmerzentstehung.

Hemmung der Erregungsleitung

Die Hemmung der Erregungsleitung über die Nervenbahnen erfolgt vor allem durch **Lokalanästhesie.**

Zentrale Schmerzlinderung

Opiate (z. B. Morphin) besetzen die physiologischen Opiatrezeptoren des körpereigenen schmerzhemmenden Systems im ZNS und führen so zur Schmerzlinderung. Auch Narkotika und nicht-opioide Analgetika, wie z. B. Paracetamol, haben ihren Angriffspunkt im ZNS.

❚❚ Zentrale Schmerzlinderung durch Opiate. ❚❚

Beeinflussung des Schmerzerlebnisses

Das Schmerzerlebnis kann durch **Psychopharmaka** und Opioide beeinflusst werden. Diese Art der Beeinflussung ist vor allem bei der Behandlung schwerkranker Patienten von Bedeutung. Werden neben den eigentlichen Analgetika andere Arzneimittel wie Neuroleptika, Antiepileptika oder Antidepressiva gegeben, spricht man von Komedikation.

7.1.5 Anwendung der Analgetika

Vor dem Einsatz der Schmerzmittel müssen die Schmerzursachen, der Schmerztyp und die Schmerzstärke analysiert werden, um das geeignete Analgetikum einsetzen zu können.

Die Schmerztherapie wird nach einem Stufenschema durchgeführt (➤ Abb. 7.3).

Anwendung nicht-opioider Analgetika

- entzündliche Schmerzen, Fieber
- Kopf- und Zahnschmerzen, Migräne
- Erkrankungen des rheumatischen Formenkreises
- Kombination mit Opioiden

Anwendung opioider Analgetika

- traumatische Schmerzen
- Tumorschmerzen
- operative und postoperative Schmerzdämpfung

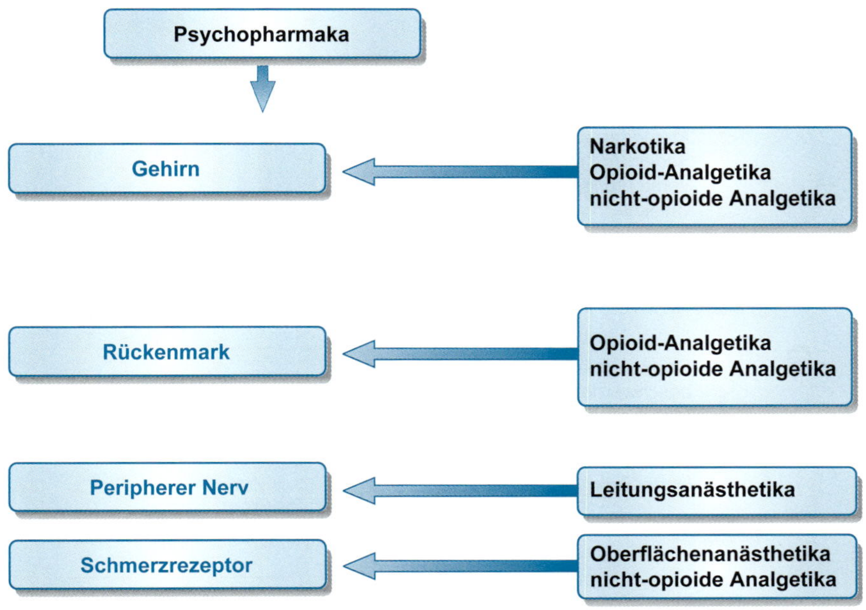

Abb. 7.2 Medikamentöse Schmerzbeeinflussung. [L157]

7

7.2 Nicht-opioide Analgetika

Nicht-opioide Analgetika wirken u. a. peripher und zentral über die Hemmung der Prostaglandinneubildung und -freisetzung. Neben ihrem schmerzdämpfenden Effekt (analgetisch) wirken sie entzündungshemmend (antiphlogistisch) und fiebersenkend (antipyretisch). Analgetika dieser Gruppe gehören zu den am häufigsten verschriebenen Pharmaka.

Nicht-opioide Analgetika wirken gegen Schmerz, Fieber und Entzündung.

7.2.1 Acetylsalicylsäure

Aspirin® (**Acetylsalicylsäure, ASS**) ist eines der ältesten und bewährtesten Medikamente gegen Schmerzen. Es leitet sich von der Salicylsäure ab.

Pharmaka

Acetylsalicylsäure (z. B. Aspirin®, Godamed®, Alka-Seltzer®classic).

Indikationen

- leichte bis mittelstarke Schmerzen (z. B. Zahnschmerzen, Kopfschmerzen)
- Fieber, Entzündungen
- in geringerer Dosierung (z. B. 100 mg) als Thrombozytenaggregationshemmer (Prophylaxe von Herzinfarkt und Schlaganfall)

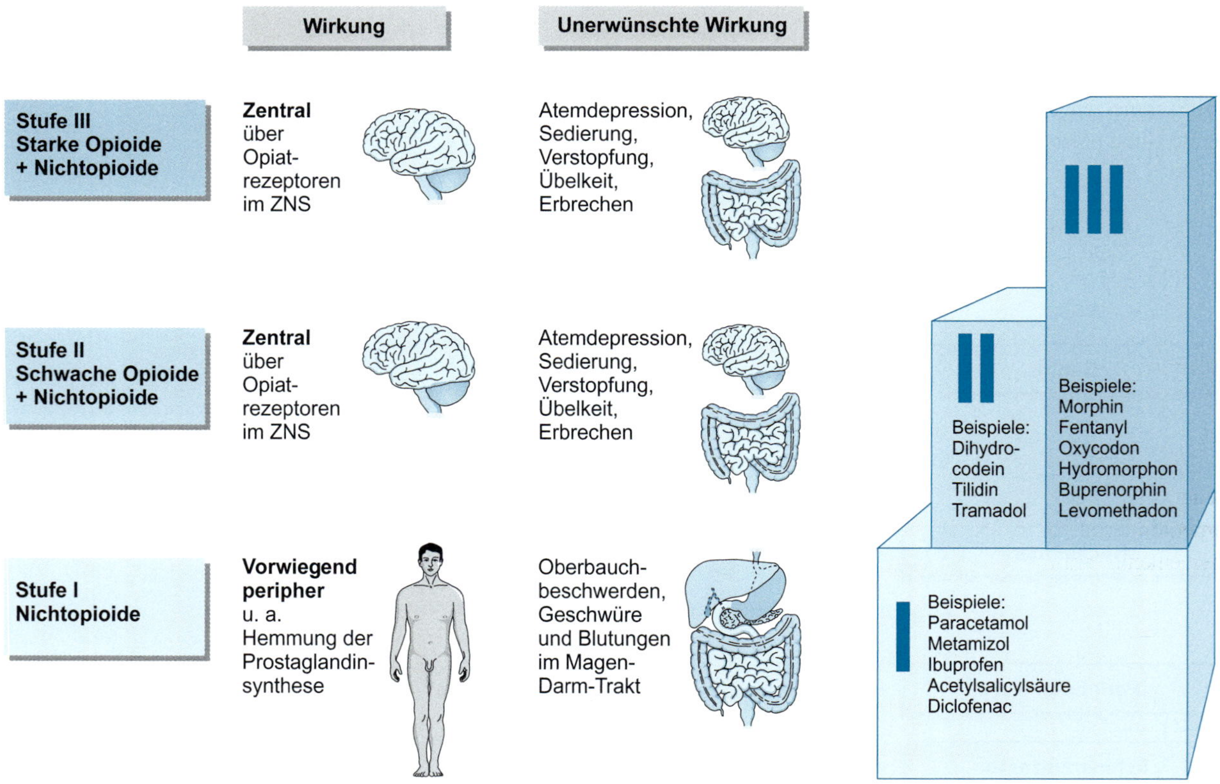

Abb. 7.3 Stufenplan zur medikamentöse Schmerztherapie. [L157]

Wirkungen

Durch die Hemmung von Cyclooxygenasen Verminderung der Prostaglandinsynthese:

- schmerzlindernd (analgetisch)
- entzündungshemmend (antiphlogistisch)
- fiebersenkend (antipyretisch)
- thrombozytenaggregationshemmend

Nebenwirkungen

- Blutungsneigung
- Sodbrennen, Magengeschwüre
- bei Dauergebrauch Verschlechterung der Nierenfunktion („Analgetika-Niere")

Vor allem die erhöhte **Blutungsneigung,** die durch eine Verminderung der Blutplättchenaggregation zustande kommt, ist eine wichtige Nebenwirkung. Die langzeitige Einnahme von Acetylsalicylsäure kann zu Magenblutungen und erheblicher Blutungsgefahr bei Operationen führen. Daher sollten vor geplanten größeren Operationen Salicylate mindestens eine Woche vorher abgesetzt werden.

❚❚ Erhöhte Blutungsneigung bei Acetylsalicylsäure. ❚❚

Kontraindikationen

- Magen-Darm-Geschwüre, Gastritis
- Vorsicht bei Asthma bronchiale
- geplante größere Operationen
- Kinder < 12 Jahre wegen Gefahr des Reye-Syndroms

Besonderes

Bei Patienten mit Asthma bronchiale ist von einer Therapie mit Acetylsalicylsäure abzuraten, da es zur Auslösung eines Asthmaanfalls kommen kann. Dies geschieht durch vermehrte Freisetzung von sog. Leukotrienen, die zu einer Verengung der Bronchien führen.

7.2.2 Paracetamol

Paracetamol wirkt wie die Acetylsalicylsäure schmerzlindernd und fiebersenkend.

Pharmaka

Paracetamol (z. B. ben-u-ron®).

Indikationen

- Schmerzen
- Fieber

Wirkungen

Paracetamol wirkt über eine verminderte Prostaglandinfreisetzung im ZNS:

- schmerzlindernd (analgetisch)
- fiebersenkend (antipyretisch)

Nebenwirkungen

- Leberzellschädigung nur bei vorgeschädigter Leber und Überdosierung (über 10 g)

❚❚ Paracetamol ist sehr gut verträglich, bei Überdosierung schädigt es aber die Leber. ❚❚

Kontraindikationen

- Leberzirrhose
- Glukose-6-Phosphat-Dehydrogenase-Mangel (Stoffwechselbesonderheit)

7.2.3 Metamizol und andere Pyrazol-Derivate

Zu den Pyrazol-Derivaten gehören die Phenazone und das Phenylbutazon. Sie haben neben **analgetischen** und **antiphlogistischen** Eigenschaften einen ausgeprägten **fiebersenkenden** Effekt (antipyretische Wirkung).

Pharmaka

- Metamizol, z. B. Novalgin®, Analgin®, Novaminsulfon, Zentiva®
- Propyphenazon, z. B. Demex®
- Phenylbutazon, z. B. Ambene® (eingeschränkte Anwendung wegen hoher Nebenwirkungsrate, nur als Ampullen)

Indikationen

- mittelstarke bis starke Schmerzen
- Fieber

Wirkungen

Phenazone beeinflussen die Schmerzverarbeitung im ZNS (allerdings nicht über Opioid-Rezeptoren) und führen zu einer Erschlaffung der glatten Muskulatur.

- gut analgetisch
- gut antipyretisch
- antiphlogistisch (vor allem Phenylbutazon)
- spasmolytisch (besonders stark Metamizol)

❚❚ Metamizol (z. B. Novalgin®) ist auch bei starken Schmerzen und durch seine spasmolytische Wirkung bei Kolikschmerzen sehr gut wirksam. ❚❚

Nebenwirkungen

- allergische Agranulozytose
- Blutdruckabfall, u. U. Kreislaufschock bei zu schneller Injektion

Kontraindikationen

- hepatische Porphyrie (Störung der Produktion des roten Blutfarbstoffes)
- Glukose-6-Phosphat-Dehydrogenase-Mangel

❚❚ Bei Novalgin® Gefahr der allergischen Knochenmarkschädigung (Agranulozytose). ❚❚

7.2.4 Nicht-steroidale Antirheumatika (NSAR)

Nicht-steroidale Antirheumatika haben neben ihrem analgetischen Effekt vor allem eine stark antiphlogistische Wirkung, weshalb sie vor allem bei Erkrankungen aus dem rheumatischen Formenkreis eingesetzt werden. Entzündlich degenerative (verschleißbedingte) und entzündlich rheumatische Veränderungen von Gelenken und umgebenden Weichteilen sind Einsatzgebiete von Antirheumatika, die man einteilt in:

- nicht-steroidale Antirheumatika (NSAR) und
- Glukokortikoide (steroidale Antirheumatika, ➤ 24.1.1).

❚❚ Man unterscheidet in der Therapie der rheumatischen Erkrankungen die nicht-steroidalen (NSAR) von den steroidalen Antirheumatika (Glukokortikoide). ❚❚

Pharmaka

- Diclofenac, z. B. Voltaren®, Diclac®
- Ibuprofen, z. B. Aktren®, Dolgit®, Dolormin®
- Naproxen, z. B. Aleve®

7

- Piroxicam, z. B. Piroxicam Hexal®
- Indometacin, z. B. Indometacin Al®

Indikationen

- rheumatoide Arthritiden wie chronische Polyarthritis (Gelenkentzündungen durch Autoimmunreaktion)
- degenerative Erkrankungen der Wirbelsäule und Gelenke (Arthrosen)
- Muskelrheumatismus
- Morbus Bechterew
- Zahn-, Regel- und Kopfschmerzen
- Fieber

Wirkungen

Die NSAR greifen über die Hemmung der Cyclooxygenase in den sehr komplexen Entzündungsprozess ein. Es werden weniger Prostaglandine gebildet. Folgende Wirkungen werden erreicht:

- entzündungshemmend (antiphlogistisch)
- fiebersenkend (antipyretisch)
- schmerzlindernd (analgetisch)

Nebenwirkungen

- Magen-Darm-Störungen, z. B. Ulcus ventriculi
- Zentralnervöse Symptome wie Schwindel oder Kopfschmerzen
- Pseudoallergische Reaktionen wie Bronchospasmen

Klinisch bedeutsamste Nebenwirkung der NSAR ist das erhöhte Risiko einer Magenschleimhautschädigung, vor allem bei entsprechender Vorgeschichte (z. B. Ulkusleiden).

Das Risiko ist abhängig von der Höhe der Dosierung und der Therapiedauer. Vor allem bei Langzeittherapie ist die Entstehung von Magengeschwüren und Magenblutungen möglich.

Kontraindikationen

- bestehende Ulcera des Magen-Darm-Trakts
- schwere Leber- und Nierenerkrankungen
- Schwangerschaft und Stillzeit

Besonderes

Um das Risiko einer Magenschädigung bei Langzeittherapie zu mindern, kann gleichzeitig der halbsynthetische Prostaglandin-Abkömmling Misoprostol (z. B. in Cytotec®) oder ein Protonenpumpenhemmer (z. B. Pantoprazol) gegeben werden.

Bei längerer Gabe von NSAR Magenschutz!

7.2.5 COX-II-Hemmer (Coxibe)

Wie NSAR hemmen COX-II-Hemmer die Prostaglandinsynthese, indem sie Cyclooxygenasen (COX) hemmen. Sie wirken jedoch spezifischer, sodass die COX I, die die magenschützenden Prostaglandine synthetisiert, nicht beeinflusst wird. Dadurch sind die Nebenwirkungen auf den Magen geringer.

Pharmaka

- Celecoxib, z. B. Celebrex®
- Etoricoxib, z. B. Arcoxia®

Indikationen

- rheumatische Erkrankungen (Arthritiden, Arthrosen und Muskelrheumatismus)
- postoperative Schmerzen auch in Kombination mit Opioiden

Wirkungen

- entzündungshemmend (antiphlogistisch)
- fiebersenkend (antipyretisch)
- schmerzlindernd (analgetisch)

Nebenwirkungen

- Infektionen der oberen Atemwege
- Herz-Kreislauf-Komplikationen besonders bei entsprechender Vorgeschichte
- zentralnervöse Symptome wie Kopfschmerzen

Besonderes

Da Coxibe ein kardiovaskuläres Risiko aufweisen, muss eine strenge Nutzen-Risiko-Abwägung erfolgen.

7.3 Opioid-Analgetika

Opioid-Analgetika greifen hauptsächlich an den zentralen **Opiatrezeptoren** des körpereigenen schmerzhemmenden Systems an. Dadurch werden Weiterleitung und Verarbeitung von Schmerzimpulsen unterdrückt. Alle Opioid-Analgetika unterliegen dem Betäubungsmittelgesetz (BtM-Gesetz). Nur schwache Opioide in Arzneiformen, die die Wirkstoffe langsam freisetzen, stellen eine Ausnahme dar und dürfen auf normalem Rezept verordnet werden.

7.3.1 Wirkungen der Opioid-Analgetika

Im Prinzip wirken alle Opioide gleich, lediglich in der Wirkintensität bestehen Unterschiede.

Zentrale Wirkungen der Opioid-Analgetika

- starke Schmerzdämpfung
- beruhigende Wirkung
- Beseitigung von Angstgefühlen, Verbesserung der Stimmungslage
- Hemmung des Atemzentrums (Atemdepression)
- Miosis (Engstellung der Pupille)
- Toleranz- und Suchtauslösung bei wiederholter Gabe bzw. Missbrauch

Periphere Wirkungen der Opioid-Analgetika

- Herabsetzung der Magen-Darm-Tätigkeit (Verstopfung)
- Miktionsstörungen, Harnverhalt
- Kontraktion der Gallenwege
- Blutdrucksenkung

Besonderes

Durch eine Kombination mit dem Opioid-Antagonisten Naloxon können die Nebenwirkungen und die Möglichkeiten des Missbrauchs reduziert werden.

7.3.2 Sehr starke und starke Opioid-Analgetika

Opioid-Analgetika mit Wirkstärken von über 1 bis 1.000 (bezogen auf Morphin) werden bei starken bis stärksten Schmerzzuständen eingesetzt. Morphin ist ein natürlicher Bestandteil des Opiums (getrockneter Milchsaft des Schlafmohns). Neben dem als natürliches Opiumalkaloid vorkommenden Morphin werden halbsynthetisch veränderte Derivate des Morphins und synthetisch hergestellte Opioide eingesetzt.

Pharmaka

- Morphin, z. B. MST 10–200®
- Levomethadon, z. B. L-Polamidon®
- Fentanyl, z. B. Actiq®, Durogesic®
- Piritramid, z. B. Dipidolor®
- Hydromorphon, z. B. Jurnista®
- Buprenorphin, z. B. Temgesic®
- Oxycodon + Naloxon, z. B. Targin®

Wirkungen

- starke Schmerzdämpfung
- beruhigende Wirkung
- Beseitigung von Angstgefühlen, Verbesserung der Stimmungslage

Indikationen

- stärkste Schmerzzustände, z. B. postoperative Schmerzen
- Patienten mit schweren Tumorschmerzen
- Infarkt, Lungenödem, Lungenembolie
- Ersatzmittel für Heroinsüchtige (Levomethadon, Buprenorphin)

Nebenwirkungen

- Atemdepression
- Erbrechen (klingt nach wiederholter Gabe ab)
- Euphorie und Suchtauslösung
- Bradykardie und Blutdrucksenkung
- Harnverhalt
- Obstipation (Verstopfung)

Durch den erhöhten Spannungszustand der glatten Muskulatur kommt es zur spastischen Verstopfung des gesamten Verdauungstrakts und zu einer Erhöhung des Blasensphinktertonus mit erschwerter Harnentleerung.

II Starke Opioide wegen Suchtgefahr nur bei schwersten Schmerzzuständen und auf BtM-Rezept. **II**

Kontraindikationen

- Lungenemphysem
- Asthma bronchiale
- Gallenkolik
- unter der Geburt

Vergiftungssymptome

- Miosis
- Koma
- Atemdepression

Bei Morphinvergiftungen wird als Gegenmittel Naloxon (Naloxon ratiopharm®) gegeben.

Besonderes

- Morphin → Wirkung ist durch Dosiserhöhung praktisch unbegrenzt steigerbar
- Buprenorphin → partieller Antagonist an Opiatrezeptoren, dadurch besser verträglich, aber Ceiling-Effekt (oberhalb einer bestimmten Dosis nehmen nur die Nebenwirkungen, nicht jedoch der analgetische Effekt zu)
- Fentanyl → sehr starke (Wirkstärke 100), schnelle und kurze Wirkung, gut für Pflaster geeignet und als Stick (Lutschtablette am Stiel) für Durchbruchschmerzen
- L-Polamidon® → wirkt 4-mal stärker als Morphin, gut oral wirksam, häufig zur Substitution bei Süchtigen („Methadon-Programm") eingesetzt

7.3.3 Schwache Opioid-Analgetika

Opioid-Analgetika mit Wirkstärken von unter 1 (bezogen auf Morphin) werden bei mittelstarken Schmerzen und häufig in Kombination mit Nicht-Opioid-Analgetika eingesetzt. Codein und verwandte Substanzen sind zudem als Antitussiva im Handel.

Pharmaka

- Pethidin, z. B. Dolantin®
- Codein, z. B. in Titretta®, Gelonida®
- Tramadol, z. B. Tramal®
- Tilidin + Naloxon, z. B. Valoron® N
- Oxycodon + Naloxon, z. B. Targin®

Indikationen

- mittelstarke Schmerzen
- starke Schmerzen in Kombination mit Nichtopioiden
- Reizhusten (Codein)

Wirkungen

- wie starke Opioide, nur weniger ausgeprägt
- unterdrücken den Hustenreiz

Nebenwirkungen

Die Nebenwirkungen entsprechen in etwa denen der starken Opioide, da ihre Wirkung ebenfalls über die Besetzung der Opiatrezeptoren zustande kommt. Sie sind nur schwächer ausgeprägt.

Besonderes

- Dolantin® → 10 × schwächer als Morphin, aber schneller Wirkeintritt
- Codein → nur in Kombination mit Nicht-Opioid-Analgetika, wie z. B. Paracetamol (Gelonida®) (➤ Abb. 7.3)
- Tramadol, Kombinationspräparat mit Codein und Valoron® N retard (im Gegensatz zur Tropfenform) sind ausgenommene Zubereitungen und müssen nicht auf BTM-Rezept verordnet werden.

7.4 Einnahmehinweise

- bei akuten Schmerzen schnelle Wirkung bei nüchterner Einnahme flüssiger Arzneiformen z. B. Brausetabletten, Tropfen
- bei chronischen Schmerzen regelmäßige Einnahme um einen gleichbleibenden Wirkstoffspiegel zu gewährleisten, am besten retardierte Arzneiformen

- da viele Analgetika den Magen reizen Einnahme nach dem Essen günstig, Ausnahme magensaftresistente Tabletten immer vor dem Essen

❚❚ Ibuprofen stoppt ASS 100! Einnahme von ASS 100 immer vor Ibuprofen, nach 1 Stunde Abstand kann Ibuprofen gegeben werden. ❚❚

7.5 Wiederholungsfragen

1. Wie entsteht Schmerz und welche Schmerzqualitäten kann man unterscheiden? (➤ 7.1)
2. Welche Rolle spielen Prostaglandine bei der Entstehung des Schmerzes? (➤ 7.1.4)
3. Wo können Schmerzmittel in ihrer Wirkung angreifen? (➤ 7.1.4)
4. Wodurch unterscheiden sich nicht-opioide und opioide Analgetika in ihrer Wirkung? (➤ 7.2 und ➤ 7.3)
5. Für welche weitere Indikation wird ASS in geringer Dosierung eingesetzt? (➤ 7.2.1)
6. Welche weiteren Wirkungen haben nicht-opioide Analgetika, abgesehen von der Schmerzdämpfung? (➤ 7.2)
7. Wie wirkt Paracetamol und welche Indikationen ergeben sich daraus? (➤ 7.2.2)
8. Welche gravierende Nebenwirkung kann Paracetamol bei Überdosierung haben? (➤ 7.2.2)
9. Welchen Vorteil haben COX-II-Hemmer gegenüber NSAR? (➤ 7.2.5)
10. Wo liegt der Angriffspunkt der Opiate? (➤ 7.3)
11. Welche zentralen und welche peripheren Wirkungen haben Opioid-Analgetika, welche Wirkungen sind erwünscht; welche unerwünscht und warum? (➤ 7.3.1)
12. Welches nicht-opioide Analgetikum ist spasmolytisch wirksam? (➤ 7.2.3)
13. Warum müssen Patienten nach der Gabe von morphinhaltigen Schmerzmitteln immer überwacht werden? (➤ 7.3.2)
14. Bei welchen Schmerzen werden opioidhaltige Schmerzmittel eingesetzt? (➤ 7.3)

KAPITEL

8 Am vegetativen Nervensystem wirksame Pharmaka

8.1 Grundlagen

Das Nervensystem dient der Nachrichtenübermittlung. Es ist ebenso wie das hormonelle System ein wichtiges Koordinations- und Steuerorgan, die Prozesse laufen jedoch wesentlich schneller ab. Neben der anatomischen Unterteilung in ein zentrales und ein peripheres Nervensystem kann man auch nach funktionellen Gesichtspunkten in ein **willkürliches** und ein **unwillkürliches Nervensystem** (vegetatives Nervensystem) unterteilen.

Für die Pharmakologie besonders bedeutsam ist der unwillkürliche Teil des Nervensystems, da zahlreiche Arzneimittel über das vegetative Nervensystem wirken.

8.1.1 Willkürliches und unwillkürliches Nervensystem

Das willkürliche Nervensystem dient der bewussten Wahrnehmung und der willkürlichen Muskelbewegung. Das **vegetative** (unwillkürliche) Nervensystem beeinflusst die glatte Muskulatur der inneren Organe und Gefäße sowie Herz und Drüsen.

Willkürliches Nervensystem (Sensorik und Motorik)

Der **sensorische** Teil des Nervensystems ist für die Weiterleitung von bewussten Empfindungen oder Sinneseindrücken zuständig (Temperatur, Schmerz). Informationen, die den Organismus in verschiedener Form erreichen, werden aufgenommen, weitergeleitet und zentral verarbeitet.

Der **motorische** Teil des Nervensystems ist für die Willkürmotorik zuständig. Mithilfe der quer gestreiften Skelettmuskulatur werden bewusst Kontraktionen und Bewegungsabläufe durchgeführt.

Das willkürliche System dient der Aufnahme, Weiterleitung und Verarbeitung von Reizen und der bewussten Steuerung der Willkürmotorik.

Vegetatives Nervensystem

Das **vegetative** (unwillkürliche) Nervensystem steuert die Funktionen der Organe, es unterliegt nicht dem Willen. Man unterscheidet im vegetativen Nervensystem aufgrund gegensätzlicher Funktionen **Sympathikus** und **Parasympathikus.** Diese Systeme halten sich im Gleichgewicht (> Abb. 8.1).

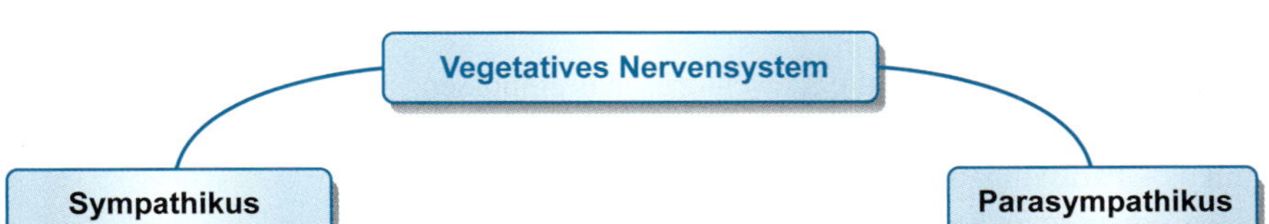

Abb. 8.1 Sympathikus und Parasympathikus sind Gegenspieler. [L157]

Tab. 8.1 Organwirkungen nach Erregung des Sympathikus bzw. des Parasympathikus.

Organ	Sympathikus	Parasympathikus
Herz		
Frequenz	Erhöhung	Erniedrigung
Kontraktionskraft	Erhöhung	Erniedrigung
Blutgefäße		
Koronargefäße	Erweiterung	–
Hautgefäße	Verengung	Erweiterung
Muskelgefäße	Erweiterung	–
Eingeweidegefäße	Verengung	–
Lunge		
Bronchien	Erweiterung	Verengung
Magen-Darm-Kanal		
Peristaltik	Abschwächung	Verstärkung
Schließmuskulatur	Kontraktion	Erschlaffung
Gallenblase	Erschlaffung	Kontraktion
Harnblase		
Schließmuskel	Kontraktion	Erschlaffung
Pupille	Erweiterung	Verengung

Der Parasympathikus dämpft die Leistungsbereitschaft, er senkt Arbeit und Stoffverbrauch. Dadurch dient er der Erholung und Wiederherstellung des Organismus. Der Sympathikus verbessert die Fähigkeit zur Arbeitsleistung. Er sorgt für die Entfaltung aktueller Energie und steigert Arbeit und Stoffverbrauch (➤ Tab. 8.1).

8.1.2 Neurotransmitter des vegetativen Nervensystems

Die Informationsübertragung zwischen zwei Nervenzellen erfolgt an einer sog. **Synapse.** Die Erregungsübertragung an der Synapse erfolgt auf chemischem Wege mittels spezieller Überträgerstoffe **(Neurotransmitter).**

Der im Nerv fortgeleitete, elektrische Impuls trifft auf die am Nervenende gespeicherten Überträgerstoffe, die dann in den Spaltraum abgegeben werden, sich am anderen Ende an Rezeptoren anlagern und eine entsprechende Reaktion auslösen (z. B. Muskelkontraktion) (➤ Abb. 8.2). Die Erregungsübertragung an der Synapse kann durch Arzneimittel in vielfältiger Weise beeinflusst werden.

❚❚ Die Erregungsübertragung an der Synapse erfolgt auf chemischem Wege mittels spezieller Überträgerstoffe, den Neurotransmittern. ❚❚

Acetylcholin

Acetylcholin gehört zu den wichtigsten chemischen Überträgerstoffen im Organismus, vor allem im Bereich des **vegetativen** Nervensystems. Acetylcholin sorgt an folgenden Stellen für die Erregungsübertragung (➤ Abb. 8.2):

- Synapsen des Parasympathikus mit muscarinergen Rezeptoren
- Synapsen an der muskulären Endplatte (neuromuskuläre Synapse) mit nicotinergen Rezeptoren (Steuerung der Motorik)
- Fasern des Sympathikus, die die Schweißdrüsen beeinflussen
- Ganglien (Nervenknoten) des vegetativen Nervensystems mit nicotinergen Rezeptoren (Sympathikus + Parasympathikus)
- einigen Synapsen im zentralen Nervensystem

❚❚ Acetylcholin ist der Überträgerstoff an allen motorischen Endplatten, der Ganglien, des Parasympathikus und im ZNS. ❚❚

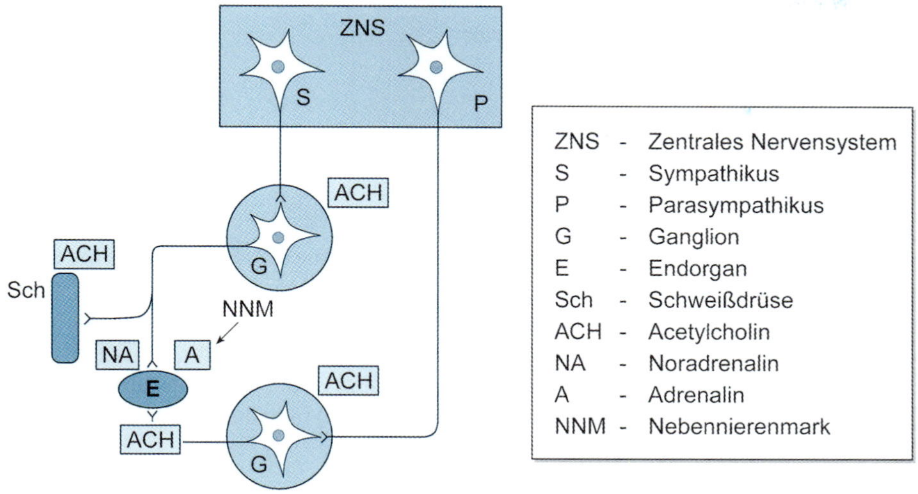

Abb. 8.2 Impulsübertragung im vegetativen Nervensystem. [L157]

Noradrenalin

Noradrenalin dient der Informationsübertragung an (➤ Abb. 8.2):

- den Endsynapsen des Sympathikus,
- einigen Synapsen im zentralen Nervensystem.

Ausgenommen von dieser Regel sind Schweißdrüsen und einige Muskelgefäße, die postganglionär Acetylcholin als Überträgersubstanz haben.

Noradrenalin ist der Überträgerstoff des Sympathikus.

Andere Neurotransmitter

Neben den beiden o. g. für das vegetative Nervensystem wichtigsten Neurotransmittern gibt es noch eine Reihe weiterer Überträgersubstanzen mit unterschiedlichen Angriffsorten:

- **Adrenalin.** Kommt neben Noradrenalin am Sympathikus und vereinzelt im Bereich des Zentralnervensystems vor; ist beteiligt an der Regulation des Blutdrucks
- **Dopamin.** Kommt hauptsächlich an den Synapsen im Bereich des ZNS (Basalganglien, limbisches System, Hypothalamus) aber auch peripher vor; ist u. a. beteiligt an der Willkürmotorik und der Hypophysenfunktion
- **Serotonin.** Kommt hauptsächlich im Bereich des Hirnstamms und Magen-Darm-Trakts vor; ist beteiligt u. a. an Schlaf-Wach-Rhythmus und Regulation der Körpertemperatur
- **Gamma-Amino-Buttersäure (GABA).** Wichtigster hemmender Neurotransmitter im Bereich des ZNS (zentral dämpfend)
- **Glutaminsäure.** Wichtigster erregender Neurotransmitter im Bereich des ZNS; ist beteiligt an Lern- und Gedächtnisvorgängen (zentral erregend)
- **Seltenere Transmitter.** Asparaginsäure, Glycin, Histamin

8.2 Am Parasympathikus wirksame Pharmaka

Der Parasympathikus ist der für die Erholung zuständige Teil des vegetativen Nervensystems. Er dient der Regeneration und dem Aufbau körperlicher Leistungsreserven und fördert die Verdauung.

8

Der Parasympathikus bewirkt

- Verlangsamung von Herz- und Atemfrequenz
- Verengung der Pupillen (Miosis)
- Verstärkung der Magen-Darm-Motilität
- Anregung des Stuhlgangs und der Blasenentleerung

Erregungsübertragung an der Synapse

In den Nervenendigungen des Parasympathikus finden sich kleine Bläschen (Vesikel), die eine bestimmte Menge **Acetylcholin** (ACH) in sich tragen. Wenn ein elektrischer Impuls das Nervenende (Synapse) erreicht, werden die Acetylcholin enthaltenden Vesikel in den synaptischen Spalt entleert. Freies Acetylcholin bindet sich an den auf der Gegenseite befindlichen Rezeptor. Ein Teil wird durch die **Cholinesterase** inaktiviert. Das durch die Cholinesterase in Cholin und Essigsäure zerlegte Acetylcholin wird wieder in das Nervenende aufgenommen und dort resynthetisiert (➤ Abb. 8.3).

Pharmakologische Angriffsorte

An vielen Stellen der Erregungsübertragung sind mittels Pharmaka Eingriffe in den natürlichen Mechanismus möglich.

Verstärkung der parasympathischen Wirkungen

- Stimulation des Rezeptors (direkte parasympathomimetische Wirkung)
- Hemmung der Cholinesterase (bewirkt eine erhöhte Konzentration von Acetylcholin im synaptischen Spalt, indirekte parasympathomimetische Wirkung)

Abschwächung der parasympathischen Wirkungen

Hemmung des Rezeptors (parasympatholytische Wirkung).

8.2.1 Direkte Parasympathomimetika

Direkte Parasympathomimetika ähneln chemisch dem Acetylcholin. Sie besetzen die Acethylcholin-Rezeptoren und stimulieren diese (➤ Abb. 8.4).

Pharmaka

- Pilocarpin, z. B. Salagen®, Pilomann®

Indikationen

- Speicheldrüsenunterfunktion
- Glaukomtherapie (Grüner Star)

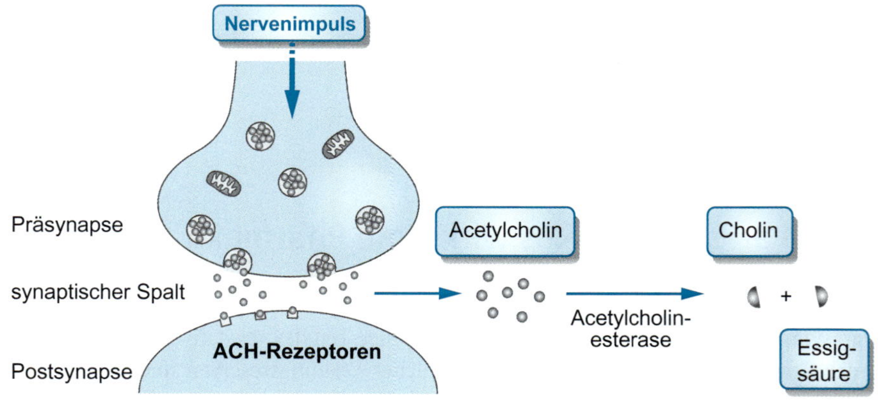

Abb. 8.3 Erregungsübertragung am Parasympathikus. [L157]

8

Wirkungen

- Erregung muscarinerger Acetylcholin-Rezeptoren
- Verstärkung der physiologischen Acetylcholin-Wirkung
- Glaukom: durch Engstellen der Pupillen kommt es zu verbessertem Abfluss des Augenkammerwassers und damit zur Druckentlastung der Augenkammer.

Nebenwirkungen (cholinartig)

- verstärkter Speichelfluss
- Durchfall, Erbrechen, Übelkeit
- Bronchokonstriktion

Kontraindikationen

- Bradykardie, Hypotonie, Herzinsuffizienz
- Asthma bronchiale (Verstärkung der Bronchospastik, auch nach Augentropfen)
- Hyperthyreose
- Ulcus ventriculi

Besonderes

Die Nebenwirkungen der direkten Parasympathomimetika werden durch Atropin abgeschwächt bzw. aufgehoben.

II Direkte Parasympathomimetika imitieren durch chemische Ähnlichkeit am Rezeptor die Wirkungen des Acetylcholins. **II**

8.2.2 Indirekte Parasympathomimetika

Indirekte Parasympathomimetika hemmen das Enzym Cholinesterase (Cholinesterasehemmer). Dadurch verzögern oder verhindern sie den Abbau des Acetylcholins und verstärken dessen Wirkung (➤ Abb. 8.3).

Pharmaka

- Pyridostigmin, z. B. Mestinon®
- Neostigmin, z. B. Neostig®
- Distigminbromid, z. B. Ubretid®
- Physostigmin, z. B. Anticholium®

Indikationen

- Myasthenia gravis (Muskelschwäche)
- Vergiftung mit Atropin und trizyklischen Antidepressiva (Anticholium®)
- Antagonisierung der Wirkung nicht depolarisierender Muskelrelaxanzien (Neostig®)
- Miktionsstörungen (Ubretid®)

Wirkung

Reversible Acetylcholinesterase-Hemmung. Physostigmin ist, im Gegensatz zu den anderen Medikamenten, ZNS-gängig und wirkt dort bei Atropinvergiftungen.

Nebenwirkung

Wie direkte Parasympathomimetika.

Kontraindikationen

- Asthma bronchiale
- Herzinsuffizienz, Myokardinfarkt
- Bradykardie
- Darmverschlüsse (Ileus), Ulkusleiden

8

Indirekte Parasympathomimetika hemmen die Cholinesterase und damit den Abbau des Acetylcholins und verstärken so dessen Wirkung.

8.2.3 Parasympatholytika

Parasympatholytika verdrängen das Acetylcholin vom Rezeptor. Dadurch heben sie dessen Wirkung auf. Die Verdrängung erfolgt kompetitiv und ist demnach von der Dosis abhängig (➤ Abb. 8.3).

Pharmaka

- Atropin, z. B. Dysurgal®
- Tropicamid, z. B. Mydriatikum Stulln® Augentropfen
- Scopolamin, z. B. Scopoderm® TTS
- Butylscopolamin, z. B. Buscopan®

Indikationen

- Pupillenerweiterung zwecks Augenspiegelung (Atropin, Tropicamid)
- Spasmen im Magen-Darm-Trakt (Buscopan®)
- OP-Prämedikation (Atropin)
- Bradykardie (Atropin)
- Reiseübelkeit (Scopoderm® TTS)
- Antidot bei Vergiftung mit Acetylcholinesterasehemmern (Atropin)

Wirkung

Kompetitive Verdrängung des Acetylcholins vom Rezeptor (➤ Abb. 8.3).

Nebenwirkungen

- Mundtrockenheit
- Hautrötung
- Erhöhung des Augeninnendrucks
- Tachykardie
- Miktionsbeschwerden, Darmatonie
- Akkommodationsbeschwerden

Kontraindikationen

- Glaukom
- Pylorusstenose, Darmstenosen
- Hyperthyreose
- Tachykardie (Tachyarrhythmie)
- Prostatavergrößerung mit vermehrter Restharnbildung

Besonderes

Die **Atropinvergiftung** ist durch die folgenden Symptome gekennzeichnet:

- Hautrötung
- Mydriasis (Pupillenerweiterung)
- Tachykardie
- Mundtrockenheit
- zentralnervöse Symptome (Erregungszustände, Halluzinationen)

Vergiftungen mit der Tollkirsche (Atropa belladonna) werden durch den hohen Gehalt an Atropin verursacht.

Beeinflussung des Parasympathikus

Stimulierende Substanzen		Blockierende Substanzen
Direkte Parasympathomimetika	**Indirekte Parasympathomimetika**	**Parasympatholytika**
Wirkmechanismus		
direkte Stimulation der Acetylcholin-Rezeptoren	Hemmung der Cholinesterase, dadurch Verzögerung des Acetylcholin-Abbaus	Verdrängung des Acetylcholins vom Rezeptor
Haupteffekt		
Verstärkung der Acetylcholin-Wirkung	verstärkte und verlängerte Acetylcholin-Wirkung	Abschwächung der Acetylcholin-Wirkung
Indikationsbeispiele		
Glaukom	Myasthenia gravis Darmatonie	Pupillenerweiterung Spasmen im Magen-Darm-Trakt Bradykardie
Substanzbeispiele		
Pilocarpin	Neostigmin Distigmin	Atropin Butylscopolamin

Abb. 8.4 Beeinflussung des Parasympathikus durch Arzneimittel. [L157]

8.3 Am Sympathikus wirksame Pharmaka

Der Sympathikus ist aktiviert bei erhöhter körperlicher Leistung, in Stress- oder Notfallsituationen. Bei Tieren spricht man vom sog. **„Fluchtnerv“**, weil durch den Sympathikus die Organe so beeinflusst werden, dass sie der Flucht dienlich sind. Der Stoffwechsel wird katabol (abbauend), um die benötigten Reserven des Körpers zu mobilisieren.

Wirkungen

- Blutdruckerhöhung
- Gefäßengstellung in Haut und Niere
- Pupillenerweiterung
- Dämpfung der Magen-Darm-Motilität
- Erschlaffung der Bronchialmuskulatur
- Erhöhung des Blutzuckerspiegels

Der Sympathikus wird im Tierreich auch als Fluchtnerv bezeichnet. Er mobilisiert die „Kraftreserven“ des Körpers.

Der Überträgerstoff des Sympathikus ist das **Noradrenalin.** Es wird überall im Bereich des Sympathikus und im Nebennierenmark gebildet. Das Noradrenalin befindet sich in den Vesikeln (kleine Speicherbläschen) und wird von dort nach einem Nervenreiz (elektrischer Impuls) in den synaptischen Spalt entleert. Noradrenalin bindet sich an Rezeptoren der nachfolgenden Zelle und löst dort erneut eine Erregung aus (➤ Abb. 8.5). 90 % des Noradrenalins werden danach wieder in die Vesikel der ersten Nervenzelle aufgenommen. Ein kleiner Teil diffundiert ab oder wird abgebaut. Ähnlich wie Noradrenalin wirkt das Stresshormon **Adrenalin** im Sympathikus.

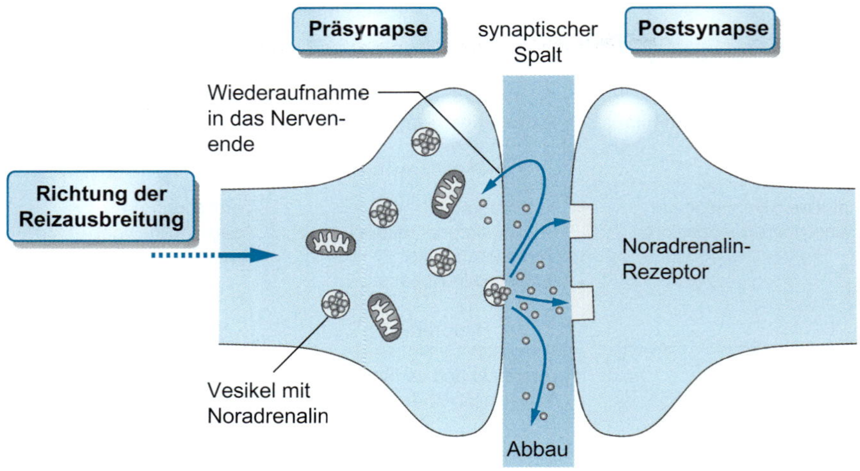

Abb. 8.5 Erregungsübertragung am Sympathikus. [L157]

Pharmakologische Angriffsorte

Pharmaka können an vielen Stellen in den physiologischen Ablauf eingreifen und auf diese Weise die Wirkungen des Noradrenalins verstärken oder abschwächen (➤ Abb. 8.7).

Verstärkung des Sympathikus

- Erregung der Rezeptoren durch chemische Ähnlichkeit mit Noradrenalin durch Noradrenalin-Agonisten (direkte Sympathomimetika)
- Freisetzung des Noradrenalins aus den Speichern (indirekte Sympathomimetika)
- Hemmung der Wiederaufnahme des Noradrenalins in das Nervenende (indirekte Sympathomimetika)

Abschwächung des Sympathikus

- Blockade der Noradrenalin-Rezeptoren durch Noradrenalin-Antagonisten (direkte Sympatholytika)
- Abschwächung des Sympathikus durch Eingriff in dessen Eigenregulation (Antisympathotonika)

8

Rezeptoren des Sympathikus

Die „adrenergen" Rezeptoren, die die Sympathikuseffekte vermitteln, lassen sich in α- und β-Rezeptoren und weiter in α_1-, α_2- bzw. β_1- und β_2-Rezeptoren unterteilen. Diese Rezeptoren vermitteln verschiedene Wirkungen aufgrund ihrer unterschiedlich starken Verteilung an den Erfolgsorganen des Sympathikus (➤ Abb. 8.6).

8.3.1 Direkte Sympathomimetika

Direkte Sympathomimetika ähneln chemisch dem Adrenalin und Noradrenalin. Sie erregen die sympathischen Rezeptoren direkt und verstärken die physiologische Sympathikuswirkung. Sie werden in α- und/oder β-Rezeptoren stimulierende Sympathomimetika unterteilt.

α- und β-Rezeptoren stimulierende Substanzen

Diese Sympathomimetika stimulieren sowohl α- als auch β-Rezeptoren. β-Rezeptoren finden sich in großer Zahl an Herz, Bronchien und Uterus, α-Rezeptoren vor allem an den Gefäßen.

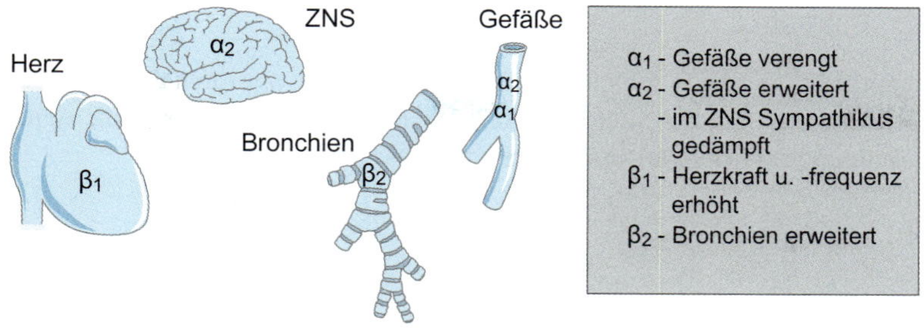

Abb. 8.6 Die Rezeptoren des Sympathikus befinden sich an verschiedenen Organen und vermitteln unterschiedliche Wirkungen. [L157]

Pharmaka

- Etilefrin, z. B. Effortil®
- Epinephrin (= Adrenalin), z. B. Suprarenin®
- Norepinephrin (= Noradrenalin), z. B. Arterenol®

Indikationen

- Kreislaufschock durch Vasodilatation (Noradrenalin)
- Hypotonie (Etilefrin)
- Anaphylaktischer Schock (Adrenalin)
- Herzstillstand (Adrenalin)
- Zusatz zu Lokalanästhetika zur Gefäßverengung (Adrenalin)

II Beim Herz-Kreislauf-Stillstand ist Adrenalin (= Epinephrin) zur Stimulation der α-und β-Rezeptoren Medikament der ersten Wahl. **II**

Wirkungen

- Bronchodilatation (Erweiterung der Bronchien)
- Zunahme der Herzfrequenz und Kontraktionskraft
- Erhöhung des peripheren Widerstands (Noradrenalin, Adrenalin in hoher Dosierung)
- Mydriasis
- Erhöhung des Blutzuckers und der freien Fettsäuren

Nebenwirkungen

- gesteigerter O_2-Verbrauch des Herzens
- Angina-pectoris-Anfälle (Adrenalin)
- Hyperglykämieneigung (Adrenalin)
- reflektorische Bradykardie (Noradrenalin)

Kontraindikationen

- Lokalanästhesie an den Akren (Gangrängefahr)
- Koronarsklerose
- Hyperthyreose
- Phäochromozytom (Katecholamin produzierender Tumor des Nebennierenmarks)
- Prostatahypertrophie
- Diabetes mellitus

Besonderes

Adrenalin reagiert mit α- und β-Rezeptoren, Noradrenalin überwiegend mit den α-Rezeptoren.

II Adrenalin ist ein Medikament der Notfalltherapie. **II**

α-Sympathomimetika

α-Sympathomimetika erregen vorwiegend α-Rezeptoren. α-Rezeptoren finden sich in großer Zahl am Gefäßsystem und führen bei Erregung zur Engstellung der Gefäße. Sie eignen sich bei lokaler Anwendung zur Schleimhautabschwellung.

Pharmaka

- Oxymetazolin, z. B. Nasivin®
- Xylometazolin, z. B. Otriven®, Olynth®
- Tetryzolin, z. B. Yxin® Augentropfen
- Phenylephrin, z. B. Neosynephrin® POS-Augentropfen

Indikationen

- Abschwellung der Nasenschleimhaut
- Konjunktivitis

Wirkungen

Durch Erregung der postsynaptischen α-Rezeptoren (α_1):

- Vasokonstriktion der Schleimhäute
- Abschwellung

Nebenwirkungen

- Austrocknung der Nasenschleimhaut (Arzneimittelrhinitis)
- systemische Nebenwirkungen (Herzklopfen, Angina pectoris, Rhythmusstörungen)
- Atemstörung bei Säuglingen (Dosierung beachten!)

II Hauptwirkung der α-Sympathomimetika ist die Gefäßengstellung und Schleimhautabschwellung. **II**

Kontraindikationen

- Glaukom
- Rhinitis sicca („trockener Schnupfen")

8

β-Sympathomimetika

β-Sympathomimetika erregen vorwiegend β-Rezeptoren. Diese finden sich vor allem an Herz (vorwiegend β_1-Rezeptoren), Bronchien und Uterus (vor allem β_2-Rezeptoren).

β_2-Rezeptor-stimulierende Pharmaka werden vor allem zur Bronchienerweiterung beim Asthma bronchiale eingesetzt.

Pharmaka mit überwiegender β_2-Stimulation

- Salbutamol, z. B. Sultanol®
- Fenoterol, z. B. Berotec®, Partusisten®, in Berodual®
- Reproterol, z. B. Bronchospasmin®
- Clenbuterol, z. B. Spiropent®
- Formoterol, z. B. Foradil®

Pharmaka mit überwiegender β_1-Stimulation

Dobutamin, z. B. Dobutamin liquid®.

Indikationen für β_1-Sympathomimetika

- AV-Block, auf Atropin therapierefraktäre Bradykardie (Orciprenalin)
- Verbesserung der Herzauswurfleistung (Dobutamin)

Indikationen für β_2-Sympathomimetika

- Asthma bronchiale (z. B. Salbutamol, Reproterol, Formoterol)
- akute Atemnot
- Wehenhemmung (Fenoterol)

Wirkung

Direkte Stimulation der postsynaptischen β-Rezeptoren.

II Die β-Sympathomimetika mit überwiegender β_2-Wirkung werden vor allem in der Therapie des Asthma bronchiale eingesetzt. **II**

Nebenwirkungen

- Tachykardie (Mitreaktion der β_1-Rezeptoren)
- Steigerung des O_2-Verbrauchs des Herzens
- Blutzuckeranstieg

Kontraindikationen

- Hyperthyreose
- Herzinsuffizienz
- Glaukom
- Tachykardie

Besonderes

Wehenhemmende Mittel dürfen nur gegeben werden, wenn bei Mutter und Kind in der elektrokardiografischen Überwachung keine Komplikationen (z. B. Tachykardie) zu erkennen sind. Durch die glukosemobilisierende Wirkung muss bei Diabetes-Patienten an die Entwicklung einer hyperglykämischen Ketoazidose gedacht werden.

In der Therapie des Asthma bronchiale werden β_2-Sympathomimetika in kurz wirksame (z. B. Salbutamol, Fenoterol, Wirkdauer 4–6 Stunden) und lang wirkende (z. B. Formoterol, Wirkdauer etwa 8–12 Stunden) unterteilt. Kurzwirksame Bronchodilatatoren werden bei Atemnot im Bedarfsfall als Dosieraerosol verwendet, um schnell an den Ort der Anwendung zu gelangen und systemische Nebenwirkungen zu vermeiden.

8.3.2 Indirekte Sympathomimetika

8

Indirekte Sympathomimetika bewirken eine vermehrte Freisetzung von Noradrenalin aus den Speichervesikeln und hemmen die Wiederaufnahme des Noradrenalins. Die Noradrenalinkonzentration im synaptischen Spalt bzw. an den Rezeptoren wird erhöht und die Wirkung des Sympathikus verstärkt.

Pharmaka

- Ephedrin, z. B. Wick MediNait®
- Pseudoephedrin, z. B. Reactine duo®, Aspirin Complex®

Indikationen

- Schleimhautabschwellung und Bronchienerweiterung bei Allergie oder grippalem Infekt
- bei Übergewicht als Appetitzügler

Wirkungen

- Verdrängung des Noradrenalins aus den Vesikeln
- Hemmung der Wiederaufnahme von Noradrenalin aus dem Spaltraum

Nebenwirkungen
- Schlafstörungen
- Unruhe
- Tachyphylaxie

Kontraindikationen
- Glaukom
- Hyperthyreose
- Hypertonie
- Tachykardie

Besonderes
Indirekte Sympathomimetika unterliegen dem Phänomen der Tachyphylaxie.

8.3.3 Direkte Sympatholytika

Sympatholytika blockieren die Rezeptoren des Sympathikus und schwächen die Sympathikuswirkung ab oder heben sie auf. Entsprechend den beiden Rezeptortypen gibt es:
- α-Rezeptorenblocker
- β-Rezeptorenblocker

α-Blocker

α_1-Blocker blockieren die postsynaptischen α-Rezeptoren und heben damit die Wirkung von Noradrenalin auf oder schwächen sie ab. Die Blockade der α-Rezeptoren führt zu einer Gefäßerweiterung. Phenoxybenzamin wirkt auf α_1 und auf α_2-Rezeptoren und ist deshalb nicht so stark gefäßerweiternd.

Pharmaka
- Phenoxybenzamin, z. B. Dibenzyran®
- Doxazosin, z. B. Cardular® PP
- Urapidil, z. B. Ebrantil®

Indikationen
- periphere Durchblutungsstörungen wie Morbus Raynaud
- Hypertonie
- benigne Prostatavergrößerung
- Phenoxybenzamin, z. B. Dibenzyran® bei neurogenen Blasenstörungen

Wirkungen
- Blockierung der postsynaptischen α-Rezeptoren
- kompetitive Verdrängung des Transmitters vom Rezeptor

Nebenwirkungen
- Magen-Darm-Beschwerden (Erbrechen, Diarrhö)
- orthostatische Dysregulationen, Kreislaufkollaps
- Arrythmien

Kontraindikationen
- Ulcus ventriculi
- Ulcus duodeni
- Koronarinsuffizienz

❚❚ α-Blocker eignen sich zur Gefäßerweiterung im peripheren Gefäßsystem und senken den Blutdruck. ❚❚

β-Blocker

β-Blocker blockieren β-Rezeptoren und heben deren Wirkung auf oder schwächen sie ab. Von hoher therapeutischer Bedeutung ist die Blockierung der β_1-Rezeptoren am Herzen. β-Blocker senken den O_2-Verbrauch des Herzens und den Blutdruck.

Die Blockade der β_2-Rezeptoren am Bronchialsystem ist wegen der Bronchokonstriktion ein meist unerwünschter Nebeneffekt. Deshalb werden selektive β_1-Blocker bevorzugt.

❚❚ Weniger Nebenwirkungen und Wechselwirkungen bei kardioselektiven β-Blockern, da bevorzugt am Rezeptor β_1 wirksam. ❚❚

Pharmaka

- Bisoprolol, z. B. Concor®, vorwiegend β_1
- Metoprolol, z. B. Beloc® ZOK, vorwiegend β_1
- Atenolol, z. B. Tenormin®, vorwiegend β_1
- Propranolol, z. B. Obsidan®
- Pindolol, z. B. Visken®
- Timolol, z. B. Tim-Ophtal® Augentropfen
- Sotalol, z. B. Sotalex®

Indikationen

- Hypertonie
- supraventrikuläre Extrasystolen/Tachykardien
- Angina pectoris
- Reinfarktprophylaxe
- Herzinsuffizienz
- Glaukom (lokal)
- Migräneprophylaxe

❚❚ β-Blocker senken Herzfrequenz und Blutdruck. ❚❚

Wirkung

- kompetitive Rezeptorenblockade an der postsynaptischen Membran
- Verdrängung der Katecholamine

Nebenwirkungen

- Bradykardie
- Bronchospasmen (β-Blockade am Bronchialsystem)
- Arrhythmien
- Kopfschmerzen
- Potenzstörungen
- Müdigkeit, Antriebslosigkeit

Kontraindikationen

- Asthma bronchiale
- AV-Block
- Bradykardie
- Schwangerschaft (erhöhte Wehentätigkeit)
- Verminderung der Schilddrüsenfunktion (Hypothyreose)

❚❚ Bei Asthma bronchiale wegen der bronchienverengenden Wirkung keine β-Blocker. ❚❚

Besonderes

Vorsicht bei der Verabreichung von β-Blockern ist bei Diabetikern geboten. Sollte es zu einer Hypoglykämie kommen, werden die Hinweise des Körpers durch den β-Blocker verschleiert (z. B. Herzrasen, Schwitzen).

8.3.4 Indirekte Sympatholytika (Antisympathotonika)

Antisympathotonika senken den Tonus des Sympathikus indirekt. Dabei wirken sie über die systemeigenen Rückkopplungsmechanismen des Sympathikus. Sie wirken als Agonisten an α_2-Rezeptoren. Diese befinden sich in einer übergeordneten Steuerregion des zentralen Nervensystems und präsynaptisch an den Gefäßen. Durch die Erregung von α_2-Rezeptoren wird der Tonus des Sympathikus gedämpft.

Pharmaka

- Clonidin, z. B. Cloni Stada®
- Moxonidin, z. B. Moxobeta®
- Methyldopa, z. B. Dopegyt®

Indikationen

- Hypertonie
- Entzugsyndrom (Clonidin)
- Glaukom (Clonidin)

Beeinflussung des Sympathikus

	Direkte Sympathomimetika	Indirekte Sympathomimetika	Sympatholytika	α_2-Agonisten
Wirkmechanismus	direkte Erregung der α- und β-Rezeptoren	vermehrte Freisetzung von Noradrenalin Hemmung der Wiederaufnahme von Noradrenalin in die Speicher	Blockade der α- und β-Rezeptoren	α_2- Stimulation im ZNS
Haupteffekt	α-Stimulation: Verengung der peripheren Gefäße β-Stimulation: • Erweiterung der Bronchien • Frequenz und Schlagkraftsteigerung am Herzen	allgemeine Wirkverstärkung des Sympathikus	α-Blockade: • Erweiterung der peripheren Gefäße β-Blockade: • Frequenz und Schlagkraftsenkung am Herzen • Blutdrucksenkung	indirekte Senkung des Sympathikus und so vor allem des Blutdrucks
Indikationsbeispiele	α-Stimulation: • Konjunktivitis • Rhinitis β-Stimulation: Asthma bronchiale	Schleimhautabschwellung	α-Blockade: • Bluthochdruck β-Blockade: • Bluthochdruck • Koronarinsuffizienz	Hypertonie
Substanzbeispiele	α-Sympathomimetika: • Tetryzolin • Oxymetazolin Sympathomimetika: • Fenoterol • Salbutamol	Ephedrin Pseudoephedrin	α-Blocker: • Doxazosin β-Blocker: • Metoprolol • Propranolol	• Clonidin • Methyldopa • Moxonidin

Abb. 8.7 Beeinflussung des Sympathikus durch Arzneimittel. [L157]

II Antisympathotonika verringern den Tonus des Sympathikus über Erregung von α_2-Rezeptoren und senken vor allem den Blutdruck. **II**

Wirkungen

- Senkung des Sympathikotonus durch Stimulation zentraler α_2-Rezeptoren
- Blutdrucksenkung

Nebenwirkungen

- orthostatische Dysregulationen
- Mundtrockenheit
- Müdigkeit, Kopfschmerzen, Schwindel
- Magen-Darm-Beschwerden
- Potenzstörungen, verminderte Libido

Kontraindikationen

- Depression
- Bradykardie
- AV-Überleitungsstörungen
- Leberfunktionsstörungen (Methyldopa)
- Niereninsuffizienz

Besonderes

Methyldopa, z. B. Dopegyt® ist zur Therapie der Schwangerschaftshypertonie geeignet.

8.4 Wiederholungsfragen

1. Wie heißen die Überträgerstoffe von Parasympathikus und Sympathikus? (➤ 8.1.2)
2. Welche Aufgaben hat ein Neurotransmitter? (➤ 8.1.2)
3. Über welche Rezeptoren werden die Wirkungen des Sympathikus auf das Herz vermittelt? (➤ 8.3.1)
4. Welche Wirkung hat der Parasympathikus auf das Herz? (➤ 8.1)
5. Welche Wirkungen hat der Parasympathikus am Magen-Darm-Trakt? (➤ 8.1)
6. Welche Wirkung haben Parasympatholytika? (➤ 8.2.3)
7. Welchen Wirkmechanismus haben die direkten Parasympathomimetika und wie wirken sie dadurch? (➤ 8.2.1)
8. Welchen Wirkmechanismus haben die indirekten Parasympathomimetika? (➤ 8.2.2)
9. In welche Substanzgruppe gehört das Atropin? (➤ 8.2.3)
10. Welche Wirkung hat das Atropin am Herzen? (➤ 8.2.3)
11. Welchen Effekt haben α-Sympathomimetika auf die Gefäße und für welche Indikationen kommen sie daher in Frage? (➤ 8.3.1)
12. Welchen Effekt haben β-Sympathomimetika am Herzen und an den Bronchien? (➤ 8.3.1)
13. Es gibt β-Sympathomimetika, die besonders am β_2- bzw. am β_1-Rezeptor wirksam sind. Welche typischen Indikationen kommen für solche Wirkstoffe in Frage? (➤ 8.3.1)
14. Wann werden β-Blocker eingesetzt? (➤ 8.3.3)
15. Weshalb dürfen bei Asthma oder schweren Lungenerkrankungen keine β-Blocker gegeben werden? (➤ 8.3.3)
16. Was sind Antisympathotonika? (➤ 8.3.4)

Tab. 8.2 Übungstabelle 1 Neurotransmitter und ihre Angriffssorte (➤ 8.1.2). Bitte ergänzen.

Neurotransmitter	Wirkort
	muskuläre Endplatte (neuromuskuläre Synapse) Synapsen des Parasympathikus die Schweißdrüsen innervierenden sympathischen Fasern ganglionäre Neuronen des Sympathikus, ZNS
Noradrenalin	
	ZNS (Basalganglien, limbisches System, Hypothalamus)
Serotonin	
Adrenalin	
	ZNS (hemmend)
	ZNS (zentral erregend)

Tab. 8.3 Übungstabelle 2 Arzneimittel im vegetativem Nervensystem (➤ 8.2 und ➤ 8.3). Bitte ergänzen.

Wirkstoffgruppe	Wirkstoff	Indikation	Unerwünschte Wirkung
		Pupillenerweiterung	Puls beschleunigt (Tachykardie)
	Xylometazolin		trockene Nasenschleimhaut
β_2-Sympathomimetika		Asthma bronchiale	
	Doxazosin		Kreislaufprobleme
direkte Parasympathomimetika	Pilocarpin		
	Clonidin	Hypertonie	
	Adrenalin		Blutdruck erhöht
indirekte Sympathomimetika			Schlafstörungen
	Butylscopolamin		Augeninnendruck erhöht

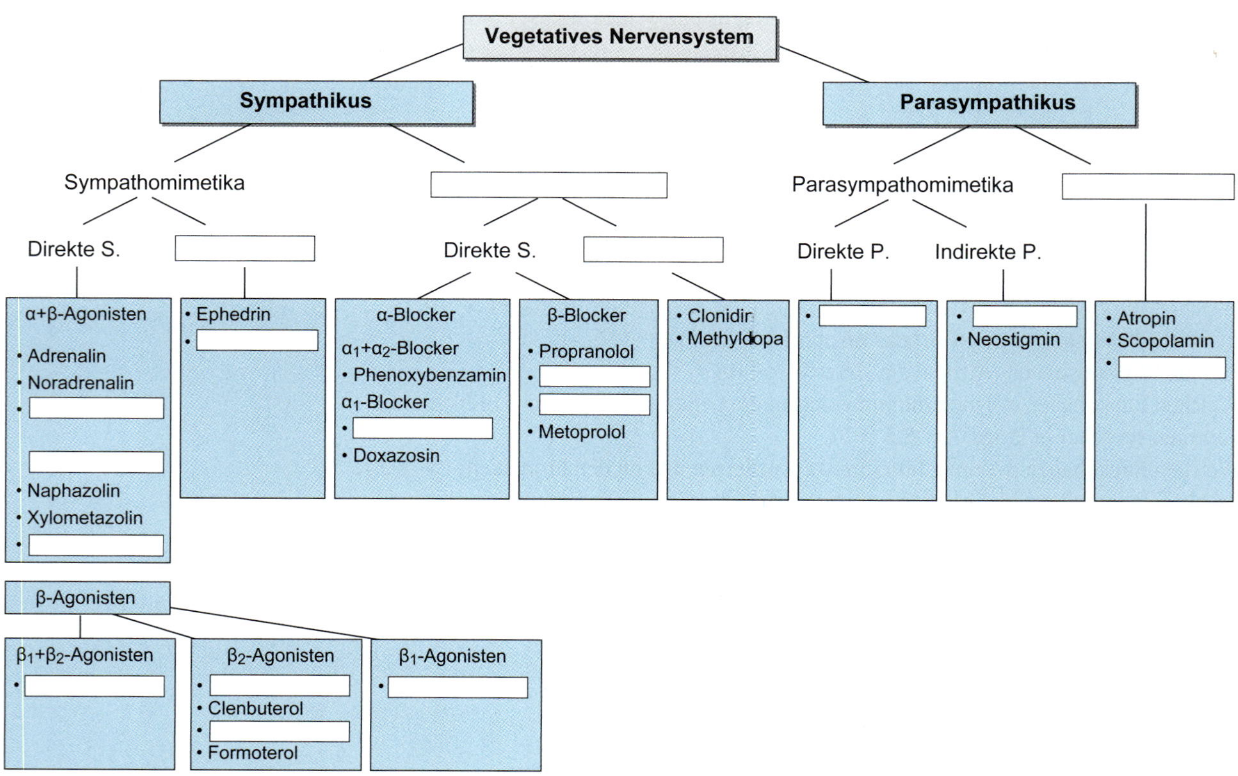

Abb. 8.8 Übersicht Wirkstoffe im vegetativen Nervensystem (➤ 8.2 und ➤ 8.3). Bitte ergänzen. [L157]

KAPITEL

9 Schlafmittel (Hypnotika)

Schlafmittel sind Medikamente zur Herbeiführung des Schlafes. Die Wirkstärke reicht, abhängig von Präparat und Dosierung, von leichter Beruhigung (Sedation) über Schlaf (Hypnose) bis hin zur Narkose.

Wirksamkeit

- niedrige Dosis – sedativ (beruhigend)
- mittlere Dosis – hypnotisch
- hohe Dosis – narkotisch

Wachen und Schlafen

Schlaf ist ein lebensnotwendiger Prozess, der dem Organismus zur Regeneration und zum Aufbau dient. Im Schlaf ist das Bewusstsein ausgeschaltet, äußere Reize werden nicht oder sehr viel unempfindlicher wahrgenommen. Der Mensch ist erweckbar und besitzt weiterhin Schutzreflexe. Im Gegensatz dazu ist ein narkotisierter Patient nicht erweckbar und hat keine Schutzreflexe. Der Schlaf-Wach-Rhythmus stellt einen physiologischen rhythmischen Ablauf dar, der durch äußere Einflüsse, wie Helligkeit/Dunkelheit und Arbeitsaktivität, im 24-Stunden-Rhythmus beeinflusst wird.

II Schlaf als lebensnotwendiges Primärbedürfnis dient dem Organismus zur Regeneration. **II**

Der Schlafrhythmus ist geprägt von REM-Phasen (erhöhte Hirnaktivität) und orthodoxen Phasen (niedrige Hirnaktivität). Die REM-Phasen, in denen sich die Augen schnell hin und her bewegen (**r**apid-**e**ye-**m**ovement), machen ca. 25–30 % des Schlafs aus. Sie werden als Phasen erhöhter Stoffwechselaktivität gedeutet. Hypnotika verkürzen die v. a. für die geistige Regeneration wichtigen REM-Phasen.

Schlafstörungen

Schlafstörungen sind für den Betreffenden quälend, da der Körper keine ausreichende Zeit zur Regeneration hat. Folge sind Müdigkeit, Unlust, Unkonzentriertheit, Aggressivität und nachlassende Leistungsfähigkeit.

Beispiele für Ursachen von Schlafstörungen

- psychische Belastungen, z. B. Überforderung im Beruf, Ehekonflikte
- organische Erkrankungen, z. B. Hirntumoren, Schmerzen
- ungesunde Lebensweise, z. B. Schichtarbeit, Reizüberflutung, Einnahme erregender Stoffe, spätes Essen

II Häufigste Ursache von Schlafstörungen sind psychische Probleme. **II**

Arten von Schlafstörungen

- Einschlafstörungen
- Durchschlafstörungen
- Früherwachen
- Weitere Schlafstörungen, z. B. Albträume, Schlafwandeln

Wirkung der Schlafmittel

Hypnotika greifen in Großhirn und Schlafzentrum an und verstärken die Wirkung von hemmenden Neurotransmittern. Viele Hypnotika verändern das Schlafprofil. Vor allem REM-Phasen oder Tiefschlafphasen werden verringert.

II Schlafmittel nicht routinemäßig und über längere Zeit einnehmen. **II**

Indikationen für Schlafmittel

Nicht jede Schlafstörung ist behandlungsbedürftig. Vor Einsatz eines Medikaments müssen die auslösenden Ursachen behandelt bzw. beseitigt werden. Erst dann kann ein Schlafmittel zeitlich begrenzt verordnet werden.
Typische Indikationen für den vorübergehenden Einsatz von Schlafmitteln sind:
- starke psychisch-seelische Belastungen (Todesfälle, Scheidung)
- mangelnder regelmäßiger Schlaf-Wach-Rhythmus (Schichtarbeit)
- organische Erkrankungen mit starken Schmerzen

Vor der Einnahme von Schlafmitteln sollte geklärt werden, ob es sich um Ein- oder Durchschlafstörungen handelt. Ist die Wirkdauer kurz (z. B. Halcion®), sind die entsprechenden Wirkstoffe für Durchschlafstörungen ungeeignet. Es kann dann zum Erwachen in der Nacht kommen, wenn die Wirkung nachlässt. Mittel der Wahl sind mittellang wirksame Hypnotika (z. B. Lendormin®), die bei Ein- und Durchschlafstörungen indiziert sind. Lang wirksame Hypnotika (z. B. Dalmadorm®) sind hingegen ungünstig als Einschlafhilfe, da die Wirkung noch am Morgen des folgenden Tages überhängt („hangover"). Sie werden daher eher als Tagestranquilizer, z. B. gegen Angst- und Spannungszustände, eingesetzt.

II Die Wirkdauer der Schlafmittel muss der Indikation entsprechen. **II**

9.1 Benzodiazepine

Benzodiazepine sind die derzeit am meisten verwendeten Schlafmittel. Sie haben eine ausgeprägt schlaffördernde Wirkung und haben die Barbiturate, vor allem wegen ihrer großen therapeutischen Breite und geringeren Nebenwirkungen, als Mittel der Wahl bei Schlafstörungen verdrängt. Barbiturate werden heute nur noch bei Epilepsie oder zur Narkoseeinleitung benutzt. Eine Narkose lässt sich mit Benzodiazepinen nicht erreichen.

II Benzodiazepine sind die derzeit am häufigsten verwendeten Schlafmittel. **II**

Pharmaka

Im Folgenden steht k für kurze (< 6 Std.), m für mittlere (6–24 Std.) und l für lange (> 24 Std.) Wirkdauer.
- Midazolam, z. B. Dormicum®, k
- Triazolam, z. B. Halcion®, k
- Oxazepam, z. B. Adumbran®, Praxiten®, m
- Bromazepam, z. B. Bromazep®, m
- Flunitrazepam, z. B. Rohypnol®, m
- Nitrazepam, z. B. Mogadan®, m
- Diazepam, z. B. Valium®, Diazepam ratio®, l
- Flurazepam, z. B. Dalmadorm®, l

Wirkungen

Indem Benzodiazepine den hemmenden Neurotransmitter GABA verstärken, dämpfen sie das limbische System und die Formatio reticularis und wirken so:
- sedierend (beruhigend)
- angst- und spannungslösend
- einschlaffördernd
- antikonvulsiv (gegen Krampfanfälle)
- muskelrelaxierend

Indikationen

- Einschlafstörungen, Durchschlafstörungen
- als Beruhigungsmittel bei psychischer Belastung
- Prämedikation bei Narkose oder diagnostischen Eingriffen (z. B. Gastroskopie)
- Epilepsie
- Muskelspasmen

Nebenwirkungen

- paradoxe Erregung
- psychische Abhängigkeit (Gewöhnung)
- Verminderung der Reaktionsfähigkeit
- muskelerschlaffende Wirkung und dadurch erhöhte Sturzgefahr
- Gedächtnislücken
- Atemdepression bei hoher Dosierung (Antidot = Flumazenil, Anexate®)

II Alkohol potenziert die Wirkung der Benzodiazepine. **II**

Kontraindikationen

- Myasthenia gravis (da verminderter Muskeltonus)
- schwere Leberschäden
- Stillzeit

II Benzodiazepine sind aufgrund ihrer großen therapeutischen Breite und der zuverlässigen Wirkung Mittel der Wahl bei Schlafstörungen. **II**

9.2 Z-Substanzen

9

Z-Substanzen sind eine Gruppe von Benzodiazepin-ähnlichen Schlafmitteln, die das Schlafprofil nur geringfügig beeinflussen und keine Nachwirkung (hangover) verursachen.

Pharmaka

- Zolpidem, z. B. Bikalm®, Stilnox®
- Zopiclon, z. B. Ximovan®

Wirkungen

Z-Substanzen sind GABA-Agonisten und haben einen ähnlichen Wirkmechanismus wie Benzodiazepine. Das Wirkprofil ist dem der Benzodiazepine sehr ähnlich:
- sedierend (beruhigend)
- einschlaffördernd

Indikation

Einschlafstörungen.

Nebenwirkungen
- Schwindel, Kopfschmerz
- Depressionen
- Metallgeschmack (Zopiclon)
- psychische Abhängigkeit (Gewöhnung)

Kontraindikationen
- Schwangerschaft und Stillzeit
- Kinder und Jugendliche

9.3 H_1-Antihistaminika

Antihistaminika werden eigentlich bei allergischen Erkrankungen eingesetzt. Als Nebenwirkung besitzen sie jedoch einen sedierenden Effekt. Ältere Wirkstoffe werden heute nicht mehr bei Allergien, sondern als Schlafmittel oder bei Übelkeit und Erbrechen eingesetzt. Diese Präparate sind rezeptfrei.

Pharmaka
- Diphenhydramin, z. B. Dormutil® N, Halbmond®
- Doxylamin, z. B. Gittalun®, Hoggar® night

Wirkungen
Durch Blockade zentraler H_1-Rezeptoren:
- sedierend (beruhigend) und einschlaffördernd
- antiemetisch
- antiallergisch

Indikationen
- Einschlafstörungen
- Übelkeit und Erbrechen

Nebenwirkungen
- Schwindel
- Magen-Darm-Beschwerden

Kontraindikationen
- Schwangerschaft und Stillzeit
- Blasenentleerungsstörungen
- Angina pectoris
- Glaukom

9.4 Clomethiazol

Clomethiazol (Distraneurin®) spielt bei der Entzugsbehandlung eine wichtige Rolle. Da es selbst ein hohes Suchtpotenzial aufweist, darf es nur bei schweren Schlafstörungen eingesetzt werden.

Pharmaka
Clomethiazol (Distraneurin®).

Indikationen

- Alkoholdelir (Delirium tremens) und Erregungszustände
- schwere Schlafstörungen

II Dämpfung von Erregungszuständen im Alkoholdelir: Distraneurin®. **II**

Wirkung

Zentrale Dämpfung.

Nebenwirkungen

- Atemdepression bis hin zur Atemlähmung
- Abfall des systolischen Blutdrucks
- Sucht

Kontraindikationen

- obstruktive Lungenerkrankung, z. B. Asthma bronchiale
- gleichzeitige Alkoholeinnahme

Besonderes

Clomethiazol sollte wegen Suchtgefahr nur kurzzeitig angewandt werden.

9.5 Chloralhydrat

Die sehr alte Substanz Chloralhydrat (seit 1869 im Handel) beeinflusst das Schlafprofil nur geringfügig und hat kein Abhängigkeitspotenzial. Da sie jedoch die Schleimhäute reizt und einen unangenehmen Geschmack hat, ist sie nicht sehr gebräuchlich.

Pharmaka

Chloralhydrat, z. B. Chloraldurat®.

Wirkungen

Chloralhydrat wird im Körper in seine Wirkform Trichlorethanol umgewandelt, welches zentral dämpfend wirkt.

Indikationen

- Sedierung bei Erregungszuständen
- Ein- und Durchschlafstörungen

Im Gegensatz zu den meisten anderen Schlafmitteln ist Chloralhydrat auch für Kinder geeignet.

Nebenwirkungen

- Magen-Darm-Beschwerden
- Verwirrtheit

Besonderes

Bei Anwendung von Chloralhydrat darf kein Alkohol getrunken werden, da die Wirkung überadditiv verstärkt wird und es außerdem zu einer Unverträglichkeit mit Blutdruckabfall, Gesichtsrötung und Herzrasen kommen kann.

9

9.6 Einnahmehinweise

- 30 Minuten vor dem Schlafen gehen
- Einnahme in aufrechter Position
- Vorsicht bei Nachdosierung in der Nacht: Überdosierungsgefahr und Hangover mit starker Müdigkeit am Morgen möglich

9.7 Wiederholungsfragen

1. Was ist der Unterschied zwischen Schlaf, Sedierung und Narkose? (Einleitung ➢ Kap. 9)
2. Welche Ursachen können Schlafstörungen haben? (Einleitung ➢ Kap. 9)
3. Wann können Schlafmittel indiziert sein? (Einleitung ➢ Kap. 9)
4. Zu welcher Substanzgruppe gehört das Valium®? (➢ 9.1)
5. Welches sind die derzeit am häufigsten verwendeten Schlafmittel? (➢ 9.1)
6. Welche anderen Anwendungsgebiete außer Schlafstörungen gibt es für Benzodiazepine? (➢ 9.1)
7. Welches ist die wichtigste Indikation für Distraneurin®? (➢ 9.4)
8. Welche Vorteile besitzen die sog. „Z-Substanzen" bei der Therapie von Schlafstörungen? (➢ 9.2)
9. Welche Schlafmittel sind rezeptfrei und welche Kontraindikationen sind zu beachten? (➢ 9.3)
10. Alkohol verstärkt die Wirkung aller Schlafmittel. Bei welchem sind die Effekte überadditiv? (➢ 9.5)
11. Welche Rolle spielt die Wirkdauer bei der Therapie mit Hypnotika? (Einleitung ➢ Kap. 9)
12. Was versteht man unter Schlafhygiene und welche eigenen Ideen haben Sie, Schlafstörungen ohne Medikamente zu behandeln?

KAPITEL

10 Psychopharmaka

Psychopharmaka sind Medikamente zur Behandlung von Gemütskrankheiten und Erkrankungen des psychiatrischen Formenkreises. Durch die Psychopharmaka wurden entscheidende Fortschritte in der Behandlung der Psychosen erreicht. Die Angriffsorte sind im Gehirn, wo Psychopharmaka spezifischen Einfluss auf bestimmte natürliche Überträgerstoffe (Neurotransmitter) haben.

Einteilung der Psychopharmaka

Es gibt mehrere Ansatzpunkte, nach denen die große Gruppe an Psychopharmaka eingeteilt werden kann. Am gängigsten ist eine Einteilung nach Substanzgruppen und Wirkprofilen (➤ Abb. 10.1):

- Neuroleptika (Antipsychotika)
- Tranquillanzien (Anxiolytika)
- Psychostimulanzien (Psychoanaleptika)
- Antidepressiva (Thymoleptika, Thymoanaleptika)

Die o. g. Gruppen besitzen ausgeprägte Wirkungen auf die Psyche. Je nach Stoffgruppe können Psychopharmaka wie folgt wirken:

- antriebsdämpfend bzw. sedierend
- stimmungsaufhellend
- antriebssteigernd (anregend)
- anxiolytisch (angstlösend)
- antipsychotisch

Im weiteren Sinne gehören auch Antidementiva (Arzneimttel gegen Demenz) zu den Psychopharmka.

10.1 Tranquillanzien

Tranquillanzien (Tranquilizer) sind Substanzen, die ausgleichend wirken. Sie sind dämpfend auf die Psyche und mindern so Ängste und Spannungen (anxiolytisch), die Patienten werden ruhiger und distanzierter. In therapeutischer Dosierung bewirken die Tranquilizer eine sog. „psychovegetative Entkopplung“, d. h. sie dämpfen psychische Einflüsse auf das vegetative Nervensystem. Das Erleben bzw. die Wahrnehmung bedrohlicher Situationen sowie auch das Schmerzerleben werden abgemildert. Die wichtigste Substanzgruppe sind die Benzodiazepine.

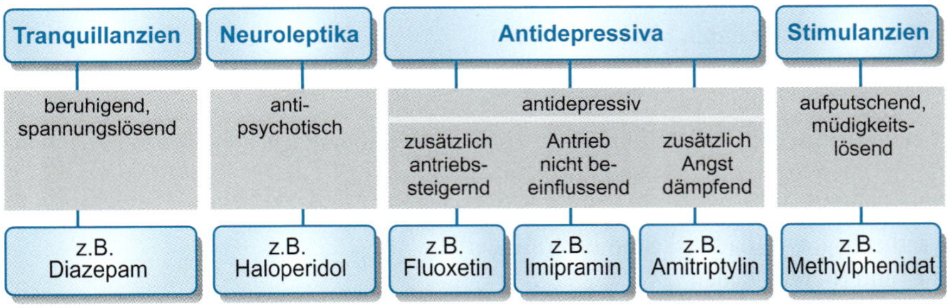

Abb. 10.1 Einteilung der Psychopharmaka. [L157]

10.1.1 Benzodiazepine

Die Benzodiazepine sind eine große Gruppe von Medikamenten, deren bekanntester Vertreter das Diazepam, auch bekannt als Valium® ist. Benzodiazepine besitzen eine große therapeutische Breite, bergen allerdings die Gefahr des Missbrauchs (psychische Abhängigkeit) bei chronischer Anwendung. Aus diesem Grund unterliegen bestimmte Dosierungen und Wirkstoffe dem BtM-Gesetz.

Pharmaka

- Diazepam, z. B. Diazepam ratio®
- Flunitrazepam, z. B. Rohypnol®
- Flurazepam, z. B. Dalmadorm®
- Nitrazepam, z. B. Mogadan®, Imeson®
- Midazolam, z. B. Dormicum®
- Triazolam, z. B. Halcion®
- Oxazepam, z. B. Adumbran®
- Lorazepam, z. B. Tavor®

Indikationen

- Angst- und Erregungszustände
- Schlafstörungen
- Narkosevorbereitung
- Muskelverspannungen
- Epilepsie (Clonazepam)

Benzodiazepine wirken angst- und spannungslösend.

Wirkungen

Verstärkung des Neurotransmitters GABA und damit Dämpfung von Formatio reticularis (Wach-Schlaf-Zentrum) und limbischem System (Gefühls- und Emotionsbereich). Dadurch sind sie:

- sedierend (beruhigend)
- angst- und spannungslösend
- ausgleichend (tranquilierend)
- schlaffördernd
- krampflösend (antikonvulsiv)
- muskelrelaxierend

Das limbische System liegt tief im Endhirn. Es beeinflusst das Wach-Schlaf-Verhalten und ist verantwortlich für die Steuerung von Emotionen, Motivation und Trieben. Benzodiazepine hemmen von dort stammende aktivierende Impulse.

Nebenwirkungen

- verminderte Leistungsfähigkeit und Konzentrationsstörungen
- psychische Abhängigkeit
- paradoxe Erregung (vor allem bei älteren Menschen)
- Appetitzunahme
- erhöhte Sturzgefahr durch Muskelrelaxation
- Wirkungsverstärkung von Alkohol und zentral wirksamen Pharmaka

Gefahr der psychischen, nicht aber der körperlichen Abhängigkeit bei Benzodiazepinen.

Kontraindikationen

- Myasthenia gravis (da Muskeltonus vermindert)
- Leber und Nierenschäden
- Alkoholgenuss
- vor und während der Geburt

Besonderes

Bei wiederholter Gabe besteht Kumulationsgefahr für die Benzodiazepine mit langer Halbwertszeit (z. B. Diazepam HWZ: ca. 30 Stunden, im Gegensatz zu Midazolam mit nur ca. 1 Stunde HWZ). Da große therapeutische Breite besteht, ist die Selbstmordrate gering. Eine Narkose ist durch Tranquillanzien nicht möglich. Psychotische Symptome werden durch Benzodiazepine nicht beeinflusst.

10.2 Neuroleptika

Neuroleptika sind antipsychotisch wirksame Medikamente. Ihr Hauptanwendungsgebiet sind **Psychosen** (z. B. Schizophrenie, Manie) und **Erregungszustände.** Ziel der Behandlung mit Neuroleptika ist es, die Patienten von ihren psychotischen Symptomen (z. B. Wahnvorstellungen, Halluzinationen) zu distanzieren und eine Krankheitseinsicht zu erreichen, die Grundlage einer weiteren Therapie ist. Man unterscheidet:

- klassische Neuroleptika
- atypische Neuroleptika

❚❚ Neuroleptika wirken antipsychotisch. Ihre klassische Indikation ist die Schizophrenie. ❚❚

10.2.1 Klassische Neuroleptika

Zu den klassischen Neuroleptika zählen Wirkstoffe, die schon längere Zeit im Handel sind und bei denen bereits jahrzehntelange Erfahrungen in der Behandlung schizophrener Patienten vorliegen. Die antipsychotische Wirkung der klassischen Neuroleptika umfasst vor allem die Beseitigung von auffälligen Symptomen wie Wahn, Halluzinationen, zerfahrenes Denken und psychomotorische Störungen (Plussymptome).

Klassische Neuroleptika weisen ein typisches Wirkprofil auf. Mit steigender neuroleptischer Potenz nehmen die unerwünschten Bewegungsstörungen (extrapyramidal-motorische Symptome) zu, die sedierenden Effekte und die vegetativen unerwünschten Wirkungen ab. Demnach ist ein sehr gut antipsychotisches Neuroleptikum immer auch mit schwerwiegenden unerwünschten Wirkungen (Bewegungsstörungen) verbunden. Schwach wirkende Neuroleptika sind hingegen für die Therapie einer akuten Schizophrenie eher ungeeignet und werden mehr wegen ihrer sedierenden Eigenschaften angewandt.

Pharmaka

Im Folgenden steht schw für schwache (Wirkstärke < 1), m für mittelstarke (Wirkstärke 1–5) und st für starke (Wirkstärke > 10) Neuroleptika.

- Promethazin, z. B. Thioridazin neurax®, schw
- Thioridazin, z. B. Melleril®, schw
- Levomepromazin, schw
- Melperon, z. B. Melneurin®, m
- Fluphenazin, z. B. Fluphenazin-neurax®, st
- Perphenazin, z. B. Perphenazin-neurax®, st
- Haloperidol, z. B. Haldol®, st

❚❚ Haloperidol ist ein stark wirksames klassisches Neuroleptikum. ❚❚

Indikationen

- Schizophrenie
- Neuroleptanalgesie
- toxische und senile Psychosen

- Narkoseprämedikation
- Komedikation bei starken Schmerzzuständen

Wirkungen

Durch die Blockade von Dopaminrezeptoren und Acetylcholinrezeptoren:

- antipsychotisch
- sedierend
- antiemetisch (direkter Angriff am Brechzentrum)

Nebenwirkungen

- vegetative Nebenwirkungen, wie z. B. Blutdruckabfall mit Tachykardie oder Mundtrockenheit (anticholinerge Wirkung durch Blockade der Acetylcholinrezeptoren)
- hormonelle Nebenwirkungen, wie z. B. Gewichtszunahme oder verminderte Libido
- Bewegungsstörungen (extrapyramidale Effekte), wie z. B. Tremor (Zittern) und ungezielte Bewegungen der Willkürmotorik (Dyskinesien)

Das Nebenwirkungsbild der Neuroleptika ähnelt einer Parkinsonerkrankung (Parkinsonoid).

Kontraindikationen

- Glaukom
- Leber- und Herzschäden
- Alkoholgenuss

10.2.2 Atypische Neuroleptika

Atypische Neuroleptika sind Wirkstoffe, die ein von den klassischen Neuroleptika abweichendes, für die Therapie günstigeres Wirkprofil aufweisen. Sie führen zum einen bei guter antipsychotischer Wirkung kaum oder wesentlich weniger zu Bewegungsstörungen (extrapyramidal-motorische Nebenwirkungen), zum anderen wirken sie auch gut gegen Symptome wie Affektverarmung, Antriebsverminderung und sozialen Rückzug (Minussymptome). Atypische Neuroleptika sind heute in der Therapie der Schizophrenie die Mittel der ersten Wahl.

Atypische Neuroleptika sind Mittel der Wahl bei Schizophrenie.

Pharmaka

- Clozapin, z. B. Leponex®
- Risperidon, z. B. Risperdal®
- Olanzapin, z. B. Zyprexa®
- Quetiapin, z. B. Seroquel®
- Sulpirid, z. B. Dogmatil®

Indikationen

- Schizophrenie
- Manie
- bipolare Störungen
- toxische und senile Psychosen

Wirkungen

Durch die Blockade von Dopaminrezeptoren wirken atypische Neuroleptika effektiv antipsychotisch:

- Reduktion der Plussymptome
- Reduktion der Minussymptome
- psychomotorisch dämpfend
- Besserung der depressiven Symptome

Nebenwirkungen

- vegetative Nebenwirkungen, wie z. B. Kreislaufbeschwerden
- hormonelle Nebenwirkungen, wie z. B. Gewichtszunahme oder verminderte Libido
- Blutbildveränderungen, wie z. B. Agranulozytose
- weniger Bewegungsstörungen (extrapyramidale Effekte) als klassische Neuroleptika (seltener bzw. bei hohen Dosen)

Kontraindikationen

- Glaukom
- Leber- und Herzschäden
- Blutbildstörungen

10.3 Antidepressiva

Antidepressiva sind Medikamente zur Behandlung von **Depressionen.** Je nach Form der Depression stehen die folgenden Symptome mehr oder weniger ausgeprägt im Vordergrund:

- depressive Grundstimmung
- Angst und Erregung
- Antriebsschwäche

Mit Antidepressiva unterschiedlicher Wirkprofile kann die Behandlung dann auf die jeweilige Krankheitsausprägung abgestimmt werden (➤ Abb. 10.2).

Wirkprofile der Antidepressiva

- alle Wirkstoffe sind depressionslösend und stimmungsaufhellend
- einige Wirkstoffe sind zusätzlich antriebssteigernd
- einige Wirkstoffe sind zusätzlich antriebsdämpfend und angstlösend

Einteilung

Unter Berücksichtigung der Hauptwirkkomponenten werden die Antidepressiva in drei Gruppen eingeteilt:

- Antidepressiva vom Imipramin-Typ → stark stimmungsaufhellend, bezüglich Antrieb/Angst neutral
- Antidepressiva vom Amitriptylin-Typ → antriebshemmend, angstlösend
- Antidepressiva vom Desipramin-Typ → antriebssteigernd und psychomotorisch aktivierend

Besonderes

Die **stimmungsaufhellende Wirkung** tritt bei dieser Substanzgruppe mit einer **Verzögerung** von ca. 2 Wochen ein. Eventuelle Nebenwirkungen machen sich sofort bemerkbar. Auch die aktivierende Wirkung einiger Wirkstoffe tritt sofort ein. Dadurch erklärt sich das Phänomen, dass zu

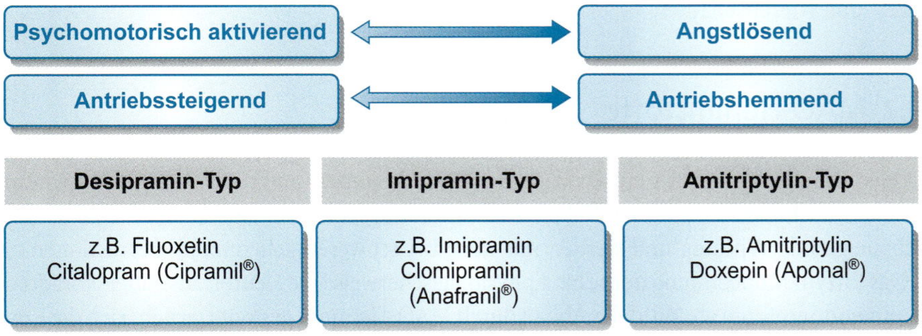

Abb. 10.2 Wirkprofile der Antidepressiva. [L157]

10

Beginn der Therapie mit Antidepressiva die **Suizidgefahr** erhöht ist. Bei noch depressiver Stimmung ist der Antrieb erhöht, Selbstmordgedanken in die Tat umzusetzen.

Die antidepressive Wirkung nach Gabe von trizyklischen Antidepressiva tritt erst nach 2 Wochen ein.

10.3.1 Tri- und tetrazyklische Antidepressiva

Tri- und tetrazyklische Antidepressiva, die ihren Namen aufgrund der chemischen Struktur haben, sind häufig verwendete Substanzen. Sie sind schon lange erprobt in der Therapie, haben jedoch auch viele unerwünschte Wirkungen.

Pharmaka (trizyklische)

Im Folgenden steht a für aktivierende, d für dämpfende und k für keine Wirkung auf den Antrieb.

- Imipramin, z. B. Imipramin neurax®, k
- Amitriptylin, z. B. Amineurin®, d
- Doxepin, z. B. Aponal®, d
- Trimipramin, z. B. Stangyl®, d

Pharmaka (tetrazyklische)

- Maprotilin, z. B. Maprotilin ratio®, d
- Mirtazapin, z. B. Remergil®, d

Indikationen

- Depressionen (endogene, psychogene sowie symptomatische)
- bipolare Störungen
- Zwangsweinen
- Pavor nocturnus (Nachtangst)

Wirkung

Erhöhung der Konzentration bzw. Wirkung von Noradrenalin, Serotonin und anderen Neurotransmittern.

Nebenwirkungen

- anticholinerge Nebenwirkung (Obstipation, Tachykardie, Mundtrockenheit oder Mydriasis)
- Suizidtendenz zu Behandlungsbeginn
- Schwindel
- Herzrhythmusstörungen (insb. bei Überdosis)

Kontraindikationen

- Glaukom
- kardiale Schäden
- Prostatahypertrophie
- Leber- und Nierenschäden

10.3.2 MAO-Hemmstoffe

MAO-Hemmstoffe (**M**ono-**A**mino-**O**xidase-Hemmer) kommen aufgrund ihrer Nebenwirkungen heute kaum noch zur Anwendung. Neben ihrer stimmungsaufhellenden haben sie eine ausgeprägt antriebssteigernde Wirkung und werden nur noch bei schweren gehemmten Depressionen eingesetzt. Das Enzym Monoaminooxidase baut physiologischerweise die Neurotransmitter Noradrenalin, Dopamin und Serotonin ab. Wird der Abbau durch MAO-Hemmer gestoppt, erhöht sich die Konzentration an Katecholaminen im synaptischen Spalt und es kommt zum antidepressiven Effekt.

MAO-Hemmstoffe hemmen den Abbau der Katecholamine.

Pharmaka

- Tranylcypromin, z. B. Jatrosom®
- Moclobemid, z. B. Aurorix®

Indikation

Chronische, schwere Depressionen mit starker Gehemmtheit.

Wirkung

Hemmung der MAO erhöht die Konzentration an Überträgerstoffen, da diese nicht abgebaut werden.

Nebenwirkungen

- Mundtrockenheit
- Blutdruckanstieg
- Schlafstörungen
- zentrale Erregung

Kontraindikationen

- Herz-Kreislauf-Erkrankungen
- Schwangerschaft und Stillzeit

Besonderes

Mit vielen anderen Arzneimitteln treten Wechselwirkungen auf, z. B. Sympathomimetika, Opioide oder anderen Antidepressiva. Patienten, die mit MAO-Hemmern behandelt werden, sind schon durch Zufuhr von tyraminhaltigen Lebensmitteln (reifer Käse, Rotwein, Hülsenfrüchte, Räucherfisch und Bier) gefährlich überschießenden Katecholaminwirkungen (Blutdrucksteigerungen) ausgesetzt.

Bei MAO-Hemmern Vermeidung tyraminreicher Kost wegen der Gefahr von Bluthochdruckkrisen.

10.3.3 Selektiv angreifende Antidepressiva

Diese neuere Substanzgruppe hemmt selektiv die Wiederaufnahme von einzelnen Neurotransmittern, wie Serotonin oder Noradrenalin, im synaptischen Spalt und hat somit nicht die vegetativen Nebenwirkungen der tri- und tetrazyklischen Antidepressiva, wie z. B. Mundtrockenheit, Obstipation oder Orthostaseprobleme. Alle derzeit bekannten Wirkstoffe sind antriebssteigernd. Die meisten Vertreter der selektiven Antidepressiva hemmen die Wiederaufnahme von Serotonin (selective serotonine reuptake inhibitors, SSRI).

Pharmaka

- Fluoxetin, z. B. Fluoxetin Stada®
- Fluvoxamin, z. B. Fevarin®
- Citalopram, z. B. Cipramil®
- Paroxetin, z. B. Seroxat®

Indikationen

- endogene Depression
- psychogene Depression
- Depression mit psychomotorischer Gehemmtheit

Wirkung
Serotonin oder Noradrenalin-Wiederaufnahmehemmung → erhöhte Konzentration an Serotonin bzw. Noradrenalin im synaptischen Spalt → Stimmungsaufhellung.

Nebenwirkungen
- Übelkeit/Erbrechen
- Schlafstörungen (Fluoxetin, Paroxetin)
- Angst- und Unruhezustände (Fluoxetin)
- Suizidtendenz zu Behandlungsbeginn

Kontraindikation
Gleichzeitige Einnahme von MAO-Hemmern u. a. Psychopharmaka (erhöhte Serotoninwerte → ggf. Entwicklung eines lebensgefährlichen Serotonin-Syndroms).

10.3.4 Johanniskraut

Sehr gut verträglich bei wissenschaftlich nachgewiesener Wirksamkeit sind Johanniskrautpräparate. Es werden standardisierte Extrakte von Hypericum perforatum verwendet.

Pharmaka
Johanniskrautextrakt, z. B. Laif®.

Indikationen
Leichte bis mittelschwere Depression.

Wirkung
Stimmungsaufhellend und depressionslösend ohne Wirkung auf den Antrieb.

Nebenwirkungen
In extremen Dosen fotosensibilisierend.

10.3.5 Lithium

Lithium ist kein typisches Antidepressivum. Es wird zur Prophylaxe von manisch-depressiven **Psychosen** eingesetzt. Diese Erkrankungen sind gekennzeichnet durch einen Wechsel von depressiven (melancholischen) und manischen Phasen (Antriebssteigerung, Ideenflucht und Stimmungshoch). Voraussetzung für eine wirksame Prophylaxe ist eine Lithium-Gabe über mehrere Monate. Der Wirkungsmechanismus ist unklar. Es ist lediglich bekannt, dass Lithium-Ionen in der Nervenzelle die Natrium-Ionen und später auch die Kalium-Ionen langsam ersetzen. Eine regelmäßige Kontrolle des Lithium-Serum-Spiegels ist wegen der Gefahr einer Lithium-Vergiftung notwendig.

Pharmaka
- Lithiumcarbonat, z. B. Hypnorex®, Quilonum®

Indikationen
- Manien
- Prophylaxe manisch-depressiver Psychosen

Lithium ist ein Medikament zur Langzeitprophylaxe manisch-depressiver Psychosen.

Wirkung
- Natrium- und Kalium-Kanal-Beeinflussung
- Minderung der manischen Symptome
- sedierend

Nebenwirkungen
- Tremor (durch β-Blocker zu beseitigen)
- gesteigerte Harnausscheidung
- Durchfälle
- Durst
- Konzentrationsstörungen
- Gewichtszunahme (dosisabhängig)

Kontraindikationen
- Schwangerschaft und Stillzeit
- Niereninsuffizienz
- Kombination mit Saluretika oder kochsalzarmer Diät
- Morbus Addison

❚❚ Wegen der geringen therapeutischen Breite des Lithiums regelmäßige Kontrollen des Lithium-Spiegels im Serum. ❚❚

Besonderes
Bei einer Lithium-Vergiftung ist unbedingt auf die Natrium- und Kalium-Bilanz zu achten (ggf. Dialyse, forcierte Diurese). Zur Vermeidung einer Überdosierung ist der Lithium-Spiegel zu Beginn der Einstellung konsequent zu kontrollieren. Auch Diäten mit geringer Kochsalzzufuhr können den Lithium-Spiegel erhöhen, weil Natrium und Lithium gekoppelt ausgeschieden werden.

Symptome einer Vergiftung
- Erbrechen, Durchfall
- Schwindel und Orientierungsstörungen
- Tremor
- Durst und Polyurie

10.4 Psychostimulanzien

Psychostimulanzien oder Psychoanaleptika sind Medikamente zur Anregung der Psyche. Sie wirken aber nicht depressionslösend. Man unterscheidet:
- Methylxanthine (Koffein)
- Amphetamine und Verwandte

10.4.1 Amphetamine

Diese Substanzen sind Verwandte des Adrenalins und wirken zentral **stimulierend.** Die Müdigkeit wird für wenige Stunden beseitigt. Die Suchtgefahr ist groß. Amphetamine unterliegen daher dem **Betäubungsmittelgesetz.** Atomoxetin ist ein selektiver Noradrenalin-Wiederaufnahmehemmer und ist, da es kein Abhängigkeitspotenzial besitzt, kein BtM.

❚❚ Amphetamine führen nur zu einer Erhöhung der körperlichen und geistigen Leistungsfähigkeit und haben ein ausgeprägtes Abhängigkeitspotenzial. ❚❚

Pharmaka
- Amfetamin (kein Fertigarzneimittel im Handel, Anfertigung in der Apotheke)
- Lisdexamfetamin, z. B. Elvanse®
- Atomoxetin, z. B. Strattera®
- Methylphenidat, z. B. Medikinet®, Ritalin®

Indikationen
- **A**ufmerksamkeits**d**efizit-**h**yperkinetisches **S**yndrom (ADHS)
- Narkolepsie (zwanghaftes Einschlafen)

Wirkung
Zentrale Freisetzung und Hemmung der Wiederaufnahme von Katecholaminen.

Nebenwirkungen
- Suchtgefahr
- Blutdruckanstieg
- Appetitlosigkeit
- Tachykardie

Kontraindikationen
- Hypertonie
- Hyperthyreose
- Phäochromozytom
- Angina pectoris
- Depressionen

Besonderes
Amphetamine sind Dopingmittel. Eigene Leistungsmöglichkeiten sind nicht mehr objektivierbar. Die Einnahme von Amphetaminen zur verbesserten körperlichen Leistungsfähigkeit kann durch eine Überlastung des Organismus lebensgefährlich werden.

10.4.2 Coffein

Coffein ist in Tee und Kaffee enthalten und steigert die Denk- und Merkfähigkeit. In Analgetika-Kombinationspräparaten steigert es die schmerzlindernde Wirkung besonders bei Kopfschmerzen.

Pharmaka
Coffein, z. B. Coffeinum N®.

Indikationen
- Müdigkeit
- Anregung des Merk- und Denkvermögens
- in Kombination mit nicht-opioiden Analgetika bei Kopfschmerzen und Migräne

Koffein führt zur vorübergehenden Erhöhung der Denk- und Merkfähigkeit.

Wirkungen
- Hirngefäßengstellung (günstig bei vasomotorischem Kopfschmerz)
- sympathomimetische Wirkung durch vermehrte Freisetzung von Noradrenalin

Nebenwirkungen
- Schlaflosigkeit
- Tachykardie

Kontraindikationen
- Schwangerschaft (1. Trimenon)
- Leber- und Nierenfunktionsstörungen
- Hypertonie und Koronarinsuffizienz
- intraarterielle Injektionen (Vasospasmus)

Besonderes
Vor allem bei älteren Menschen ist die sog. „paradoxe Koffeinwirkung" beschrieben, bei der es zu beschleunigtem Einschlafen nach Koffeingenuss kommt. Man glaubt, dass dieser Effekt durch die verbesserte Hirndurchblutung zustande kommt.

10.5 Antidementiva

Antidementiva werden gegen Demenz eingesetzt. Ihre Anwendung wird teilweise sehr kritisch gesehen. Es gibt Wirkstoffe, die speziell gegen die Alzheimer-Demenz wirken (Acetylcholinesterasehemmer) und sogenannte Nootropika, die die Hirnleistung allgemein verbessern sollen.

Pharmaka
- Rivastigmin, z. B. Exelon® (Acetylcholinesterasehemmer)
- Donepezil, z. B. Aricept® (Acetylcholinesterasehemmer)
- Memantin, z. B. Axura®
- Piracetam, z. B. Nootrop® (Nootropikum).

Indikationen
- Demenz

Wirksamkeit der Antidementiva ist individuell sehr unterschiedlich.

Wirkungen
- Beeinflussung von Neurotransmittern im ZNS
- Verstärkung des Acetylcholins im ZNS durch Hemmung der Acetylcholinesterase (nur Acetylcholinesterasehemmer)
- Steigerung der geistigen Leistungsfähigkeit

Nebenwirkungen
- Magen-Darm-Beschwerden
- Blutdrucksenkung
- Schlaflosigkeit
- Appetitlosigkeit

Kontraindikationen
- Magengeschwüre
- Herzrhythmusstörungen
- obstruktiven Lungenerkrankungen

Besonderes
Nicht bei jedem Patienten ist eine Verbesserung der Demenz zu erwarten. Zudem ist der Therapieerfolg schwer zu beurteilen.

10.6 Einnahmehinweise

Häufig werden Psychopharmaka entsprechend ihrer Wirkung auf den Antrieb gegeben.
- antriebssteigernde, psychystimulierende Wirkstoffe am Morgen, ggf. 2. Gabe mittags
- antriebsdämpfende, sedierende Wirkstoffe am Abend oder zur Nacht

10.7 Wiederholungsfragen

1. Was ist ein Psychopharmakon? (Einleitung ➢ Kap. 10)
2. Was sind Tranquilizer und wann werden sie eingesetzt? (➢ 10.1)
3. Was ist ein Neuroleptikum und wann kommen Neuroleptika zum Einsatz? (➢ 10.2)
4. Welche Medikamente werden bei der Schizophrenie angewendet? (➢ 10.2)
5. Wie wirkt Haldol® im Vergleich zu Promethazin, welche Unterschiede gibt es deshalb bezüglich ihrer Indikationen? (➢ 10.2.1)
6. Was sind Antidepressiva und welche Wirkprofile können sie aufweisen? (➢ 10.3)
7. Bei welchen Erkrankungen findet Lithium Anwendung? (➢ 10.3.5)
8. Welche Gefahr besteht, wenn depressive Patienten mit antriebssteigernden Medikamenten behandelt werden und warum? (➢ 10.3)
9. Wie wirken MAO-Hemmstoffe und wann werden sie eingesetzt? (➢ 10.3.2)
10. Was sind Amphetamine, wann werden sie eingesetzt? (➢ 10.4.1)
11. Wodurch unterscheiden sich Amphetamin und Koffein? (➢ 10.4)
12. Welche Psychopharmaka haben ein großes Abhängigkeitspotenzial? (➢ 10.1 und ➢ 10.4)
13. Was sind atypische Neuroleptika und welche Vorteile weisen sie auf? (➢ 10.2.2)

KAPITEL

11 Antiepileptika (Antikonvulsiva)

Antiepileptika sind Medikamente zur Behandlung von **Epilepsien** (Krampfleiden). Bei Epilepsien besteht eine erhöhte Erregbarkeit der Nervenzellen im Gehirn. Folge der gesteigerten Erregbarkeit ist eine herabgesetzte Krampfschwelle, wodurch anfallsweise Entladungen der Neurone mit Muskelkrämpfen, unkoordinierten Zuckungen und teilweisem Bewusstseinsverlust auftreten.
Häufige Auslöser eines Krampfanfalls sind:

- Schlafmangel
- optische oder akustische Reize, z. B. in einer Disco

Neben dem klassischen „Grand Mal" (großer Krampfanfall) gibt es sehr unterschiedliche Arten von Anfällen bzw. Epilepsieformen. Ein **Krampfanfall** ist kein seltenes Ereignis und kann auch sonst gesunde Menschen treffen. Etwa 5 % der Menschen sind einmal im Laufe ihres Lebens von einem Krampfanfall betroffen z. B. der Krampf nach Vergiftungen oder Infektionen oder der Fieberkrampf eines Kindes (3 % aller Kinder). Prinzipiell hat jedes Gehirn die Bereitschaft zu krampfen.

❚❚ Im Prinzip kann jeder Mensch einen Krampfanfall erleiden. ❚❚

Bei gehäuftem Auftreten von Krampfanfällen schon bei kleineren Reizen (Epilepise) werden Antiepileptika eingesetzt.

11.1 Wirkprinzip der Antiepileptika

Antiepileptika bewirken eine Erhöhung der Krampfschwelle. Erreicht wird dies durch:

- Verstärkung von dämpfenden Überträgerstoffen im ZNS
- Abschwächung von erregender Überträgerstoffen im ZNS
- Hemmung der Ausbreitung der Nervenimpulse (elektrische Reizleitung vermindert)

❚❚ Antikonvulsiva erhöhen die Krampfschwelle. ❚❚

Je nach Wirkung und Substanzgruppe sind die Antikonvulsiva zur Therapie des akuten Krampfanfalls oder zur Langzeittherapie und Prophylaxe geeignet.

11.2 Benzodiazepine

Benzodiazepine wirken direkt antikonvulsiv (verhindern Krampfanfälle) und muskelrelaxierend (Erschlaffung der Skelettmuskulatur). Sie werden besonders bei den kindlichen Formen der Epilepsie, aber auch im Status epilepticus (lebensgefährliche Abfolge von Krampfanfällen) eingesetzt.

❚❚ Benzodiazepine wirken antikonvulsiv und muskelrelaxierend. ❚❚

Pharmaka
- Clonazepam, z. B. Rivotril®
- Diazepam, z. B. Diazepam Desitin rectal Tube®

Indikationen
- Fieberkrämpfe (besonders Diazepam)
- Infektkrämpfe
- Petit-Mal-Anfälle, besonders Sturzanfälle
- Status epilepticus (besonders Clonazepam)

Wirkungen
Verstärkung der GABA (hemmender Transmitter) im Gehirn, daraus resultierende Wirkung:
- sedierend
- antikonvulsiv
- muskelrelaxierend
- tranquilierend

Nebenwirkungen
- verminderte Speichel- und Bronchialdrüsensekretion
- Schläfrigkeit, Konzentrationsstörungen
- Muskelerschlaffung

Kontraindikationen
- Myasthenia gravis
- gleichzeitige Einnahme von Alkohol

11.3 Barbiturate

Die Barbiturate waren früher die am meisten benutzten Schlafmittel. Sie werden heute nur noch bei Krampfleiden oder zur Narkoseeinleitung (Thiopental) benutzt. Durch Enzyminduktion stellt sich bei Barbituraten eine Gewöhnung ein, die durch Dosissteigerung kompensiert werden kann.

Pharmaka
- Phenobarbital, z. B. Luminal®
- Primidon, z. B. Liskantin®

Indikationen
- Epilepsie (Phenobarbital; Grand-Mal-Anfälle)

▌▌ Barbiturate wirken krampflösend beim Grand-Mal-Anfall. ▌▌

Wirkungen
Durch Verstärkung der GABA (hemmender Transmitter) im Gehirn senken Barbiturate die Aktivität in der Formatio reticularis und sind
- antikonvulsiv
- sedierend (beruhigend) und hypnotisch
- narkotisch

▌▌ Barbiturate wirken mit steigender Dosierung sedierend, hypnotisch oder narkotisch. ▌▌

Nebenwirkungen

- Müdigkeit
- Atemdepression
- verminderte Alkoholtoleranz
- Blutdruckabfall

Kontraindikationen

- gleichzeitige Einnahme von Alkohol
- Myokard-, Nieren- und Leberschäden
- respiratorische Insuffizienz

11.4 Valproinsäure

Valproinsäure ist bei vielen Epilepsieformen Mittel der Wahl. Sie wird vor allem bei Grand-Mal-Anfällen und Absencen (kurzzeitige Bewusstseinsstörungen) eingesetzt.

Pharmaka

Valproinsäure, z. B. Convulex®, Ergenyl®.

Indikationen

- Grand-Mal-Anfälle
- Petit-Mal-Anfälle
- Absencen

Wirkungen

- Konzentrationserhöhung hemmender Überträgerstoffe im ZNS (GABA)
- Beeinflussung der elektrischen Reizleitung

Nebenwirkungen

- vorübergehender Haarausfall
- Gewichtszunahme
- Auslösen eines Lupus erythematodes

Kontraindikationen

- Schwangerschaft
- Leberfunktionsstörungen

11.5 Andere Antikonvulsiva

Neben diesen häufig verwendeten Antikonvulsiva gibt es eine Reihe weiterer Wirkstoffe, die bei Epilepsie angewendet werden.

Pharmaka

- Carbamazepin, z. B. Tegretal® (steht chemisch gesehen den trizyklischen Antidepressiva nahe, auch bei Neuralgien eingesetzt)
- Gabapentin, z. B. Neurontin® (auch bei neuropathischen Schmerzen wirksam)
- Lamotrigin, z. B. Lamictal® (auch bei sonst therapieresistenten Fällen gut wirksam)
- Phenytoin, z. B. Phenhydan® (ausgeprägt krampflösend, nicht hypnotisch)
- Ethosuximid, z. B. Petnidan® (vor allem bei Absencen)

- Levetiracetam, z. B. Keppra®
- Topiramat, z. B. Topamax®

Indikationen

- Grand-Mal-Anfälle
- psychomotorische Epilepsieformen
- Absencen (v. a. Ethosuximid)
- Neuralgien, Schmerztherapie (Carbamazepin, Gabapentin)

Wirkung

Beeinflussung der elektrischen und chemischen Reizweiterleitung und somit zentrale Dämpfung.

Nebenwirkungen

- verminderte Wirksamkeit von hormonalen Kontrazeptiva („Pille") und Antikoagulanzien (Marcumar®)
- allergische Reaktionen, Hautausschläge
- Müdigkeit, verminderte Konzentration und Leistungsfähigkeit
- Zahnfleischwucherung (Phenytoin)
- vermehrte Behaarung bei Frauen (Phenytoin)

Kontraindikationen

- AV-Block II. und III. Grades
- Schwangerschaft (strenge Indikationsstellung)

11.6 Wiederholungsfragen

1. Wodurch kann ein Krampfanfall ausgelöst werden? (Einleitung ➤ Kap. 11)
2. Wer kann einen Krampfanfall bekommen? (Einleitung ➤ Kap. 11)
3. Welche prinzipiellen Wirkmechanismen gibt es, um die Krampfschwelle zu erhöhen? (➤ 11.1)
4. Wie wirken Benzodiazepine bei Epilepsie? (➤ 11.2)
5. Was haben Benzodiazepine und Barbiturate gemeinsam? (➤ 11.2 und ➤ 11.3)
6. Welches Antiepileptikum ist bei vielen Epilepsieformen Mittel der Wahl und welche Nebenwirkungen weist es auf? (➤ 11.5)

KAPITEL

12 Antiparkinsonmittel

Antiparkinsonmittel sind Medikamente zur Behandlung der **parkinsonschen Krankheit.** Bei dieser Erkrankung des ZNS gehen Nervenzellen mit dem Neurotransmitter Dopamin (dopaminergen Neuronen) zugrunde und es kommt zu Störungen wie:
- Akinese (Bewegungslosigkeit)
- Rigor (Steifigkeit durch zu hohen Muskeltonus)
- Tremor (Zittern)
- psychische Symptome wie Depression, verlangsamtes Denken und Sprechen
- starke Talgausscheidung (Salbengesicht), starre Mimik und Trippelschritte

12.1 Wirkprinzip der Antiparkinsonmittel

Beim Parkinson-Syndrom herrscht durch die Zerstörung der dopaminergen Neuronen folgendes Ungleichgewicht bei den Neurotransmitterwirkungen vor:
- Dopamin verringert
- Acetylcholin erhöht
- Glutaminsäure erhöht

Antiparkinsonmittel erhöhen die Dopaminwirkung oder verringern die Wirkung von Acetylcholin bzw. Glutaminsäure im ZNS. Sie wirken dabei über folgende Mechanismen (➤ Abb. 12.1):
- Erhöhung der Dopaminkonzentration durch Gabe der Dopaminvorstufe Levodopa
- Erhöhung der Dopaminkonzentration durch Hemmung des Dopaminabbaus (COMT-Hemmer, MAO-Hemmer)
- Stimulation der Dopaminrezeptoren durch Dopaminagonisten
- Hemmung der Acetylcholin-Rezeptoren durch Anticholinergika
- Hemmung der Glutaminsäure-Rezeptoren (NMDA-Rezeptoren) durch NMDA-Antagonisten

12.2 Wirkstoffe, die die Dopaminkonzentration im ZNS erhöhen

Dopamin selbst kann als Wirkstoff nicht gegeben werden, da es die Blut-Hirn-Schranke nicht überwinden kann. Die Aminosäure Levodopa ist eine Vorstufe des Dopamins, für die ein aktiver Transportmechanismus in das Gehirn existiert. So kann Levodopa in das Gehirn gelangen. Dort wird es in die eigentliche Wirkform Dopamin, den benötigten Neurotransmitter, umgewandelt.

Standard-Antiparkinsonmittel zur Monotherapie ist Levodopa.

Um unerwünschte Wirkungen durch peripher (außerhalb des Gehirns) wirkendes Dopamin zu vermeiden, vor allem aber um mehr Levodopa im Gehirn zur Verfügung zu haben, wird Levodopa immer zusammen mit Decarboxylasehemmern (Benserazid, Carbidopa) verabreicht. Sie hemmen das Enzym Decarboxylase, das für die Umwandlung von Levodopa in Dopamin verantwortlich ist. Da sie jedoch nicht in das Gehirn gelangen können, verhindern sie nur die periphere Umsetzung.

Durch eine Hemmung des Dopaminabbaus im Gehirn kann die Dopaminkonzentration zusätzlich erhöht werden. Enzyme, die Dopamin abbauen, sind die Catechol-O-Methyl-Transferase (COMT) und die Mono-Amino-Oxidase (MAO). Eine Kombination mit COMT-Hemmern (Entacapon) oder MAO-Hemmern (Selegilin) verstärkt die Wirkung von Levodopa.

Durch frühzeitige Therapie kann die Dosierung gering gehalten und unerwünschten Effekten entgegengewirkt werden. Wirkungsschwankungen und Wirkungsverlust von Levodopa werden so teilweise verhindert bzw. verzögert. Levodopa (+ Decarboxylasehemmer) wird dabei mit einem oder mehreren anderen Antiparkinsonmittel kombiniert.

Pharmaka

- Levodopa + Benserazid, z. B. Madopar®
- Levodopa + Carbidopa, z. B. Isicom®, Nacom®, Duodopa®
- Entacapon, z. B. Comtess®
- Selegilin, z. B. Selegilin AI®
- Levodopa + Carbidopa + Entacapon, z. B. Stalevo®

Indikation

- Morbus Parkinson
- Restless Legs Syndrom

Wirkungen

Erhöhung der Dopaminkonzentration im Gehirn (Substanzia nigra), dadurch Verbesserung aller Symptome des Morbus Parkinson, insbesondere der Akinese und psychischer Störungen.

Nebenwirkungen

- bei Daueranwendung Dyskinesien (Störungen normaler Bewegungsabläufe)
- psychische Störungen (weniger als bei Dopaminagonisten)
- Kreislauf-Beschwerden
- Magen-Darm-Beschwerden

Kontraindikationen

- Engwinkelglaukom
- Leberinsuffizienz
- malignes neuroleptisches Syndrom
- Rhabdomyolyse

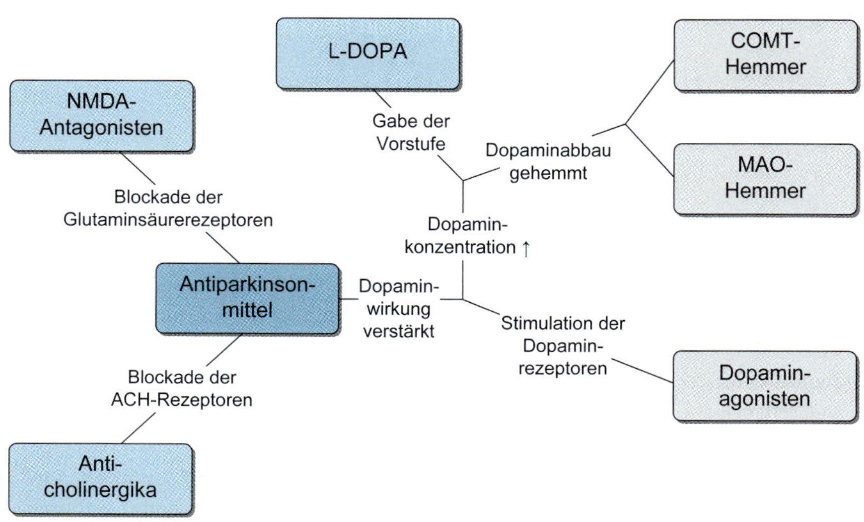

Abb. 12.1 Wirkprinzipien der Antiparkinsonmittel. [L157]

Besonderes

In den ersten Behandlungsjahren ist durch Levodopa eine anhaltend und weitgehend gleichmäßige Beweglichkeit gewährleistet. Nach ca. 3 bis 5 Jahren kommt es bei den meisten Patienten zu Wirkungsschwankungen, den sogenannten **On-Off-Phänomenen.** Dabei findet immer wieder ein plötzlicher Wechsel von guter Beweglichkeit und Akinese statt.

Die Wirkung von Levodopa lässt nach einigen Jahren der Therapie nach.

Bei starker Fluktuation in der Beweglichkeit kann über eine intestinale Pumpe (Duodopa®) der Wirkstoff kontinuierlich an den Dünndarm abgegeben werden um eine gleichbleibende Wirkung zu erzielen.

12.3 Dopaminagonisten

Alternativ zu Levodopa können auch Dopaminagonisten eingesetzt werden. Sie stimulieren wie der Neurotransmitter Dopamin die Dopaminrezeptoren und sind v. a. im Frühstadium der Erkrankung besser wirksam.

Pharmaka

- Bromocriptin, z. B. Pravidel®
- Cabergolin, z. B. Cabaseril®
- Ropinirol, z. B. Requip®
- Pramipexol, z. B. Sifrol®

Indikation

Morbus Parkinson (v. a. junge Patienten).

Wirkungen

Stimulation der Dopaminrezeptoren im Gehirn (Substanzia nigra), dadurch Verbesserung der Parkinson-Symptome.

Nebenwirkungen

- bei Daueranwendung Dyskinesien (Störungen normaler Bewegungsabläufe, weniger als bei Levodopa)
- psychische Störungen
- Kreislauf-Beschwerden
- Magen-Darm-Beschwerden

Kontraindikationen

- Hypertonie, KHK, arterielle Verschlusskrankheiten
- schwere psychische Störungen
- Magen- u. Zwölffingerdarmgeschwüre
- Lebererkrankungen
- Schwangerschaft und Stillzeit

12.4 Anticholinergika

Die beim Parkinson-Syndrom eingesetzten Anticholinergika sind zentral wirksam. Dafür müssen sie in der Lage sein, die Blut-Hirn-Schranke zu überwinden. Sie hemmen die Acetylcholin-Rezeptoren und verringern so die Wirkung des Neurotransmitters Acetylcholin, die beim Parkinson-Syndrom zu hoch ist.

Pharmaka

- Biperiden, z. B. Akineton®

Indikationen

- Morbus Parkinson vor allem mit Rigor, Tremor und vermehrter Drüsentätigkeit
- Parkinsonismus (typische Nebenwirkungen bei Neuroleptika-Therapie)
- Alterstremor

Wirkung

Blockierung der Acetylcholinrezeptoren im ZNS.

Nebenwirkungen

- Mundtrockenheit
- Sehstörungen
- Obstipation
- Harnverhaltung

Kontraindikationen

- Engwinkelglaukom
- Darmatonie und mechanische Stenosen im Bereich des Magen-Darm-Kanals
- Myasthenia gravis
- Demenz

12.5 NMDA-Antagonisten

NMDA-Antagonisten hemmen die NMDA-Rezeptoren und verringern so die beim Parkinson-Syndrom erhöhte Glutaminsäure-Wirkung. Budipin hat zusätzlich anticholinerge Eigenschaften.

Pharmaka

- Amantadin, z. B. PK-Merz®

Indikation

Morbus Parkinson (in Kombination mit anderen Arzneimitteln).

Wirkung

Blockierung der NMDA-Rezeptoren (Glutaminsäure-Rezeptoren) im ZNS.

Nebenwirkungen

- psychische Störungen
- Sehstörungen
- Herzrhythmusstörungen
- Magen-Darm-Beschwerden

Kontraindikationen
- psychische Erkrankungen
- Myasthenia gravis

Besonderes
Bei der akinetischen Krise (einer relativ rasch einsetzenden vollständigen Bewegungsstarre mit Schluckbeschwerden, Fieber, Herz-Kreislauf- und Lungenproblemen) wird Amantadin als Dauertropfinfusion gegeben.

12.6 Einnahmehinweise

Eiweißreiche Ernährung kann die Wirkung von L-Dopa abschwächen. Die Aminosäuren aus der Nahrung konkurrieren mit dem Wirkstoff um den Transport in das Blut.
- L-Dopa-Medikament eine halbe Stunde vor oder 1–1½ Stunden nach dem Essen einnehmen
- eiweißreiche Mahlzeiten auf den Abend verlegen.
- insgesamt weniger Eiweiß essen
- L-Dopa-Präparate nicht in Quark, Joghurt oder andere eiweißreiche Speisen oder Getränke einrühren

12.7 Wiederholungsfragen

1. Welche Symptome treten bei der parkinsonschen Krankheit auf? (Einleitung ➤ Kap. 12)
2. Wie verändern sich die Neurotransmitter bei der parkinsonschen Krankheit? (Einleitung ➤ Kap. 12)
3. Welche Wirkstoffgruppen gibt es bei den Antiparkinsonmitteln und wie wirken sie? (➤ 12.1)
4. Welche Funktion haben Decarboxylasehemmer? (➤ 12.2)
5. Warum ist bei der Parkinsonerkrankung einer Kombinationstherapie empfehlenswert? (➤ 12.1)
6. Welche unerwünschten Wirkungen sind typisch für Antiparkinsonmittel? (➤ 12.2, ➤ 12.3, ➤ 12.4 und ➤ 12.5)
7. Lückentext zur Therapie des Parkinson-Syndroms: Um stärkere unerwünschte Effekte zu vermeiden, werden Antiparkinsonmittel generell über mehrere Tage oder Wochen einschleichend dosiert. Standard-Antiparkinsonmittel zur Monotherapie ist ____________ (immer zusammen mit Decarboxylasehemmer). Es verbessert alle Symptome der ____________-Erkrankung, insbesondere die Akinese und psychische Störungen. Als unerwünschte Wirkungen treten bei Daueranwendung jedoch ____________ (Störungen normaler Bewegungsabläufe) auf. In den ersten Behandlungsjahren ist durch Levodopa eine anhaltend und weitgehend gleichmäßige Beweglichkeit gewährleistet. Nach ca. 3 bis 5 Jahren kommt es bei den meisten Patienten zu Wirkungsschwankungen, den sogenannten ____________. Dabei findet immer wieder ein plötzlicher Wechsel von guter Beweglichkeit und ____________ statt. Alternativ zu Levodopa können auch Dopaminagonisten eingesetzt werden. Sie sind vor allem im Frühstadium der Parkinson-Erkrankung besser wirksam. Es treten weniger ____________, aber mehr ____________ auf. Leidet der Patient vor allem unter Rigor, Tremor und vermehrter Drüsentätigkeit (Talg-, Schweiß-, Speicheldrüsenüberfunktion) wendet man ____________ an.

KAPITEL

13 Anästhetika

Anästhesie (griech. Unempfindlichkeit) ist eine Empfindungslosigkeit gegenüber Schmerz-, Temperatur- und Berührungsreizen, also das Fehlen sämtlicher Wahrnehmungen. Sie kann durch Anästhetika herbeigeführt werden. Man unterscheidet:

- **Narkotika** zur Allgemeinanästhesie (Narkose), die auch das Bewusstsein ausschalten und
- **Lokalanästhetika** zur örtlichen Betäubung.

Die medizinische Anästhesie umfasst vor allem Techniken, die eine Schmerzunterdrückung bezwecken. Eine Narkose (Allgemeinanästhesie) umfasst neben der Schmerzbekämpfung auch die medikamentöse Bewusstseinsausschaltung (➤ Abb. 13.1).

13.1 Allgemeinanästhetika (Narkotika)

Die wichtigsten Ziele einer Narkose (Allgemeinanästhesie) sind:

- Bewusstlosigkeit (Hypnose)
- Schmerzfreiheit (Analgesie)
- Dämpfung von vegetativen Reflexen

13.1.1 Inhalationsnarkotika

Inhalationsnarkotika sind leicht verdampfbare Flüssigkeiten oder Gase, die eingeatmet und über die Lungen ins Blut aufgenommen werden. Sie werden rasch und fast vollständig wieder über die

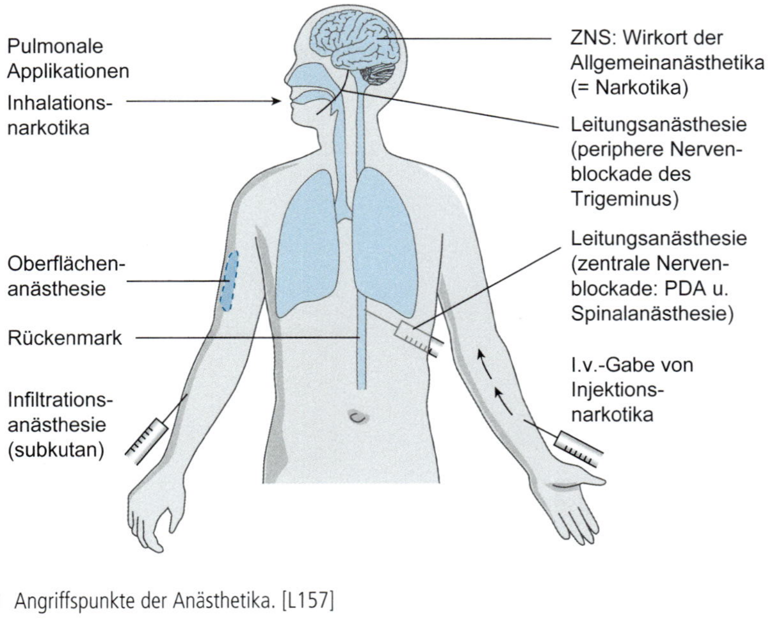

Abb. 13.1 Angriffspunkte der Anästhetika. [L157]

Lungen abgeatmet. Dies erlaubt, die Narkosetiefe schnell und flexibel zu steuern. Standard ist eine Kombination von Lachgas mit Fluor-Chlor-Kohlenwasserstoffen („Flurane“).

Inhalationsnarkotika sind sehr gut steuerbar.

Pharmaka

- Lachgas (Distickstoffoxid, N_2O)
- Isofluran, z. B. Isofluran Baxter®
- Sevofluran, z. B. Sevorane®
- Desfluran, z. B. Suprane®

Indikationen

- **Inhalationsnarkose.** Inhalationsanästhesie, alleinige Verwendung von Inhalationsanästhetika
- **Balancierte Anästhesie.** Kombinationsanästhesie, Kombination von Injektions- und Inhalationsanästhetika

Wirkungen

- Lachgas gut analgetisch und schwach narkotisch, nicht muskelrelaxierend
- Fluor-Chlor-Kohlenwasserstoffe stark narkotisch, aber weniger analgetisch, etwas muskelrelaxierend

Nebenwirkungen

- negativ inotrope Wirkung und Blutdrucksenkung
- Reizung der Atemwege (Isofluran und Desfluran)
- maligne Hyperthermie (sehr seltene, gefürchtete Narkosekomplikation mit plötzlicher Muskelsteife und enormer Wärmeproduktion bis über 42 °C)

Kontraindikationen

Für die Inhalationsnarkose gibt es keine absoluten Kontraindikationen, da es im Notfall immer um das Leben des Patienten geht.

13.1.2 Injektionsnarkotika

Injektionsnarkotika werden in die Armvene appliziert. Ihre Wirkung tritt innerhalb von 20–40 Sekunden, oft noch während der Injektion, ein. Da Injektionsnarkotika zur Ausscheidung aus dem Körper in der Leber abgebaut werden müssen und sie außerdem über längere Zeit im Fettgewebe gespeichert werden, kann die Wirkungsdauer einer einmal injizierten Dosis nachträglich nicht mehr beeinflusst werden.

Eine reine Injektionsnarkose ist nicht so gut zu steuern wie eine Inhalationsnarkose.

Pharmaka

- Thiopental, z. B. Thiopental inresa®
- Propofol, z. B. Disoprivan®
- Etomidat, z. B. Hypnomidate®
- Esketamin, z. B. Ketanest® S

Indikationen

- Narkoseeinleitung
- Kurznarkosen
- Sedierung bei Regionalanästhesien
- Durchführung diagnostischer Maßnahmen

Wirkungen

Durch Dämpfung des ZNS werden Schmerz und Bewusstsein ausgeschaltet.

Nebenwirkungen

- zentrale Atemdepression bis hin zum Atemstillstand (vor allem Thiopental)
- Angstträume, Erregungszustände oder Halluzinationen (Ketamin)
- verstärkte Speichelsekretion (Ketamin)

Bei einer Injektionsnarkose mit Thiopental immer an entsprechende Maßnahmen zur Beatmung denken.

Besonderes

Propofol ist wegen seiner vergleichsweise guten Steuerbarkeit besonders für reine Injektionsnarkosen geeignet, da es sehr schnell metabolisiert wird und die Patienten im Gegensatz zu Thiopental auch nach einer langen Propofol-Narkose sehr rasch und angenehm erwachen.

13.2 Lokalanästhetika

Bei einer Lokalanästhesie (örtliche Betäubung) wird die Schmerzempfindung in begrenzten Arealen des Körpers „lokal" ausgeschaltet. Lokalanästhetika hemmen die Weiterleitung der Schmerzimpulse an den Nervenbahnen, ohne das Bewusstsein zu beeinträchtigen. Man unterscheidet:

- **Oberflächenanästhesie.** Lokalanästhetikum wird in Form von Lutschtabletten, Sprays, Lösungen, Cremes oder Gelen auf die Schleimhaut oder Haut aufgebracht
- **Infiltrationsanästhesie.** Lokalanästhetikum wird subkutan oder intramuskulär injiziert
- **Leitungsanästhesie.** Lokalanästhetikum wird in die Nähe von bestimmten Nervenbahnen injiziert
- **Intravenöse Regionalanästhesie.** Lokalanästhetikum wird in eine Armvene injiziert, nachdem zuvor eine Blutleere in der jeweiligen Extremität erzeugt wurde; das Lokalanästhetikum diffundiert aus den Venen in das umliegende Gewebe und führt dort zur Anästhesie

Pharmaka

- Benzocain
- Tetracain, z. B. Gingicain®
- Procain, z. B. Procain Jenapharm®
- Lidocain, z. B. Xylocain®
- Mepivacain, z. B. Scandicain®
- Bupivacain, z. B. Carbostesin®

Indikationen

- Oberflächenschmerzen, wie z. B. bei Wunden, Mundschleimhaut- oder Halsentzündungen
- Oberflächenanästhesie vor Katheterisierungen, Injektionen und Legen von Zugängen
- Oberflächenanästhesie oder Infiltrationsanästhesie bei diagnostischen Eingriffen
- Infiltrationsanästhesie bei kleineren chirurgischen Eingriffen, z. B. zur Wundversorgung
- Leitungsanästhesie zur peripheren Nervenblockade, z. B. bei Zahnbehandlung und bei chirurgischen Eingriffen an Extremitäten
- Leitungsanästhesie zur zentralen Nervenblockade durch Punktion des Periduralraums (Periduralanästhesie, PDA), z. B. bei Wehenschmerzen
- Leitungsanästhesie zur zentralen Nervenblockade durch Punktion des Subarachnoidalraums und Injektion in den Liquor cerebrospinalis (Spinalanästhesie) für Operationen in der unteren Körperhälfte, z. B. Kaiserschnitt
- Schmerztherapie bei sehr starken Schmerzen mittels Leitungsanästhesie
- intravenöse Regionalanästhesie für Eingriffe an Unterarm und Hand

Wirkungen

Lokalanästhetika stabilisieren die Nervenzellmembran und hemmen die Impulsweiterleitung, indem sie den Natriumeinstrom in die Nervenzelle verhindern. Berührungs-, Schmerz- oder Temperaturreize werden nicht mehr wahrgenommen.

Nebenwirkungen

Bei versehentlicher Injektion eines Lokalanästhetikums in ein Blutgefäß oder bei Überschreiten der Höchstdosis kann der Blutspiegel stark ansteigen und eine Intoxikation auslösen.

❚❚ Vor jeder Injektion sorgfältige Aspiration, um sicherzustellen, dass die Nadel, über die das Lokalanästhetikum injiziert werden soll, nicht intravasal liegt. ❚❚

- Kreislaufbeschwerden, wie Schwächegefühl, Blässe, Schwitzen
- allergische Reaktion, wie z. B. Hautausschlag, Juckreiz, Luftnot, Asthmaanfall, anaphylaktischer Schock
- ZNS-Reaktionen (bei Überdosierung oder falscher Anwendung): Übelkeit, Unruhe, Taubheitsgefühl, Kribbeln im Mund- und Zungenbereich, metallischer Geschmack auf der Zunge, Verwirrtheit, Muskelzittern, Seh- oder Hörstörungen, zerebrale Krampfanfälle, Bewusstlosigkeit, Atemstillstand
- toxische Herz-Kreislauf-Reaktionen (bei Fehldosierung oder falscher Anwendung): Bradykardie, Blutdruckabfall, Herzrhythmusstörungen, Kreislaufkollaps

13.3 Wiederholungsfragen

1. Welches sind die wichtigsten Ziele einer Narkose? (➤ 13.1)
2. Wodurch unterscheiden sich Allgemein- und Lokalanästhetika? (Einleitung ➤ Kap. 13 und ➤ 13.2)
3. Warum sind Inhalationsnarkotika gut steuerbar? (➤ 13.1.1)
4. Welche Formen der Lokalanästhesie unterscheidet man? (➤ 13.2)
5. Welche Nebenwirkungen können bei Lokalanästhetika auftreten? (➤ 13.2)

KAPITEL

14 Spasmolytika und Muskelrelaxanzien

Spasmolytika sind Medikamente zur Erschlaffung der **glatten** Muskulatur des Eingeweidetrakts, der Bronchial- sowie der Gefäßmuskulatur. Muskelrelaxanzien entspannen die **quer gestreifte** Skelettmuskulatur des Bewegungsapparats. Obwohl beide Wirkstoffgruppen die Muskulatur erschlaffen, sind die Wirkmechanismen und Indikationen von Spasmolytika und Muskelrelaxanzien unterschiedlich (➤ Abb. 14.1).

Die glatte Muskulatur wird durch Spasmolytika, die quer gestreifte Skelettmuskulatur durch Muskelrelaxanzien erschlafft.

14.1 Spasmolytika

Spasmolytika dienen der **Erschlaffung** der glatten Muskulatur. Die Muskulatur folgender Organe kann durch Spasmolytika beeinflusst werden:

- Uterus
- Bronchien
- Magen-Darm-Trakt einschließlich Gallenblase
- Harnblase und ableitende Harnwege

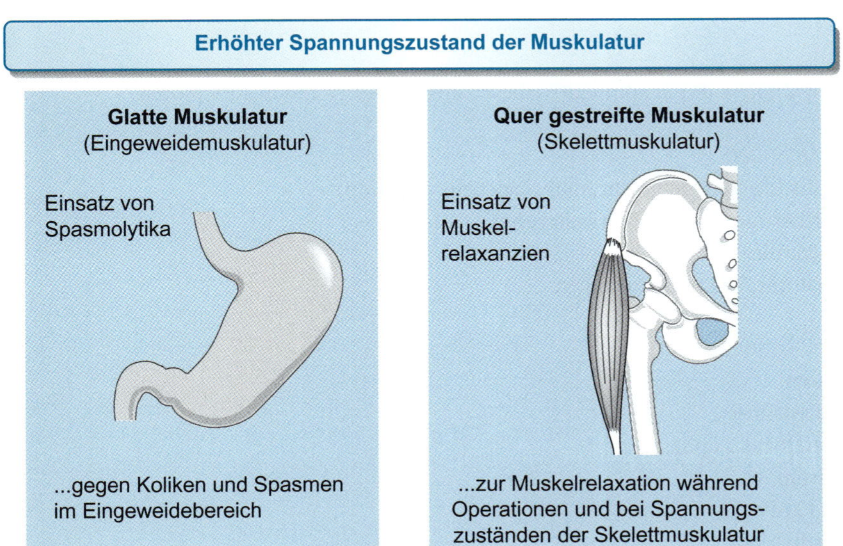

Abb. 14.1 Spasmolytika und Muskelrelaxanzien. [L157]

Folgende unterschiedliche Wirkprinzipien führen zur Spasmolyse:

- Erschlaffung durch Blockade des Parasympathikus (neurotrope Spasmolytika)
- Erschlaffung durch direkten Angriff an der glatten Muskulatur (muskulotrope Spasmolytika)
- Erschlaffung der glatten Muskeln an den Bronchien durch Verstärkung des Sympathikus-Einflusses mittels β-Sympathomimetika (Bronchospasmolytika, vgl. Antiasthmatika)

14.1.1 Parasympatholytika

Parasympatholytika bewirken eine reversible (kompetitive) Hemmung der Erregungsübertragung von den parasympathischen Nervenfasern zur glatten Muskelzelle. Die Fähigkeit zur Kontraktion ist damit abgeschwächt bzw. aufgehoben. Genaueres über den Wirkmechanismus steht in ➤ Kapitel 8, „Am vegetativen Nervensystem wirksame Pharmaka“.

Auswirkungen auf die Organe

- Erschlaffung der glatten Muskulatur von Bronchien, Uterus, Blase, Magen-Darm-Trakt
- Erweiterung der Hautgefäße
- Beschleunigung der Herzfrequenz (Einfluss des N. vagus erniedrigt)
- Abnahme der Schleimproduktion in Bronchien und Mund
- Erweiterung der Pupille (Mydriasis)

Pharmaka

- Atropin, z. B. Dysurgal®
- Ipratropium, z. B. Atrovent®
- Butylscopolamin, z. B. Buscopan®
- Trospiumchlorid, z. B. Spasmex®

Indikationen

- Spasmen im Verdauungstrakt (krampfartige Bauchschmerzen, Gallenkoliken, Butylscopolamin)
- Spasmen im Urogenitaltrakt (Nierenkoliken, Butylscopolamin)
- Bronchospasmus (Ipratropium)
- Dranginkontinenz (Trospiumchlorid)

❚❚ Typisches Anwendungsgebiet der Spasmolytika sind Gallen- und Nierenkoliken sowie krampfartige Schmerzzustände im Magen-Darm-Trakt. ❚❚

Wirkung

Parasympatholyse durch kompetitive Besetzung der Acetylcholin-Rezeptoren.

Nebenwirkungen

- Parotitis (da stark eingeschränkte Speichelproduktion)
- Hyperthermie (Hautgefäßerweiterung)
- Tachykardie
- Darmatonie, Miktionsstörungen

Kontraindikationen

- Glaukom
- Pylorusstenose
- Prostatahypertrophie
- Darmstenose
- Tachykardie
- Hyperthyreose

Besonderes
Da Butylscopolamin nur periphere Wirkungen hat, ist es durch weniger Nebenwirkungen besser verträglich als andere Parasympatholytika.

14.1.2 Muskulotrope Spasmolytika

Darunter versteht man Spasmolytika, die durch direkten Angriff an den glatten Muskelzellen wirken. Die Substanzen sind meist Abkömmlinge des Papaverins, das im Opium enthalten ist. Gute Wirksamkeit ist immer dann zu erwarten, wenn ein erhöhter Muskeltonus vorliegt.

Pharmaka
- Papaverin, z. B. Paveron N®
- Mebeverin, z. B. Duspatal®

Indikationen
- Magen-, Darmspasmen, z. B. Gallensteinkoliken
- Spasmen im Urogenitaltrakt, z. B. Nierensteinkoliken, Dysmenorrhö
- Durchblutungsstörungen an Herz, Gehirn, Armen und Beinen (Papaverin)
- Reizdarm (Mebeverin)

Wirkung
Direkt erschlaffend an den glatten Muskeln.

Nebenwirkungen
- Kopfschmerzen, Schwindel
- Arrhythmien, z. B. Tachykardie
- Blutdrucksenkung

Kontraindikationen
- Herzinsuffizienz
- Prostataadenom
- Glaukom
- AV-Block

Besonderes
Wegen der Gefahr der Blutdrucksenkung muss die i. v.-Anwendung langsam erfolgen.

14.2 Muskelrelaxanzien

Muskelrelaxanzien sind Substanzen, die die quergestreifte Muskulatur (**Skelettmuskulatur**) erschlaffen (relaxieren).

14.2.1 Zentrale Muskelrelaxanzien

Bei spastischen Zuständen der Skelettmuskulatur vor allem für die Behandlung chronisch spastischer Erkrankungen werden vor allem **zentral wirksame** Muskelrelaxanzien verwendet. Sie dämpfen von übergeordneter Stelle aus die Erregbarkeit der motorischen Nervenzellen des Rückenmarks.

Pharmaka

- Baclofen, z. B. Lioresal®
- Tizanidin, z. B. Sirdalud®
- Methocarbamol, z. B. Ortoton®

Indikationen

- schwere Muskelspastik (v. a. Baclofen)
- fortgeschrittene Multiple Sklerose
- schmerzhafte Muskelspasmen

Wirkungen

- Dämpfung von übergeordneter Stelle (ZNS) der Erregbarkeit der motorischen Nervenzelle des Rückenmarks
- Erschlaffung der Skelettmuskulatur

Nebenwirkungen

- Sedierung
- Müdigkeit
- Konzentrationsstörungen
- Schwächen in der benachbarten Muskulatur

Kontraindikation

Muskelschwächeerkrankungen wie Myasthenia gravis (Erkrankung mit vorzeitiger Ermüdbarkeit der Willkürmuskulatur durch Antikörper gegen Acetylcholin-Rezeptoren) oder Lambert-Eaton-Syndrom.

Besonderes

Da zentrale Muskelrelaxanzien auch die Konzentration und das Reaktionsvermögen beeinflussen, beeinträchtigen sie deutlich die Fahrtauglichkeit. Verstärkt werden diese Effekte noch durch Alkohol.

Keine Fahrtauglichkeit bei zentralen Muskelrelaxanzien und Alkohol.

14.2.2 Periphere Muskelrelaxanzien für Operationen

Periphere Muskelrelaxanzien zur Relaxation der Muskulatur bei **Operationen** wirken direkt am Acetylcholin-Rezeptor der motorischen Endplatte.

Physiologie der Muskelkontraktion

Der an der motorischen Endplatte ankommende Reiz löst an den Muskeln eine Kontraktion aus. Die einzelnen Muskelfasern, die gebündelt wie Drahtseile aneinanderliegen, können sich unter Energieverbrauch auf eine kleine Strecke zusammenziehen. Dies macht sich in der Summe aller kleinen Kontraktionen als Muskelverkürzung und damit als Anspannung bemerkbar.

Die Muskelkontraktion ist abhängig von der Anwesenheit von Kalzium. Das willkürliche Nervensystem überträgt Reize aus der **Großhirnrinde** an die Muskulatur. Dem Befehl zur Kontraktion folgt eine typische Kette von Reaktionen (➤ Abb. 14.2):

- Reizankunft am Nervenende
- Freisetzen von Acetylcholin (Ach) an der motorischen Endplatte
- Entleerung von Ach in den synaptischen Spalt
- Anlagerung von Ach an die Rezeptoren
- Veränderung der elektrischen Verhältnisse an den Membranen
- Ausschüttung von Kalzium
- Kontraktion

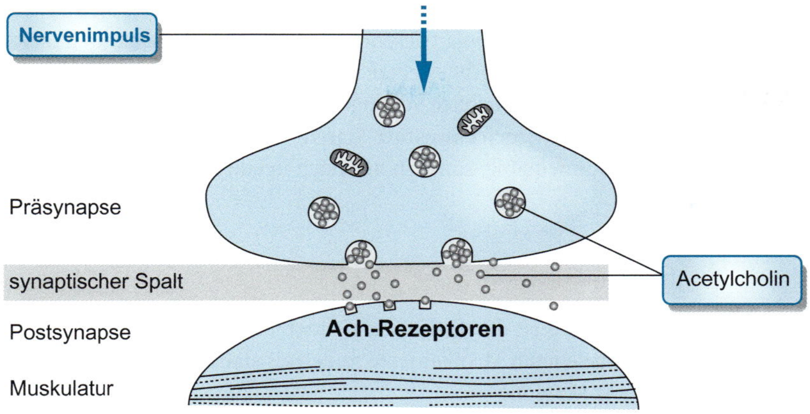

Abb. 14.2 Erregungsübertragung an der motorischen Endplatte. [L157]

Wirkmechanismus der Muskelrelaxanzien

Der Angriffspunkt der peripheren Muskelrelaxanzien liegt an der **motorischen Endplatte,** der Schaltstelle zwischen Nerv und Muskel. Sie lagern sich an die **Rezeptoren** der motorischen Endplatte an und verhindern eine Anlagerung des physiologischen Acetylcholins und somit die Muskelkontraktion. Diese Relaxanzien wirken:

- Depolarisierend oder
- stabilisierend (nicht depolarisierend).

Depolarisierende Muskelrelaxanzien

Depolarisierende Muskelrelaxanzien imitieren die Wirkung des Acetylcholins und lösen anfangs leichte Muskelzuckungen aus. Sie bleiben dann aber am Rezeptor gebunden und verhindern somit die Anlagerung des Acetylcholins und weitere Kontraktionen.

Pharmakon

Suxamethoniumchlorid, z. B. Lysthenon®.

Indikation

Kurze Muskelrelaxation, z. B. zur Intubation oder für Einrenkmanöver unter Kurznarkose.

Wirkung

Depolarisation und Besetzung der Acetylcholinrezeptoren.

❚❚ Depolarisierende Muskelrelaxanzien besetzen die Acetylcholinrezeptoren und lösen nach einer kurzen Kontraktion eine Muskelerschlaffung aus. ❚❚

Nebenwirkungen

- Muskelkater (durch anfängliches Muskelzittern)
- Anstieg des Augeninnendrucks
- Hyperkaliämie (Gefahr von Kammerflimmern)

Kontraindikationen

- Cholinesterase-Mangel
- Polytrauma
- Hyperkaliämie
- neuromuskuläre Erkrankungen (Querschnittslähmung, Polio)

Besonderes

Sowohl das Acetylcholin als auch die depolarisierenden Relaxanzien werden durch die Cholinesterase abgebaut. Bei einigen Menschen gibt es einen angeborenen Mangel an Cholinesterase, sodass die Wirkdauer der Relaxanzien erheblich verlängert wird.

Wegen ihrer relativ **hohen Nebenwirkungsrate** kommen die depolarisierenden Muskelrelaxanzien heute nicht mehr routinemäßig, sondern nur noch in einer eng begrenzten Indikationsstellung zum Einsatz.

Stabilisierende Muskelrelaxanzien

Ausgangssubstanz dieser Gruppe ist das **Curare,** ein südamerikanisches Pfeilgift, das zur Jagd benutzt wird. Die daraus abgeleiteten Medikamente finden als stabilisierende (nicht depolarisierende) Muskelrelaxanzien Anwendung.

Stabilisierende Muskelrelaxanzien besetzen ebenfalls die Acetylcholinrezeptoren, erregen aber im Gegensatz zu den depolarisierenden Muskelrelaxanzien die Rezeptoren nicht und erzeugen somit auch keine Kontraktionen.

Pharmaka

- Vecuronium, z. B. Vecuronium Inresa®
- Pancuronium, z. B. Pancuronium Rotexmedica®
- Atracurium, z. B. Atracurium Hameln®

Indikationen

- Muskelrelaxation bei Operationen (Hauptindikation)
- schwerste Muskelkrämpfe, z. B. bei Tollwut, Tetanus
- Intubation

Wirkungen

Reversible Blockade des Acetylcholin-Rezeptors, Verhinderung der Depolarisation durch Acetylcholin.

Die Skelettmuskeln reagieren nach der Gabe von Muskelrelaxanzien in folgender Reihenfolge:

- Auge
- Zunge
- Finger
- Rumpfmuskeln
- Extremitätenmuskeln
- Zwischenrippenmuskeln
- Zwerchfell

❚❚ Stabilisierende Muskelrelaxanzien wirken als Antagonisten an den Acetylcholinrezeptoren der motorischen Endplatte. ❚❚

Nebenwirkungen

- Blutdruckabfall
- ggf. Tachykardie (Pancuronium inresa®)

Kontraindikationen

- Muskelschwächeerkrankungen
- Myasthenia gravis (Erkrankung mit vorzeitiger Ermüdbarkeit der Willkürmuskulatur durch Antikörper gegen Acetylcholin-Rezeptoren)
- Lambert-Eaton-Syndrom.

Besonderes

Die durch Histamin vermittelten Nebenwirkungen wie Blutdruckabfall und Bronchokonstriktion können gemildert werden durch Vorab-Gabe von Promethazin (Atosil®), einem Neuroleptikum.

14.2.3 Weitere Muskelrelaxanzien

Botulinumtoxin

Botulinumtoxin A (Botox®) hemmt die Ausschüttung des Neurotransmitters Acetylcholin an den motorischen Endplatten. Dadurch unterbricht es die Signalübertragung zwischen Nerv und Muskel, die quer gestreifte Muskulatur wird gelähmt. Es stammt aus dem Bakterium Clostridium botulinum, das lebensgefährliche Nahrungsmittelvergiftungen (Botulismus) hervorruft. Botulinumtoxin A wird bei lokalisierten Muskelspastiken intramuskulär injiziert. Wie die Wirkung sind die unerwünschten Wirkungen auf die Dauer von etwa 3 Monaten beschränkt, danach können die Injektionen wiederholt werden.

Pharmakon
Botulinumtoxin A, z. B. Botox®.

Indikationen
- örtliche Spastizität, z. B. der Hand und des Handgelenks von Schlaganfallpatienten
- spastischer Spitzfuß
- Schiefhals
- Schönheitsmedizin zur Reduktion der Mimikfalten

Wirkungen
Hemmung der Ausschüttung des Neurotransmitters Acetylcholin an den motorischen Endplatten.

Nebenwirkungen
- Schmerzen an der Einstichstelle
- Schwächen in der benachbarten Muskulatur

Kontraindikation
Nerven- und Muskelerkrankungen.

Besonderes
Botulinumtoxin wird intramuskulär appliziert.

Dantrolen

Dantrolen (Dantamacrin®) wirkt direkt am Muskel, wo es die für eine Muskelkontraktion notwendige Kalziumfreisetzung hemmt. Dantrolen wird mit strenger Indikationsstellung nur dann eingesetzt, wenn eine Muskelspastik anders nicht zu beherrschen ist.

Pharmakon
Dantrolen, z. B. Dantamacrin®.

Indikationen
- schwere Muskelspastik
- maligne Hyperthermie
- malignes neuroleptisches Syndrom

Wirkungen
Hemmung der Kalziumfreisetzung direkt am Muskel.

Nebenwirkungen

- Schwindel
- Durchfälle
- Leberfunktionsstörungen

Kontraindikation

- Leberinsuffizienz
- eingeschränkte Lungenfunktion
- Herzinsuffizienz

14.3 Einnahmehinweise

Wegen der sedierenden Nebeneffekte der zentralen Muskelrelaxanzien empfiehlt sich eine Einnahme am Abend.

14.4 Wiederholungsfragen

1. Was sind Spasmolytika, was sind Muskelrelaxanzien? (➢ 14)
2. Welche Indikationen gibt es für Spasmolytika? (➢ 14.1)
3. Wodurch unterscheiden sich Parasympatholytika und muskulotrope Spasmolytika? (➢ 14.1.1 und ➢ 14.1.2)
4. Welche Indikationen sind für Muskelrelaxanzien typisch? (➢ 14.2)
5. Was sind depolarisierende Muskelrelaxanzien, wie wirken sie? (➢ 14.2.2)
6. Welcher Wirkstoff ist ein depolarisierendes Muskelrelaxans und wodurch unterscheidet er sich von stabilisierenden Muskelrelaxanzien? (➢ 14.2.2)
7. Wie wirken stabilisierende Muskelrelaxanzien? (➢ 14.2.2)
8. Welches ist die Ausgangssubstanz der Gruppe der stabilisierenden Muskelrelaxanzien? (➢ 14.2.2)
9. Wie werden Muskelspastiken medikamentös behandelt? (➢ 14.2.1 und ➢ 14.2.3)
10. Sind folgende Aussagen richtig oder falsch? (➢ 14.1 und ➢ 14.2)
    - Spasmolytika und Muskelrelaxanzien beeinflussen vor allem den Neurotransmitter Acetylcholin
    - Botulinumtoxin A ist ein muskulotropes Spasmolytikum
    - Spasmolytika wirken nur im Magen-Darm-Trakt
    - Papaverin und Dantrolen wirken direkt auf die Muskelzelle
    - Spasmolytika lösen nur Krämpfe der glatten Muskulatur
    - Spasmolytika, die nur peripher wirken haben weniger Nebenwirkungen
    - Zentrale Muskelrelaxanzien machen müde
    - Muskelrelaxanzien führen zur Erschlaffung der gesamten Muskulatur
11. Lückentext zu Muskelrelaxanzien (➢ 14.2). Die im Rahmen der Anästhesie verwendeten peripheren Muskelrelaxanzien wirken an der Kontaktstelle zwischen einer ____________ und einer Muskelfaser. Nicht ____________ Muskelrelaxanzien konkurrieren mit dem Acetylcholin um die Rezeptorplätze. Sie binden sich an die Acetylcholinrezeptoren, ohne dabei die Zellmembran zu depolarisieren und eine ____________ auszulösen (kompetitive Antagonisten). Die heute gebräuchlichen ____________ Muskelrelaxanzien sind v. a. Atracurium, Pancuronium und Vecuronium. Auch depolarisierende ____________ binden sich an Acetylcholinrezeptoren. Sie erzeugen, genau wie Acetylcholin, eine Depolarisation, werden aber nicht inaktiviert. Es kommt zur Dauerdepolarisation der Zellmembran. Auf diese kann die ____________ jedoch nicht mit einer Dauerkontraktion, sondern nur mit einer kurzfristigen Muskelzuckung zu Beginn der Depolarisation reagieren. Danach ist die Muskelzelle ____________. Weiteres Acetylcholin kann an den nun besetzten Rezeptoren keinen Effekt mehr entfalten. Das einzige therapeutisch verwendete depolarisierende Muskelrelaxans ist ____________ (Succinylcholin). Die für die Behandlung chronisch spastischer Erkrankungen zugelassenen Arzneistoffe wirken über unterschiedliche pharmakologische Ansatzpunkte im zentralen ____________ und am Muskel. Die meisten zentral wirksamen ____________ dämpfen von übergeordneter Stelle aus die Erregbarkeit der motorischen Nervenzelle des Rückenmarks. Peripher wirksam sind ____________ und ____________. Dantrolen wirkt direkt am ____________, wo es die für eine Muskelkontraktion notwendige Kalziumfreisetzung hemmt. Botulinumtoxin A hemmt die Ausschüttung des Neurotransmitters ____________ an den motorischen Endplatten. Dadurch unterbricht es die Signalübertragung zwischen Nerv und Muskel, die quer gestreifte Muskulatur wird gelähmt. Es stammt aus dem Bakterium Clostridium botulinum, das lebensgefährliche Nahrungsmittelvergiftungen (____________) hervorruft.

KAPITEL

15 Diuretika

Diuretika sind Medikamente, die die **Harnausscheidung** der Nieren fördern. Die Nieren bilden durch Filtration schädlicher Stoffwechselprodukte (harnpflichtige Substanzen) aus dem Blut den Harn. Die ableitenden Harnwege sammeln den aus den Nieren austretenden Harn und leiten ihn über Harnleiter, Harnblase und Harnröhre nach außen ab.

15.1 Harnbildung

Die Niere besitzt neben den Blutgefäßen ein kompliziertes System von **Nierenkörperchen** und **Nierenkanälchen** (Nephrone), das für die Harnbildung verantwortlich ist. Die Niere eines Erwachsenen besitzt ca. 1,2 Millionen solcher Nephrone, die die Arbeitseinheiten der Niere darstellen.

Anteile eines Nephrons

- Nierenkörperchen (Glomerulum) (➤ Abb. 15.1)
- Nierenkanälchen (Tubulus) (➤ Abb. 15.2)

Mehrere Tubuli münden in der Nierenrinde in ein Sammelrohr, das den Harn schließlich zum Nierenbecken transportiert, von wo aus er dann über die ableitenden Harnwege ausgeschieden wird. Im **Glomerulum** wird durch Filtration aus dem Blut der Primärharn (Vorharn) gebildet. Im **Tubulus** wird durch Rückresorption von Flüssigkeit und Mineralien der Sekundärharn (Endharn) gebildet.

15.1.1 Bildung des Primärharns (Vorharn)

Die Bildung des Primärharns (Vorharn) findet im Glomerulum statt. Hier wird ein **Ultrafiltrat** des Blutplasmas gebildet, das die meisten im Blut gelösten Stoffe in gleicher Konzentration enthält. Lediglich die Blutkörperchen und Eiweiße verbleiben im Gefäßsystem, da die „Poren" der Glomerulummembran nur Teilchen bis zu einer bestimmten Größe passieren lassen (Filterfunktion). Auf diese Weise werden pro Tag ca. 180 Liter Primärharn gebildet.

II Im Nierenkörperchen werden durch Filtration aus dem Blut etwa 180 Liter Vorharn pro Tag gebildet. **II**

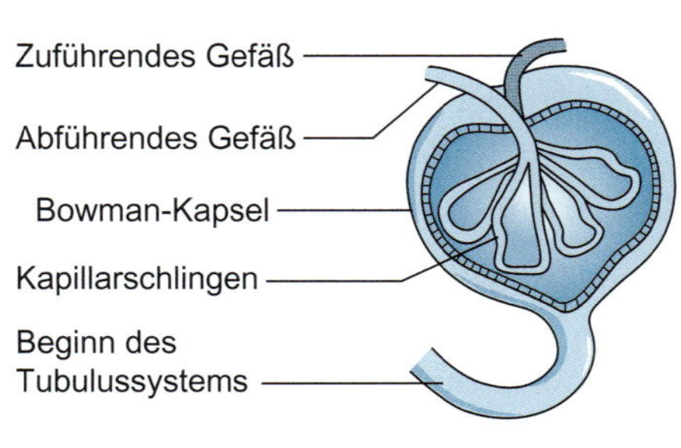

Abb. 15.1 Bau eines Nierenkörperchens. [L157]

15.1.2 Bildung des Sekundärharns (Endharn)

Auf seinem Weg durch das Tubulussystem (Nierenkanälchen) wird der Primärharn durch Rückresorption von Flüssigkeit und anderen Bestandteilen auf unter 1 % seiner ursprünglichen Menge vermindert, also auf ca. 1,5 l/Tag. Die Konzentration von Harnstoff, NaCl und anderen Stoffen ist im Endharn ca. 3- bis 4-mal höher als im Blut.

Im Nierenmark bilden die Blutgefäße und Nierentubuli gestreckt verlaufende Leitungsbündel. Die Rückresorption erfolgt nach dem komplizierten Haarnadelgegenstromprinzip, das einen Rückstrom von Flüssigkeit bei gleichzeitiger Zunahme der Salzkonzentration in der im Tubulussystem verbleibenden Flüssigkeit ermöglicht.

Bau der Nierenröhrchen (Tubuli)

Proximaler Tubulus

Hier werden durch aktive und passive Transportvorgänge Glukose, Elektrolyte und ein Großteil des Wassers rückresorbiert.

Die Henle-Schleife dringt haarnadelförmig mit einem aufsteigenden und absteigenden Schenkel ins Mark ein. Im aufsteigenden, wasserundurchlässigen Teil erfolgt hauptsächlich die aktive Natrium-Rückresorption (➤ Abb. 15.2).

Distaler Tubulus

Das Mittelstück besteht aus dem Verbindungsstück und dem Sammelrohr. Hier spielen das Mineralokortikoid Aldosteron und das Hormon ADH eine wichtige Rolle für die renale Wasserausscheidung. Die Sammelrohre der einzelnen Nephrone vereinen sich zu größeren Sammelkanälen, die schließlich an der Papillenspitze in die Nierenkelche und weiter ins Nierenbecken münden (➤ Abb. 15.2).

❚❚ In den Nierenkanälchen (Tubuli) bildet sich durch Rückresorptionsvorgänge der Endharn. ❚❚

15.1.3 Hormone, die die Diurese steuern

Das Mineralokortikoid Aldosteron und das Hormon Adiuretin (ADH) greifen regulierend in die Harnausscheidung (Diurese) ein.

Aldosteron

Aldosteron wird in der Nebennierenrinde gebildet. Es gehört zur Gruppe der Mineralokortikoide, die eine besondere Wirkung auf den Wasser- und Mineralstoffwechsel besitzen.

Wirkungen

- vermehrte Natrium-Rückresorption im distalen Tubulus der Niere
- vermehrte Kaliumausscheidung durch die Niere
- Zunahme des extrazellulären Flüssigkeitsvolumens
- Steigerung des Blutdrucks

Durch die Natrium-Rückresorption verbleibt mit dem Natrium auch vermehrt Wasser im Organismus. Das erhöhte Volumen steigert den Blutdruck.

❚❚ Medikamente, die die Wirkung des Aldosterons hemmen, können als Blutdrucksenker eingesetzt werden (z. B. Spironolacton). ❚❚

Adiuretin (ADH)

Das Hormon Adiuretin (antidiuretisches Hormon, ADH) wird im Hypothalamus gebildet. Es wird bei einem Anstieg der Plasmaosmolarität (Konzentrationsanstieg im Blut) oder einem Abfall des Plasmavolumens verstärkt ins Blut abgegeben.

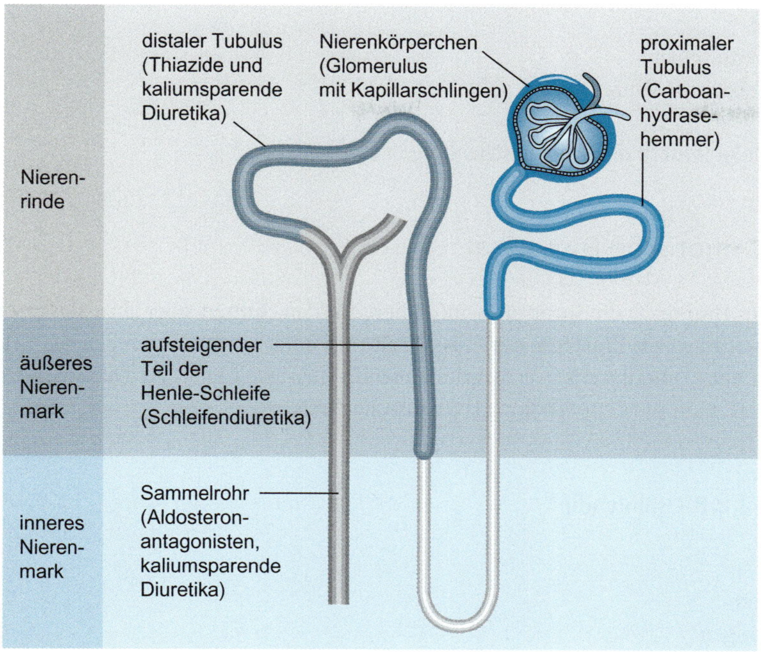

Abb. 15.2 Wirkorte der Diuretika. [L157]

Wirkungen

- erhöht die Wasserdurchlässigkeit des distalen Tubulus und der Sammelrohre der Niere
- vermehrte Rückresorption von Wasser und damit Hemmung der Harnproduktion (Antidiurese)

Beim ADH-Mangel kommt es zum Krankheitsbild des Diabetes insipidus mit einer Harnausscheidung von bis zu 20 l/Tag.

II Analoge des Adiuretins, z. B. Desmopressin (Minirin®), werden bei Diabetes insipidus eingesetzt. **II**

15.2 Wirkprinzip der Diuretika

Diuretika fördern die Harnausscheidung der Niere. Mit Ausnahme der osmotischen Diuretika wirken Diuretika hauptsächlich über eine Steigerung der Natriumausscheidung (Natrium bleibt vermehrt im Tubuluslumen). Das Wasser folgt dem Natrium passiv nach.

Indikationen

Diuretika werden immer dann eingesetzt, wenn über eine erhöhte Harnausscheidung das im Organismus vorhandene Flüssigkeitsvolumen vermindert werden soll:

- bei Ödemen (Ausschwemmung im Gewebe eingelagerter Flüssigkeit)
- bei Bluthochdruck (Verminderung des zirkulierenden Blutvolumens und damit Senkung des Blutdrucks)
- bei Herzinsuffizienz (Verminderung des Blutvolumens, das durch den geschwächten Herzmuskel gepumpt werden muss)
- bei Vergiftungen (verstärkte Ausscheidung der giftigen Substanzen)

Die Diuretika haben je nach Stoffgruppe unterschiedliche Angriffsorte (➤ Abb. 15.2), Wirkprofile und Einsatzbereiche.

Man teilt Diuretika nach ihren Wirkprinzipien in mehrere Gruppen ein:

- osmotische Diuretika
- Carboanhydrase-Hemmer

- Thiazide
- Schleifendiuretika
- Kalium sparende Diuretika

Diuretika fördern die Harnausscheidung.

15.2.1 Osmotische Diuretika

Osmotische Diuretika, die intravenös infundiert werden, führen über ihre starke osmotische Wirksamkeit zu einem **Einstrom der Flüssigkeit** vom umliegenden Gewebe in das Gefäßsystem. Da die mit den Osmodiuretika vermehrt anfallende Flüssigkeit nicht im Tubulussystem rückresorbiert wird, kommt es zur erhöhten Harnausscheidung.

Pharmaka

- Mannitol, z. B. Osmofundin®

Indikationen

- Hirnödem
- Vergiftungen
- Prophylaxe des akuten Nierenversagens
- Glaukomanfall

Nebenwirkungen

- starker Wasserverlust (Dehydrierung)
- Kreislaufbelastung in der Anfangsphase durch Infusion einer zusätzlichen Flüssigkeitsmenge

Kontraindikationen

- Lungenödem
- Herzinsuffizienz
- Anurie

15.2.2 Thiazide

Thiazide hemmen im distalen Tubulus die Natriumrückresorption. Folge ist der Verbleib von Natrium im Tubulus und eine damit verbundene erhöhte Natrium- und Wasserausscheidung.

Pharmaka

- Xipamid, z. B. Xipamid ratiopharm®
- Indapamid, z. B. Natrilix®
- Hydrochlorothiazid, z. B. HCT Beta®

Indikationen

- Bluthochdruck
- Ödeme bei chronischer Nieren- und Herzinsuffizienz

Nebenwirkungen

- Hypokaliämie
- Exsikkose

Kontraindikationen

- Schwangerschaft
- Leberkoma
- Nierenschäden
- Hypokaliämie

Besonderes

Thiazide werden v. a. bei Hypertonie eingesetzt und sind Bestandteile vieler Kombipräparate zur Senkung des erhöhten Blutdrucks.

15.2.3 Schleifendiuretika

Schleifendiuretika greifen am aufsteigenden Teil der Henle-Schleife an und verhindern dort eine Rückresorption von Natrium. Schleifendiuretika zeichnen sich durch starke Wirkung und schnellen Wirkungseintritt aus.

Schleifendiuretika wirken schnell und stark.

Pharmaka

- Furosemid, z. B. Lasix®
- Piretanid, z. B. Arelix®
- Torasemid, z. B. Torem®, Unat®

Indikationen

- Ödeme bei Nieren- und Herzinsuffizienz, Lungenödem
- drohende Anurie (Versiegen der Harnproduktion)
- forcierte Diurese bei Vergiftungen
- Hypertonie
- nephrotisches Syndrom

Wegen des schnellen Wirkungseintritts sind Schleifendiuretika zur Therapie akuter Ödeme im Notfall geeignet.

Nebenwirkungen

- Hypokaliämie
- Hyperurikämie (Harnsäuregehalt steigt)
- Hörschäden (bei hohen Dosierungen)

Kontraindikationen

- Leberkoma
- Nierenschäden mit Anurie
- bestehende Hypokaliämie
- Schwangerschaft (Langzeitbehandlung)

15.2.4 Kaliumsparende Diuretika

Die kaliumsparenden Diuretika hemmen die Natriumrückresorption im distalen Tubulus. Gleichzeitig kommt es zur erheblichen Kaliumretention. Zu dieser Gruppe zählen auch die **Aldosteron-Antagonisten** (z. B. Spironolacton). Sie blockieren Aldosteron, das die Natriumrückresorption und die Kaliumausscheidung fördert. Dadurch steigern sie Natrium- und Harnausscheidung (➤ 24.1.3).

Pharmaka

- Triamteren (z. B. in Dytide H® + Hydrochlorothiazid)
- Amilorid (z. B. in Amiloretik® + Hydrochlorothiazid)
- Eplerenon, z. B. Inspra®
- Spironolacton, z. B. Aldactone®, Osyrol®

Indikationen

- Langzeittherapie der Hypertonie (in Kombination mit anderen Diuretika)
- primärer und sekundärer Hyperaldosteronismus (Spironolacton)

Nebenwirkungen

- Hyperkaliämie
- Gynäkomastie und Amenorrhö (Spironolacton)
- Störungen im Gastrointestinaltrakt

Kontraindikationen

- Niereninsuffizienz
- bestehende Hyperkaliämie
- bestehende Hyponatriämie
- Schwangerschaft

15.3 Einnahmehinweise

- keine abendliche Einnahme
- ausreichend trinken
- auf ausgewogene Ernährung achten (Elektrolyt- v. a. Kaliummangel vorbeugen)

15.4 Wiederholungsfragen

1. Was sind Diuretika, wann sind Diuretika indiziert? (➤ 15.2)
2. Welche Diuretika wirken sehr stark und schnell? (➤ 15.2.4)
3. Wo greifen die einzelnen Diuretika an und was ist ihr Wirkprinzip? (➤ 15.2)
4. Welche wichtige Nebenwirkung haben Diuretika bezüglich des Elektrolythaushalts? (➤ 15.2)
5. Wie kommt die Wirkung der Aldosteron-Antagonisten zustande? (➤ 15.2.5)
6. Wie wirkt das ADH auf die Ausscheidung? (➤ 15.1.3)

KAPITEL

16 Antihypertensiva

Antihypertensiva sind Medikamente zur Behandlung des **Bluthochdrucks.** Nach Definition der WHO spricht man von einer **Hypertonie,** wenn der systolische Wert über 140 mmHg und der diastolische Wert über 90 mmHg steigt. Etwa 10–20 % der Menschen in den Industrienationen leiden an einer Hypertonie. Wegen der Häufigkeit und der möglichen Langzeitfolgen, wie Infarkt, Arteriosklerose und Schlaganfall, hat die Erkennung und Therapie des Bluthochdrucks eine überragende Bedeutung.

Einteilung der Hypertonien

- primäre, essenzielle Hypertonie (Ursache unbekannt, durch viele Faktoren ausgelöst, häufigste Form, ca. 90 %)
- sekundäre Hypertonie, insgesamt ca. 10 % (Ursache bekannt, Folge von Nieren- und Gefäßerkrankungen, endokrine Hypertonie, Schwangerschaftshypertonie)

Ca. 25 % aller Todesfälle jenseits des 40. Lebensjahres beruhen indirekt auf einer Hypertonie. In 60–70 % der Fälle sterben Hypertoniker an einer Linksherzinsuffizienz bzw. koronaren Herzerkrankung. Etwa die Hälfte aller Hypertoniker entwickelt eine Arteriosklerose.

❚❚ Der Großteil der Hypertoniker ist nicht oder unzureichend behandelt. ❚❚

16.1 Allgemeines Therapieregime der Hypertonie

In seltenen Fällen kann ein erhöhter Blutdruck durch eine operative Beseitigung der Ursache normalisiert werden (Phäochromozytom, Nebennierenrindentumor).

In den allermeisten Fällen aber, gerade bei der **essenziellen Hypertonie,** muss der Blutdruck durch eine wirksame medikamentöse Therapie (oft lebenslang) im Normbereich eingestellt werden. Nur so können die gravierenden Gefäßschäden und ihre Spätfolgen Arteriosklerose, Herzinfarkt und Schlaganfall verhindert werden.

❚❚ Jeder Bluthochdruck sollte durch eine ausreichende medikamentöse Therapie behandelt werden. ❚❚

Allgemeinmaßnahmen

Zusätzlich zu einer medikamentösen Therapie des Bluthochdrucks sollten folgende Maßnahmen ergriffen bzw. Lebensregeln befolgt werden:

- Gewichtsnormalisierung
- salzarme Diät
- körperliches Training
- Rauch- und Alkoholverbot

16.2 Sympathikushemmende Stoffe

Viele klinisch gebräuchlichen Antihypertensiva wirken direkt oder indirekt über eine **Hemmung des Sympathikus.** Eine Hemmung des sympathischen Anteils des vegetativen Nervensystems hat entsprechend der physiologischen Wirkung eine Blutdrucksenkung zur Folge (➤ Abb. 16.1).

16.2.1 α- und β-Rezeptorenblocker (direkte Sympatholytika)

α-Blocker und β-Blocker sind Antagonisten an den Rezeptoren des Sympathikus und führen an unterschiedlichen Stellen zur Abschwächung der Sympathikuswirkung (Sympatholytika). Beide führen neben anderen Effekten zu einer Blutdrucksenkung (➤ Kapitel 8 „Am vegetativen Nervensystem wirksame Pharmaka“).

α-Blocker

Die Blockierung der α-Rezeptoren hat vor allem eine **Gefäßerweiterung** in der Peripherie zur Folge, da die gefäßverengende Stimulation der α-Rezeptoren ausbleibt.

Pharmaka
- Doxazosin, z. B. Cardular PP®
- Uradipil, z. B. Ebrantil®

α-Blocker senken den Blutdruck durch Gefäßerweiterung im peripheren Gefäßsystem.

β-Blocker

Von therapeutischer Bedeutung ist vor allem die Blockade der β_1-Rezeptoren am Herzen, die zur Erniedrigung des Herzzeitvolumens und zur Senkung des Blutdrucks führt. Die Blockade der β_2-Rezeptoren am **Bronchialsystem** ist ein unerwünschter Nebeneffekt. β-Blocker, die überwiegend β_1-Rezeptoren blockieren, nennt man kardioselektiv.

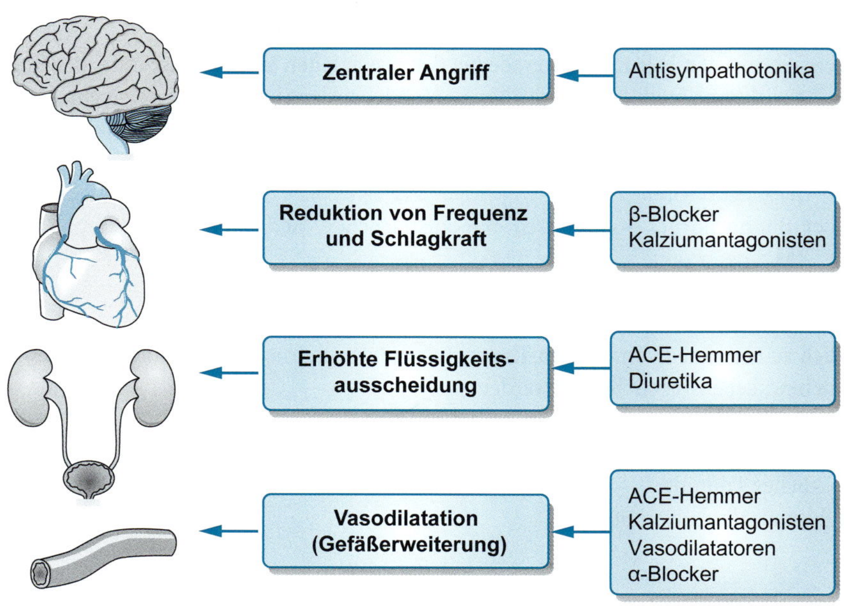

Abb. 16.1 Angriffsorte der Antihypertensiva. [L157]

Pharmaka
- Metoprolol, z. B. Beloc® (kardioselektiv)
- Atenolol, z. B. Tenormin® (kardioselektiv)
- Propranolol, z. B. Dociton® (unselektiv)
- Pindolol, z. B. Visken® (unselektiv, teilweiser Agonist)

❚❚ Unerwünschter Nebeneffekt der β-Blocker: Verengung der Bronchien. ❚❚

16.2.2 Antisympathotonika (indirekte Sympatholytika)

Die zentral wirksamen α_2-Agonisten bewirken durch Erregung der zentralen α_2-Rezeptoren den systemeigenen Rückkopplungsmechanismen des Sympathikus, sodass der Blutdruck gesenkt wird (➤ Kapitel 8 „Am vegetativen Nervensystem wirksame Pharmaka“).

Pharmaka
- Clonidin, z. B. Catapresan®
- Moxonidin, z. B. Physiotens®
- Methyldopa, z. B. Dopegyt®

Indikationen
- schwere Hypertonie
- Hypertonie in der Schwangerschaft (Methyldopa)
- Entzugssymptome bei Opiatentzug und Alkoholdelir (Clonidin)
- Glaukom (Clonidin)

❚❚ Antisympathotonika verringern den Tonus des Symapthikus über Erregung von α_2-Rezeptoren und senken so den Blutdruck. ❚❚

16.3 Nicht am Sympathikus angreifende Stoffe

Zu den Antihypertonika, die nicht am Sympathikus angreifen, gehören die Diuretika, die Kalziumantagonisten, die Vasodilatatoren und Wirkstoffe, die über das Renin-Angiotensin-System wirken (➤ Abb. 16.1).

16.3.1 Kalziumantagonisten

Kalziumantagonisten unterdrücken den Kalziumeinstrom in die Zelle, die Muskelzelle erschlafft. Dies führt am Herzen über eine Abnahme der Herzfrequenz und die Verlängerung der AV-Überleitungszeit zur Blutdrucksenkung. Zusätzlich wirken Kalziumantagonisten durch Erschlaffung der Gefäßmuskulatur gefäßerweiternd und damit blutdrucksenkend. Man unterscheidet nach der Ausprägung der einzelnen Wirkungen Kalziumantagonisten vom Phenylalkylamin-, Benzothiazepin- und Dihydropyridintyp (➤ Abb. 16.2).

Pharmaka
Im Folgenden steht p für Phenylalkylamintyp, b für Benzothiazepintyp und d für Dihydropyridintyp.
- Verapamil, z. B. Isoptin®, p
- Diltiazem, z. B. Dilzem®, b
- Nifedipin, z. B. Adalat®, d
- Nimodipin, z. B. Nimotop®, d

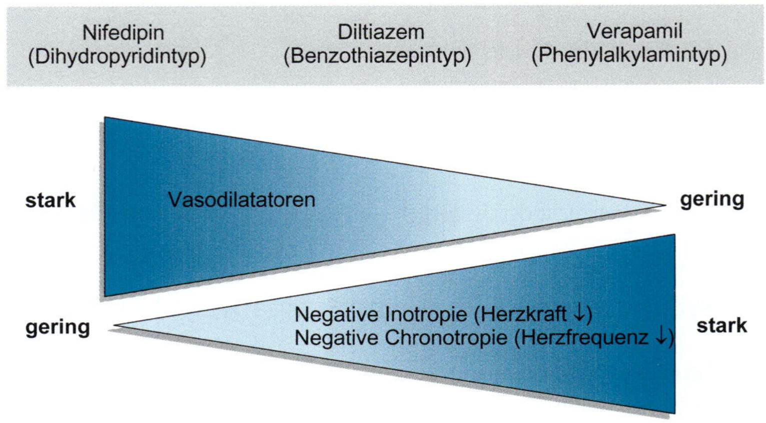

Abb. 16.2 Wirkprofile der Kalziumantagonisten. [L157]

- Nitrendipin, z. B. Bayotensin®, d
- Amlodipin, z. B. Norvasc®, d
- Lercanidipin, z. B. Carmen®, d

Indikationen

- Hypertonie
- Koronare Herzkrankheit
- Beseitigung von Gefäßspasmen nach Subarachnoidalblutung (Nimodipin)
- vaskuläre Demenz (Nimodipin)
- Herzrhythmusstörungen (Verapamil)

Wirkung

Kalzium-Kanalblockade und dadurch:

- Gefäßerweiterung
- Herzfrequenzsenkung
- Herzkraftsenkung

Nebenwirkungen

- Flush (Gesichtsröte)
- Schwindel, Müdigkeit
- allergische Hautreaktionen
- Beinödeme
- Parästhesien (Hautempfindungsstörungen)

Kontraindikation

Schwangerschaft.

16.3.2 Arzneimittel, die über das Renin-Angiotensin-System wirken

Zu den Arzneimitteln, die über das Renin-Angiotensin-System wirken, gehören:

- ACE-Hemmer
- Sartane
- Renin-Hemmer

Angiotensin II ist eine der stärksten vasokonstriktorisch und damit blutdrucksteigernd wirksamen Substanzen. Durch verschiedene Wirkmechanismen kann seine Wirkung abgeschwächt werden. ACE-Hemmer verhindern die Synthese des Angiotensin-Converting-Enzyms (ACE). Das ACE katalysiert die Synthese von Angiotensin I zu Angiotensin II. Sartane (AT_1-Blocker) blockieren den Rezeptor des Angiotensin II (Subtyp 1). Renin-Hemmer wirken bereits auf die Vorstufe, das Angiotensin I.

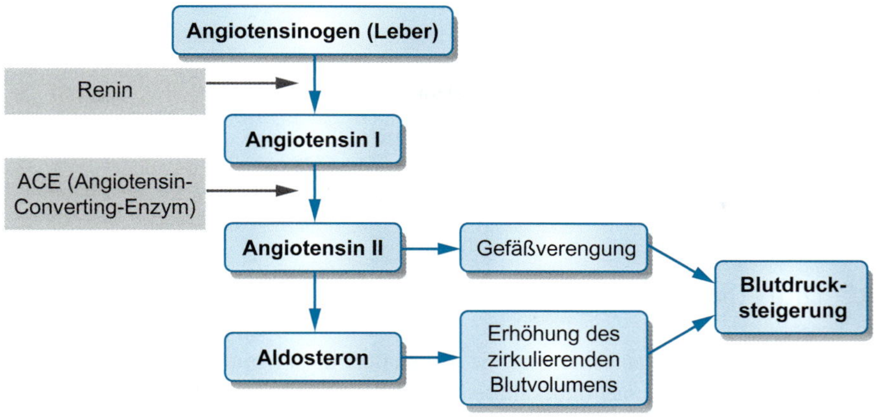

Abb. 16.3 Renin-Angiotensin-Mechanismus. [L157]

Sie hemmen das Enzym Renin, sodass weniger Angiotensin I entsteht. Ist die Angiotensin-II-Konzentration vermindert, wird der Blutdruck gesenkt. Zusätzlich wird die Bildung des Aldosterons eingeschränkt, welches die Ausscheidung vermindert und damit das Blutvolumen erhöht (➤ Abb. 16.3).

Pharmaka

Im Folgenden steht A für ACE-Hemmer, S für Sartane und R für Renin-Hemmer.

- Quinapril, z. B. Accupro®, A
- Captopril, z. B. ACE-Hemmer ratiopharm®, A
- Enalapril, z. B. Xanef®, A
- Ramipril, z. B. Delix®, A
- Losartan, z. B. Lorzaar®, S
- Valsartan, z. B. Diovan®, S
- Eprosartan, z. B. Teveten mono®, S
- Aliskiren, z. B. Rasilez®, R

Indikationen

- nierengefäßbedingter Hochdruck
- essenzielle Hypertonie
- Herzinsuffizienz (ACE-Hemmer und einzelne Sartane)

Wirkung

Blutdrucksenkung durch verminderte Wirkung des Angiotensin II durch Hemmung von Renin, ACE oder Rezeptor-Blockade.

Nebenwirkungen

Die subjektive Verträglichkeit der ACE-Hemmer ist in der Regel gut, Nebenwirkungen sind selten. AT_1-Blocker haben den Vorteil, dass kein Reizhusten auftritt.

- Reizhusten (in 5–15 % der Fälle, nicht bei Sartanen)
- Allergien (z. B. Urtikaria, Larynxödem, Angioödem)
- Übelkeit
- Störungen des Geschmacksinns
- Hyperkaliämie (keine Kombination mit kaliumsparenden Diuretika!)
- Agranulozytose

Kontraindikationen

- Angioödem in der Vorgeschichte
- Niereninsuffizienz im Endstadium
- primärer Hyperaldosteronismus
- gleichzeitige immunsuppressive Therapie

Besonderes

Kontrolle des Kalium-Haushalts notwendig.

Wirkdauer der ACE-Hemmer

- Captopril: kurze Halbwertszeit → mehrere Einnahmen/Tag
- Enalapril und andere: längere Halbwertszeit → Einmalgabe/Tag
- Ramipril: längste Halbwertszeit → 48 Stunden Wirkdauer

16.3.3 Diuretika

Diuretika fördern die Harnausscheidung. Sie wirken über die Verminderung des zirkulierenden Blutvolumens und andere noch unbekannte Mechanismen ebenfalls blutdrucksenkend und gehören zu den Mitteln der Wahl bei Hypertonie (➤ Kapitel 15 „Diuretika“).

16.3.4 Vasodilatatoren

Vasodilatatoren erweitern die Gefäße in der Peripherie durch direkten Angriff an der Gefäßmuskulatur und führen dadurch zu einer Blutdrucksenkung.

❚❚ Vasodilatatoren führen zur direkten Gefäßerweiterung und Blutdrucksenkung. ❚❚

Pharmaka

- Minoxidil, z. B. Lonolox®
- Dihydralazin, z. B. Nepresol®

Indikationen

- Hypertonie in Kombination mit anderen Wirkstoffen
- Minoxidil bei schwerer Hypertonie

Wirkung

Direkter Angriff an der Gefäßmuskulatur.

Nebenwirkungen

- Kreislaufstörungen, Schwindel
- bei Dihydralazin kompensatorische Tachykardie, daher zusätzlich β-Blocker
- bei Minoxidil Natrium- und Wasserretention, daher zusätzlich Diuretika
- bei Minoxidil verstärktes Haarwachstum

Kontraindikation

- Koronarsklerose (Dihydralazin)
- Ulkusleiden

16.4 Medikamentöse Stufentherapie der Hypertonie

Zur medikamentösen Therapie der Hypertonie stehen fünf Basis-**Antihypertonika** zur Verfügung (➤ Abb. 16.4), die je nach Bedarf und Höhe der Hypertonie kombiniert werden können:

- Diuretika, z. B. HCT Beta®, erhöhen die Flüssigkeitsausscheidung, reduzieren das Blutvolumen und senken den Blutdruck
- β-Blocker, z. B. Beloc ZOK®, senken Herzfrequenz und Blutdruck

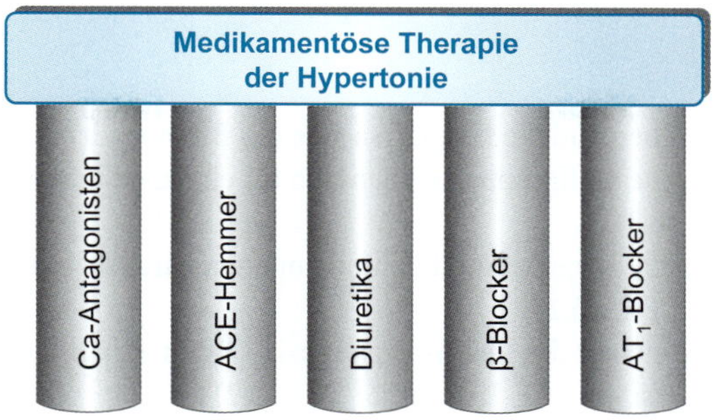

Abb. 16.4 Medikamentöse Therapie der Hypertonie, Stufe 1 und 2 (Basistherapie). [L157]

- ACE-Hemmer, z. B. Xanef® oder Delix®, hemmen die Bildung von Angiotensin II und so den Renin-Angiotensin-Aldosteron-Mechanismus
- AT_1-Blocker (Sartane), z. B. Lorzaar® oder Blopress®, blockieren Angiontensin-II-Rezeptoren und so den Renin-Angiotensin-Aldosterin-Mechanismus
- Kalziumantagonisten, z. B. Dilzem® oder Adalat®, führen über eine Gefäßerweiterung und eine Reduzierung der Schlagkraft zu einer Blutdrucksenkung

Medikamentöse Basistherapie der Hypertonie mit β-Blocker, Diuretikum, ACE-Hemmer, Sartan, Kalziumantagonist oder Zweier-Kombination aus diesen Wirkstoffen.

Kommt es in der ersten Stufe einer Monotherapie mit einem der fünf genannten Wirkstoffe nicht zu einer Blutdrucknormalisierung, werden diese Wirkstoffe in Stufe 2 miteinander kombiniert. Alle fünf Wirkstoffe können dabei kombiniert werden (Ausnahme ACE-Hemmer und Sartane wegen ähnlichem Wirkmechanismus). Bei unzureichender Wirkung kommen in der 3. Stufe (Dreierkombination), auch noch Vasodilatanzien, wie Dihydralazin und α-Blocker wie Doxazosin, infrage. Ab Stufe 4 (Vierer-Kombination) werden auch Antisympathotonika eingesetzt. Minoxidil bleibt schweren Hypertonien vorbehalten, bei denen verschiedene Dreier- oder Vierer-Kombinationen zum Einsatz kommen (➤ Abb. 16.4).

16.4.1 Therapie des hypertensiven Notfalls

Ein hypertensiver Notfall liegt vor, wenn aufgrund eines krisenhaften Anstiegs des Blutdrucks eine lebensbedrohliche Situation eingetreten ist, die eine sofortige Senkung des Blutdrucks erforderlich macht. Bei Hochdruckkrisen kann es zur Hirnblutung oder akuten Herzinsuffizienz kommen.

Medikamente zur Behandlung der Hochdruckkrise

Die folgenden Medikamente werden in dieser Reihenfolge gegeben, wenn jeweils keine Besserung eintritt:
- als Tropfen (sublinguale Gabe): Nifedipin, z. B. Nifedipin ratiopharm®
- Clonidin i. v., z. B. Paracefan®
- Dihydralazin i. v., z. B. Nepresol®
- Furosemid i. v., z. B. Lasix®

16.5 Einnahmehinweise

- regelmäßige Einnahme (oft schlechte Compliance)
- kein abruptes Absetzen
- Gabe bevorzugt morgens, je nach Blutdruckschwankungen im Tagesverlauf auch abends

16.6 Wiederholungsfragen

1. Welches sind die Hauptursachen des Bluthochdrucks? (Einleitung ➤ Kap. 16)
2. Welche Stoffgruppen eignen sich für eine medikamentöse Blutdrucksenkung? (➤ 16.2 und ➤ 16.3)
3. Welche Allgemeinmaßnahmen müssen parallel zu einer medikamentösen Behandlung erfolgen? (➤ 16.1)
4. Wie steuert das Renin-Angiotensin-System den Blutdruck? (➤ 16.3.2)
5. Was ist ein ACE-Hemmer? (➤ 16.3.2)
6. Wie wirken β-Blocker? (➤ 16.2.1)
7. In welche Gruppe der Antihypertensiva gehört das Captopril? (➤ 16.3.2)
8. Welche mögliche Zweierkombination zur Bluthochdrucktherapie gibt es? (➤ 16.4)
9. In welche Stufe in der Hypertoniebehandlung ordnen Sie folgende Präparate ein und warum? Sevikar® (Olmesartan+Amlodipin), Beloc® ZOK (Metoprolol), Acercomb® (Lisinopril+Hydrochlorothiazid), Exforge® HCT (Valsartan+Amlodipin+Hydrochlorothiazid), Cardular® PP (Doxazosin)

KAPITEL

17 Antiarrhythmika

Antiarrhythmika sind Medikamente zur **Regulierung des Herzrhythmus.** Veränderungen des normalen Herzrhythmus sind von unterschiedlicher Ursache und Ausprägung. Sie können vom klinisch unbemerkten Extraschlag (Extrasystole) bis zum tödlichen Kammerflimmern reichen.

Das Herz besitzt ein eigenes **Reizleitungssystem** mit der Fähigkeit zur selbstständigen Erregungsbildung und -leitung. Man teilt die Rhythmusstörungen in Erregungsbildungsstörungen und Erregungsleitungsstörungen ein. Bei Erregungsbildungsstörungen liegt eine Erkrankung der Schrittmacherzellen vor, bei Erregungsleitungsstörungen ist die Ausbreitung der Erregung über das Herz gestört. Beide genannten Formen können zur Störung des Herzrhythmus, also zur ungeregelten Herzkontraktion mit schlechter Auswurfleistung führen. Zudem kann eine pathologische Erhöhung (Tachykardie) oder Erniedrigung (Bradykardie) der Herzfrequenz vorliegen.

17.1 Ursachen und Formen von Rhythmusstörungen

Ursache und Ausprägung der Herzrhythmusstörungen sind vielfältig. Herzrhythmusstörungen hat praktisch jeder Mensch ein oder mehrmals im Laufe seines Lebens, wobei nicht jede Rhythmusstörung auch behandlungsbedürftig ist.

17.1.1 Ursachen von Rhythmusstörungen

Hauptursachen der Rhythmusstörungen sind Schädigungen des Herzgewebes durch:

- Verengung der Koronargefäße (KHK)
- Infarkte oder
- Infekte (Myokarditis)

Seltenere Ursachen sind:

- Elektrolytstörungen (Kalium, Kalzium)
- Schilddrüsenüberfunktion
- Medikamente (Digitalisüberdosis, Antidepressiva)

❚❚ Hauptursache der Rhythmusstörungen ist die Sauerstoffunterversorgung des Herzmuskels. ❚❚

17.1.2 Formen von Rhythmusstörungen

Häufige Rhythmusstörungen

- Extraschläge (Extrasystolen, supraventrikulär und ventrikulär)
- Bradykardien (Frequenz < 50 Schläge pro Minute)
- Tachykardien (Frequenz > 100 Schläge pro Minute)
- Kammerflimmern (ungeordnete, zitterartige Kontraktionen)

Die **ventrikulären** (von der Kammer ausgehenden) Extrasystolen können je nach Häufigkeit und ausgehendem Zentrum weiter klassifiziert werden (Klassifikation nach LOWN). Kriterien sind dabei:
- Anzahl der Extrasystolen
- monotope Extrasystolen = von einem Zentrum ausgehende Extrasystolen → lokale Schädigung
- polytope Extrasystolen = von mehreren Zentren ausgehende Extrasystolen → diffuse Schädigung

17.2 Antiarrhythmika gegen tachykarde Rhythmusstörungen

Antiarrhythmika zur Behandlung von tachykarden Herzrhythmusstörungen und Extrasystolen stellen das Membranpotenzial der Herzmuskelzelle wieder so ein, dass die ungewollten Erregungen unterbleiben. Erreicht wird dies durch Blockade der Natrium-, Kalium- oder Kalzium-Kanäle sowie der β_1-Rezeptoren.

Die klassischen Antiarrhythmika werden nach ihrem unterschiedlichen Wirkprofil in Untergruppen nach Vaughan-Williams eingeteilt.

Antiarrhythmika nach Vaughan-Williams
- Klasse I. Natriumkanalblocker (Ia: Chinidin-Typ, Ib: Lidocain-Typ, Ic: Zwischen-Typ)
- Klasse II. β-Rezeptoren-Blocker
- Klasse III. Kaliumkanalblocker
- Klasse IV. Kalziumantagonisten

Wirkungen der Antiarrhythmika auf das Herz
- Erniedrigung der Frequenz (negative Chronotropie)
- Erniedrigung der Kontraktionskraft (negative Inotropie)
- Erniedrigung der Erregbarkeit (negative Bathmotropie)

Besonderheiten

Studien haben gezeigt, dass aus prognostischer Sicht eine Langzeittherapie mit Antiarrhythmika der Klasse I (seltener der Klasse III) nach Herzinfarkt oder bei manifester Herzinsuffizienz nicht gerechtfertigt erscheint, da sie die Sterberate nicht senken, sondern durch Verursachung weiterer Rhythmusstörungen die Prognose eher verschlechtern (sog. „proarrhythmischer Effekt").

17.2.1 Natriumkanalblocker (Klasse I)

Pharmaka dieser Klasse blockieren die **Natriumkanäle** und verlangsamen dadurch den Natriumeinstrom. Folge ist eine Abnahme der Erregbarkeit der Zellen am Herzen. Diese Substanzklasse wird in die Klasse Ia (chinidinartige), Ib (lidocainartige) und Ic unterteilt.

❚❚ Hemmung des Natriumstroms in die Zelle verringert die elektrische Erregbarkeit. ❚❚

Pharmaka
- Ajmalin, z. B. Gilurytmal®, Klasse Ia
- Prajmalium, z. B. Neo-Gilurytmal®, Klasse Ia
- Lidocain, z. B. Xylocitin cor®, Klasse Ib
- Propafenon, z. B. Rytmonorm®, Klasse Ic

Indikationen
- Vorhofflimmern und -flattern
- Tachyarrhythmie
- WPW-Syndrom (erhöhte und verfrühte Erregbarkeit verschiedener Herzbezirke, insbes. Ajmalin und Prajmalium)
- Prophylaxe und Therapie ventrikulärer Arrhythmien
- Kammerarrhythmie (Lidocain)
- Kammerextrasystolie nach Herzinfarkt (Lidocain)

Wirkung
Blockierung der Natriumkanäle an der Zellmembran und dadurch Verringerung der Leitungsgeschwindigkeit und Kontraktionskraft.

Nebenwirkungen
- Blutdruckabfall bis hin zum Schock (insb. Lidocain)
- Schwindel, Übelkeit und Erbrechen
- Magen-Darm-Störungen
- allergische Reaktionen (zuvor testen)
- Hörstörungen, Schwindel
- Bradykardie (Ajmalin, Prajmalium)
- Krämpfe (Lidocain)
- Kopfschmerzen

❚❚ Blutdruck-, Herzfrequenz- und Kontraktionskraftminderung bei Antiarrhythmika. ❚❚

Kontraindikationen
- Herzinsuffizienz
- Digitalisintoxikation
- Endokarditis (bakteriell)
- AV-Block
- starke Hypotonie
- Glaukom
- Bradykardie
- Leber- und Nierenschäden

❚❚ Wegen gefährlicher Summationseffekte werden Antiarrhythmika i. d. R. nicht kombiniert. ❚❚

Besonderes
Lidocain ist auch ein **Lokalanästhetikum.** Es ist i. v. gut steuerbar und schnell wirksam (➤ 13.2).

❚❚ Lidocain wirkt auch als Lokalanästhetikum. ❚❚

17.2.2 β-Blocker (Klasse II)

β-Blocker wirken über eine Blockade der **β-Rezeptoren** am Herzen. Sie wirken besonders bei Kammertachykardien und Extrasystolen, die von der Kammer ausgehen. Sie werden in ➤ Kapitel 8 „Am vegetativen Nervensystem wirkende Pharmaka“ (Sympatholytika) besprochen.

❚❚ β-Blocker senken vor allem die Herzfrequenz. ❚❚

17.2.3 Kaliumantagonisten (Klasse III)

Kaliumantagonisten verlängern über eine dem Kalium entgegengesetzte Wirkung die Dauer des Aktionspotenzials und damit die Erregbarkeit. Wegen der erheblichen Nebenwirkungen werden Kaliumantagonisten nur unter strenger Indikationsstellung eingesetzt.

Pharmakon

- Dronedaron, z. B. Multaq®
- Amiodaron, z. B. Cordarex®

Indikationen

- supraventrikuläre Herzrhythmusstörungen
- supraventrikuläre Tachykardie
- schwerwiegende tachykarde ventrikuläre Herzrhythmusstörungen

Wirkung

Aktionspotenzialdauer an der Herzmuskelzelle verlängert durch Kalium-Kanal-Beeinflussung, dadurch Frequenzerniedrigung.

Nebenwirkungen

- Kumulationsgefahr (lange Verweildauer im Körper, HWZ: 2–4 Wochen bei Amiodaron)
- Hornhauttrübungen (Medikament lagert sich in die Kornea ein)
- Neuropathien (Nervenschmerzen durch Einlagerung)
- Störungen der Schilddrüsenfunktion (durch hohen Jodgehalt bei Amiodaron)
- Fotosensibilisierung (Neigung zu Sonnenbrand)

II Wegen der hohen Nebenwirkungsrate bei Amiodaron strenge Indikationsstellung. **II**

Kontraindikationen

- Sinusbradykardie
- Reizleitungsstörungen
- Jodallergie und Schilddrüsenerkrankungen (Amiodaron)
- Schwangerschaft und Stillzeit
- bestehende Lungenerkrankungen

Besonderes

Bei regelmäßiger Einnahme von Amiodaron sollten augenärztliche Kontrolluntersuchungen erfolgen.

17.2.4 Kalziumantagonisten (Klasse IV)

Kalziumantagonisten unterdrücken den Kalziumeinstrom in die Zelle. Dies führt zur Frequenzabnahme und zur Verlängerung der AV-Überleitungszeit (die Zeit, die ein elektrischer Impuls zwischen Vorhof und Kammer benötigt). Der Klassiker der Kalziumantagonisten mit antiarrhythmischer Wirkung ist Verapamil. Andere Kalziumkanalblocker werden eher als Antihypertonika verwendet (➤ Kapitel 16).

Pharmaka

- Verapamil, z. B. Isoptin®
- Diltiazem, z. B. Dilzem®

17

Indikation
Supraventrikuläre tachykarde Rhythmusstörungen.

Wirkung
Kalziumkanalblockade.

Nebenwirkungen
- Blutdruckabfall
- Verstopfung (Obstipation)
- AV-Block
- Bradykardie
- allergische Nebenwirkungen

Kontraindikationen
- AV-Block
- Herzinsuffizienz
- WPW-Syndrom (Risiko einer Kammertachykardie)
- Krankhafter Sinusknoten (Sick-Sinus)

17.3 Antiarrhythmika gegen bradykarde Rhythmusstörungen

Bradykarde Rhythmusstörungen werden im Wesentlichen durch Stimulierung des Sympathikus bzw. Dämpfung des Parasympathikus behandelt. Ausführliche Beschreibung in ➤ Kapitel 8 „Am vegetativen Nervensystem wirksame Pharmaka".

17.3.1 Parasympatholytika

Parasympatholytika schwächen den Parasympathikus in seiner Aktivität. Da dieser die Herzfrequenz senkt, erhöhen Parasympatholytika diese.

Pharmakon
Atropinsulfat, z. B. Atropinsulfat Dr. Köhler Chemie®

Indikation
Sinusbradykardie.

Wirkung
Kompetitive Besetzung der Acetylcholinrezeptoren.

17.4 Einnahmehinweise

- regelmäßige Einnahme
- vergessene Dosis wegen Kumulationsgefahr (Überdosierung möglich) nicht nachdosieren

17.5 Wiederholungsfragen

1. Was ist ein Antiarrhythmikum? (Einleitung ➤ Kap. 17)
2. Welche Formen von Rhythmusstörungen des Herzens gibt es? (➤ 17.1)
3. Wo können die Ursachen von Rhythmusstörungen liegen? (➤ 17.1)
4. Wie wirken β-Blocker und bei welchen Formen der Rhythmusstörungen können sie eingesetzt werden? (➤ 17.2.2)
5. Welche zwei Einsatzgebiete hat Lidocain? (➤ 17.2.1)
6. Wie wirken Kalziumantagonisten bei Herzrhythmusstörungen? (➤ 17.2.4)
7. Welches Medikament kann zur Frequenzsteigerung bei einer Sinusbradykardie angewendet werden? (➤ 17.3.2)
8. Bei welchen Rhythmusstörungen kommt ein β-Sympathomimetikum wie Orciprenalin zum Einsatz? (➤ 17.3.1)

Tab. 17.1 Übungstabelle Antiarrhythmika-Übersicht. (➤ 17.2 und ➤ 17.3)

Wirkstoffgruppe		Wirkstoffe	Wirkung	
		Atropinsulfat	Blockade des Parasympathikus	Herzfrequenz- und Kontraktionskraft ↑↑
AM bei tachykarden Herzrhythmusstörungen	Klasse I-Antiarrhythmika (Natriumkanalblocker)	**Ia:** Ajmalin	Hemmung des Natriumeinstroms in die Herzmuskelzelle → Verringerung der Leitungsgeschwindigkeit, Kontraktionskraft ↓↓	
		Ic: Propafenon (Rytmonorm®)		
	Klasse II-Antiarrhythmika (β-Blocker)	Metoprolol (Beloc ZOK®), Atenolol (Tenormin®), Sotalol (Sotalex®)		
		Amiodaron (Cordarex®)	Blockade von Kaliumkanälen → Aktionspotenzialdauer an der Herzmuskelzelle verlängert	
	Klasse IV-Antiarrhythmika (Kalziumkanalblocker)		Hemmung des Kalziumeinstroms in die Herzmuskelzelle → Verzögerung der Erregungsbildung in Sinus- und AV-Knoten u. Verringerung der Leitungsgeschwindigkeit	

KAPITEL

18 Koronartherapeutika

Koronartherapeutika sind Medikamente zur Behandlung der **koronaren Herzkrankheit** (KHK). Leitsymptom der KHK ist die **Angina pectoris** (Brustenge). Sie äußert sich durch stechende Schmerzen hinter dem Brustbein, die je nach Schweregrad belastungsabhängig oder belastungsunabhängig auftreten. Ursache ist ein Missverhältnis zwischen der Sauerstoffzufuhr über die Koronargefäße und dem Sauerstoffbedarf des Herzmuskels.

Ursachen der Angina pectoris

- Koronargefäßsklerose (Hauptursache)
- Koronarspasmen
- Arrhythmien
- erhöhter Sauerstoffbedarf (Hyperthyreose, Fieber)
- Bluthochdruck (Hypertonie)

❚❚ Ursache der Angina pectoris ist ein Missverhältnis zwischen Sauerstoffangebot und -bedarf am Herzen. ❚❚

Risikogruppen

- Raucher
- Hypertoniker
- Diabetiker
- Fettstoffwechselstörungen (Gesamtcholesterin und LDL-Cholesterin erhöht)
- Übergewicht, Bewegungsmangel
- familiäre Belastung, höheres Alter, männliches Geschlecht

18.1 Wirkprinzip der Koronartherapeutika

Koronartherapeutika (Antianginosa) wirken über (➤ Abb. 18.1):

- **Senkung des Sauerstoffbedarfs** des Herzmuskels und
- **Erhöhung des Sauerstoffangebots** über die Koronargefäße

Grundprinzipien der antianginösen Therapie und verwendete Substanzgruppen

Senkung des Sauerstoffbedarfs

- Senkung der Herzfrequenz (β-Blocker)
- Senkung der Kontraktilität (β-Blocker + Ca-Antagonisten)
- Senken der Nachlast (**Kalziumantagonisten** und Nitrate)
- Senken der Vorlast („venöses pooling", **Nitrate,** Kalziumantagonisten)

Erhöhung des Sauerstoffangebots

- Erweiterung der Koronargefäße und damit Senkung des Koronargefäßwiderstands und Beseitigung evtl. Gefäßspasmen (Nitrate, Kalziumantagonisten)
- Senkung der Herzfrequenz und somit Verlängerung der Diastolendauer (β-Blocker)

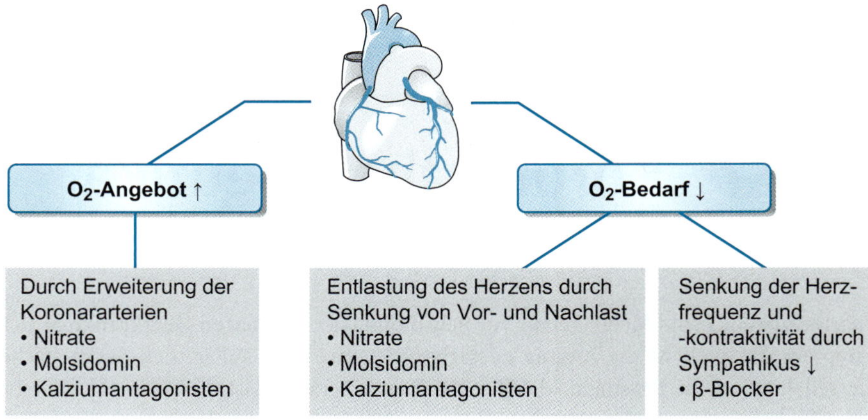

Abb. 18.1 Wirkmechanismus der Koronartherapeutika. [L157]

18.2 Nitrate

Nitrate wirken direkt **gefäßerweiternd** an den glatten Muskelzellen der Gefäßwände. Dadurch wird über eine Erweiterung der Venen der venöse Rückstrom zum Herzen vermindert (Senkung der Vorlast) und die Herzfüllung reduziert. Die bei höheren Dosen zusätzliche Erweiterung der Arterien (Senkung der Nachlast) reduziert den Widerstand im arteriellen System. Der Sauerstoffverbrauch am Herzen wird gesenkt. Zusätzlich wird das Sauerstoffangebot am Herzen erhöht, indem Koronargefäße erweitert und Gefäßspasmen gelöst werden. Molsidomin wirkt wie die Nitrate, ohne dass eine Toleranz (Wirkverlust bei wiederholter Gabe) auftritt.

❚❚ Nitrate senken vor allem die Vorlast des Herzens und erhöhen durch Erweiterung der Koronargefäße das Sauerstoffangebot. ❚❚

Pharmaka

- Nitroglyzerin, z. B. Nitrolingual® Spray (schneller Wirkeintritt, kurze Wirkdauer: ca. 30 Minuten)
- Isosorbiddinitrat, ISDN ratiopharm®, Isoket®
- Isosorbidmononitrat, Ismo®
- Molsidomin, Corvaton®

Indikationen

- Anfallsbehandlung der Angina pectoris (Nitroglyzerin)
- Dauertherapie der koronaren Herzkrankheit (vor allem Retardpräparate)

Wirkungen

Durch eine Freisetzung von Stickstoffmonoxid führen Nitrate und Molsidomin zu:

- direkter Gefäßerweiterung, vor allem im venösen System, und
- Erweiterung der Koronargefäße

Nebenwirkungen

- reflektorische Tachykardie (nach RR-Abfall)
- Blutdrucksenkung mit Schwindel und Kopfschmerz
- Hautrötung
- Toleranz

II Typisch für Nitrate ist der Wirkverlust (Toleranzentwicklung) bei Dauergabe. Nach einer Pause von 6–8 Stunden wird wieder der volle Effekt erreicht. **II**

Kontraindikationen

- Hypotonie
- Schock
- Kardiomyopathien und Herzvitien
- Kombination mit Viagra® und anderen Phosphodiesterasehemmern gegen Erektionsstörungen

Besonderes

Molsidomin, Isosorbiddinitrat und Isosorbidmononitrat sind lang wirksame Wirkstoffe, Nitroglyzerin ein schnell und kurz wirksames Nitrat. Nitroglyzerin wird deshalb bei Angina-pectoris-Anfällen entweder unter die Zunge gesprüht (Lingualspray) oder aus einer Zerbeißkapsel freigesetzt.

II Beim Angina-pectoris-Anfall Nitrate als Spray oder Zerbeißkapsel. **II**

18.3 Andere Koronartherapeutika

Neben den Nitraten als klassisches Koronartherapeutikum im Anfall eignen sich β-Blocker und Kalziumantagonisten vor allem zur Anfallsprophylaxe und als Alternativmittel bei Nitrat-Unverträglichkeit. Spezifisch wirksame Koronarpharmaka sind Ivabradin®, Trapidil® und Ranolazin®.

Pharmaka

- Verapamil, Isoptin® → Kalziumantagonist
- Nifedipin, Adalat®, Nifehexal® → Kalziumantagonist
- Atenolol, Tenormin® → β-Blocker
- Ivabradin, Procoralan® → senkt Herzfrequenz ohne Blutdruck und Kontaktionskraft zu beeinflussen
- Trapidil, Rocornal® → erweitert Gefäße
- Ranolazin, Ranexa® → Natrium-Kalzium-Kanal-Blocker, entspannt Herzmuskelzellen

Indikation

Prophylaxe und Therapie der koronaren Herzkrankheit.

Wirkungen

Durch folgende Wirkungen wird der Sauerstoffverbrauch des Herzens gesenkt:

- Erniedrigung der Kontraktilität (Kalziumantagonist, β-Blocker)
- Herzfrequenzerniedrigung (β-Blocker, Ivabradin)
- Senkung der Nachlast durch Erniedrigung des Gefäßmuskeltonus (Kalziumantagonist)
- Entspannung der Herzmuskelzellen (Ranolazin)

Nebenwirkungen

- Blutdrucksenkung mit Schwindel und Kopfschmerz
- Verstärkung einer Herzinsuffizienz (β-Blocker)
- Überleitungsstörungen (Verapamil)
- allergische Hautreaktionen
- Beinödeme
- Parästhesien (Hautempfindungsstörungen)

Kontraindikationen

- AV-Block (β-Blocker, Verapamil)
- Bradykardie (β-Blocker)
- Asthma bronchiale (β-Blocker)

18.4 Wiederholungsfragen

1. Was versteht man unter Angina pectoris und welche Ursachen führen zu dieser Erkrankung? (Einleitung ➢ Kap. 18)
2. Bei welchen Risikogruppen tritt Angina pectoris gehäuft auf? (Einleitung ➢ Kap. 18)
3. Welche Wirkprinzipien weisen Koronartherapeutika auf? (➢ 18.1)
4. Was ist das Mittel der ersten Wahl bei einem Angina-pectoris-Anfall? In welcher Applikationsform kann es im akuten Anfall gegeben werden? (➢ 18.2)
5. Welche Wirkstoffe erhöhen das Sauerstoffangebot für das Herz? (➢ 18.2 und ➢ 18.3)
6. Welche Wirkstoffe verringern den Sauerstoffbedarf des Herzens? (➢ 18.2 und ➢ 18.3)
7. Welche Arzneimittel dürfen nicht mit Nitraten kombiniert werden? (➢ 18.2)

KAPITEL

19 Pharmaka zur Therapie der Herzinsuffizienz

Herzinsuffizienz bezeichnet die Unfähigkeit des Herzmuskels, ein für die Bedürfnisse des Organismus ausreichendes Herzzeitvolumen zu fördern. Viele Erkrankungen können zur Herzinsuffizienz führen. Am häufigsten finden sich folgende fünf Ursachen.

Ursachen der Herzinsuffizienz

- Erkrankungen des Herzmuskels, z. B. Infarkt, Entzündung
- Druckbelastung des Herzmuskels, z. B. Bluthochdruck, Klappenverengungen
- Volumenbelastung des Herzmuskels, z. B. Überwässerung, Niereninsuffizienz
- Mechanische Kontraktionsbehinderung, z. B. Perikarderguss
- Rhythmusstörungen

Ziel der medikamentösen Behandlung einer Herzinsuffizienz ist es, den Herzmuskel zu entlasten und zu kräftigen. Dazu stehen verschiedene Substanzgruppen zur Verfügung (➤ Abb. 19.1).

19.1 ACE-Hemmer und Sartane

ACE-Hemmer sind Medikamente, die den Blutdruck senken und den Herzmuskel entlasten. Sie verzögern die Ausbildung einer Verdickung (Hypertrophie) und Erweiterung (Dilatation) der linken Herzkammer. Die Gabe von ACE-Hemmern bessert die Symptome der Herzinsuffizienz, senkt die Zahl der Krankenhausaufenthalte und erhöht die Überlebenswahrscheinlichkeit. Die positiven Wirkungen sind unabhängig von der Ursache der Herzinsuffizienz.

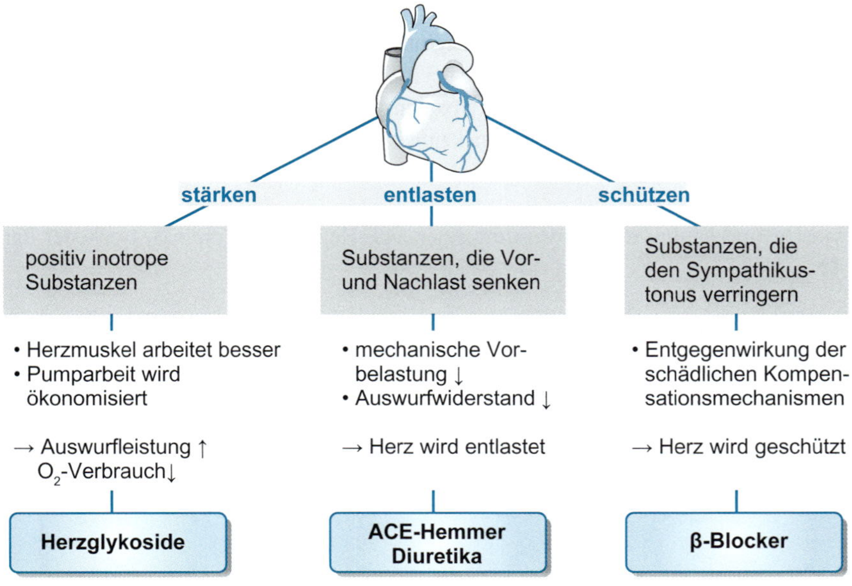

Abb. 19.1 Wirkmechanismen verschiedener Medikamente bei Herzinsuffizienz. [L157]

II ACE-Hemmer steigern die Überlebenswahrscheinlichkeit von Patienten mit Herzinsuffizienz. II

Wirkmechanismus

ACE-Hemmer hemmen das Angiotensin-Conversions-Enzym (ACE). Dies hat zur Folge, dass die Umwandlung von Angiotensin I in die gefäßverengende und blutdrucksteigernde Substanz Angiotensin II (AT II) vermindert wird. Dazu kommen weitere Effekte, die den Herzmuskel entlasten.

Eine vergleichbare Wirksamkeit besitzen auch Sartane (AT_1-Blocker), die den Angiotensinrezeptor blockieren. Sie werden vor allem dann verordnet, wenn ACE-Hemmer nicht vertragen werden z. B. bei Reizhusten.

II ACE-Hemmer sind Medikamente zur Blutdrucksenkung und Entlastung des Herzmuskels. II

Pharmaka

- Captopril, z. B. ACE-Hemmer ratiopharm®
- Enalapril, z. B. Xanef®
- Lisinopril, z. B. Lisi Lich®
- Quinapril, z. B. Accupro®
- Ramipril, z. B. Delix®
- Losartan, z. B. Lorzaar®
- Valsartan, z. B. Diovan®

Indikationen

- Herzinsuffizienz
- Bluthochdruck

Wirkungen

Die wichtigsten Wirkungen bei Herzinsuffizienz sind:

- Abnahme des Blutdrucks durch Weitstellung der Arterien und Arteriolen
- Verminderung der durch AT II vermittelten Stresshormonfreisetzung
- Abnahme der Volumenbelastung des Herzmuskels durch Verminderung der Aldosteronwirkung (geringere Natrium- und Wasser-Wiederaufnahme in der Niere)

Nebenwirkungen

- Blutdrucksenkung (vor allem zu Therapiebeginn)
- trockener Reizhusten (in ca. 15 % der Fälle bei ACE-Hemmern)
- Allergien (Exantheme, Leukopenien, Larynxödem)
- Geschmacksstörungen (selten), Mundtrockenheit
- Angioödem (sehr selten, aber lebensgefährlich)

II Typische und häufigste Nebenwirkung einer ACE-Hemmer-Therapie ist trockener Reizhusten. II

Kontraindikationen

- Angioödeme und Allergien gegen ACE-Hemmer in der Vorgeschichte
- beidseitige Nierenarterien-Verengung
- hochgradige Verengung der Aorten- oder Mitralklappe
- gleichzeitige immunsuppressive Therapie
- Schwangerschaft und Stillzeit

19.2 Herzglykoside

Herzglykoside sind Medikamente zur Stärkung der Kontraktionskraft des Herzens. Sie sind pflanzlicher Herkunft und finden sich in Fingerhut, Meerzwiebel und in Maiglöckchen. Wegen ihrer schlechten Verträglichkeit verlieren sie zunehmend an Bedeutung in der Therapie der Herzinsuffizienz (➤ Abb. 19.1).

❚❚ Herzglykoside sind Medikamente zur Stärkung der Kontraktionskraft des Herzens. ❚❚

Wirkungsweise

Herzglykoside bewirken am insuffizienten Herzen eine ökonomischere Arbeitsweise. Die **Kontraktionskraft** wird erhöht (positive Inotropie) durch vermehrtes Angebot an intrazellulärem Kalzium für die Muskelkontraktion. Dadurch kommt es in der Folge zur:

- Verbesserung der Auswurfleistung des Herzens
- Senkung des kardialen Sauerstoffverbrauchs
- Verkleinerung des dilatierten (erweiterten) Herzens und
- Ausschwemmung von Ödemen

❚❚ Herzglykoside steigern die Kontraktionskraft über eine Erhöhung der Konzentration an intrazellulärem Kalzium. ❚❚

Pharmaka

- Digitoxin, z. B. Digimerck®
- Digoxin, z. B. Lanicor®
- Acetyldigoxin, z. B. Novodigal®
- Metyldigoxin, z. B. Lanitop®

Indikationen

- Herzinsuffizienz
- supraventrikuläre Tachyarrhythmien

Wirkungen

- Steigerung der Kontraktionskraft des Herzens (positiv inotrop)
- Verlangsamung der Schlagfrequenz (negativ chronotrop)
- Verlangsamung der Erregungsleitung (negativ dromotrop)
- Senkung der Reizschwelle (positiv bathmotrop)

❚❚ Herzglykoside steigern die Kontraktionskraft und verlangsamen die Herzfrequenz. ❚❚

Nebenwirkungen

- Übelkeit und Erbrechen
- Störungen des Farbsehens (Gelbsehen), Halluzinationen
- Bradykardie
- Hypokaliämie
- Störungen im Magen-Darm-Trakt

❚❚ Typische Nebenwirkungen der Therapie mit Herzglykosiden sind Übelkeit, Erbrechen, Bradykardie und zentralnervöse Störungen. ❚❚

Kontraindikationen

- Hypokaliämie (Kalium bei Digitalisierung hoch normal einstellen)
- Hyperkalzämie

- Bradykardie
- frischer Herzinfarkt
- Niereninsuffizienz (bei Digoxin)

Bei eingeschränkter Nierenfunktion muss die Digoxindosis angepasst werden, da Digoxin hauptsächlich über die Niere ausgeschieden wird. Lediglich Digitoxin kann auch bei Niereninsuffizienz normal dosiert werden. Allerdings ist es wegen seiner langen Halbwertszeit schlecht steuerbar.

II Anpassung der Digoxindosis bei Niereninsuffizienz. **II**

Besonderes

Herzglykoside und Kalzium dürfen nie gleichzeitig gegeben werden, da Kalzium die toxische Wirkung der Herzglykoside verstärkt (Synergismus).

Die Kaliumwerte müssen im Normbereich liegen, da bei erniedrigten Werten die Empfindlichkeit gegenüber den Herzglykosiden erhöht und damit das Auftreten von Nebenwirkungen wahrscheinlicher ist.

II Eine erhöhte Kalzium- und eine erniedrigte Kaliumkonzentration verstärken die Wirkungen und Nebenwirkungen. **II**

Überdosierung

Aufgrund der geringen therapeutischen Breite kommt es schon bei 1,5-facher Überschreitung des therapeutischen Bereichs bei Herzglykosiden zu unerwünschten Nebenwirkungen bis hin zur Vergiftung. Patienten dürfen ihre Dosis nicht selbstständig ändern, da evtl. Lebensgefahr besteht.

II Herzglykoside haben eine geringe therapeutische Breite, keine Dosisänderung ohne Rücksprache mit dem Arzt. **II**

Folgende Symptome sind typisch:

- Herzrhythmusstörungen (Extrasystolen, Bradykardie bis zum AV-Block)
- Übelkeit und Erbrechen
- Kopfschmerz, Schwindel
- Sehstörungen (Farbensehen)

II Hinweise auf eine Vergiftung mit Herzglykosiden sind Farbensehen, Erbrechen und Pulsunregelmäßigkeiten. **II**

Als Antidot kann das Antitoxin gegeben werden, das sich nach i. v.-Gabe an Digoxin und Digitoxin bindet und unwirksame Herzglykosid-Antikörper-Komplexe bildet.

19.3 Andere Pharmaka zur Behandlung der Herzinsuffizienz

19.3.1 Diuretika

Diuretika vermindern durch Flüssigkeitsentzug das zirkulierende Blutvolumen und senken dadurch die Vor- und Nachlast. Bei Patienten mit Herzinsuffizienz bessern sich dadurch die Beschwerden und sie werden belastbarer. Dies gilt vor allem bei Stauungserscheinungen (z. B. Lungenödem, Beinödem). Die Wirkmechanismen der Diuretika werden ausführlich in ➤ Kapitel 15, „Diuretika“ beschrieben.

Pharmaka

- Hydrochlorothiazid, z. B. HCT Beta®
- Furosemid, z. B. Lasix®
- Triamteren + Hydrochlorothiazid, z. B. Dytide H®
- Spironolacton, z. B. Aldactone®

Indikationen

- symptomatische Herzinsuffizienz aller Schweregrade
- Behandlung von Ödemen
- Hypertonie

Nebenwirkungen

- Elektrolytentgleisungen (je nach Wirkstoff Hypo- oder Hyperkaliämie)
- Blutdruckabfall
- Wadenkrämpfe
- Austrocknung

19.3.2 β-Blocker

Früher galten β-Blocker bei Herzinsuffizienz als kontraindiziert, weil sie die Kontraktionskraft senken. Heute weiß man, dass β-Blocker die Überlebenswahrscheinlichkeit von Patienten mit Herzinsuffizienz steigern können, wenn sie in vorsichtig einschleichender Dosierung zusätzlich zu anderen Wirkstoffen gegeben werden (➤ Abb. 19.1).

Der Körper versucht bei der Herzinsuffizienz, das Unvermögen des Herzen auszugleichen, indem er den Sympathikus aktiviert. Dieser Kompensationsmechanismus bedeutet jedoch Stress für das ohnehin schon geschädigte Herz. β-Blocker dämpfen die Wirkung der Stresshormone Adrenalin und Noradrenalin am Herzen und schützen so das Herz.

Pharmaka

- Carvedilol, z. B. Dilatrend®
- Bisoprolol, z. B. Concor®
- Metoprolol, z. B. Beloc-ZOK®

Nebenwirkungen

- Blutdruckabfall mit Schwindel und Übelkeit (vor allem bei Therapiebeginn)
- Abnahme der Herzfrequenz

Kontraindikationen

- Asthma bronchiale, chronisch obstruktive Lungenerkrankung
- Bradykardie
- schwere arterielle Verschlusskrankheit

19.3.3 Sympathomimetika

Sympathomimetika erhöhen durch eine ausgeprägte Stimulation des Sympathikus (β_1-Rezeptoren) die Schlagkraft des Herzens. Katecholamine werden nur bei akuter, schwerer Herzinsuffizienz unter intensivmedizinischer Überwachung der Herz-Kreislauf-Verhältnisse angewandt.

Pharmaka

- Adrenalin (Epinephrin), z. B. Suprarenin®
- Dobutamin, z. B. Dobutamin carino®
- Noradrenalin, z. B. Arterenol®

Indikationen
- schwere, akute Herzinsuffizienz
- Kreislaufstillstand
- anaphylaktischer Schock

Nebenwirkungen
- Tachykardie
- Steigerung des Sauerstoffverbrauchs des Herzens
- Rhythmusstörungen

Katecholamine dürfen nur bei schwerer, akuter Herzinsuffizienz unter intensivmedizinischer Kontrolle über einen begrenzten Zeitraum gegeben werden.

19.3.4 Phosphodiesterase-Hemmer

Phosphodiesterase-Hemmer sind ebenso wie die Sympathomimetika nur zur kurzzeitigen Anwendung bei schwerer, therapieresistenter Herzinsuffizienz geeignet. Sie blockieren die Phosphodiesterase und wirken dadurch schlagkraftsteigernd und gefäßerweiternd.

Pharmakon
Enoximon, z. B. Perfan®.

Indikation
Schwere, mit anderen Medikamenten nicht beherrschbare Herzinsuffizienz (Kurzzeittherapie).

Nebenwirkungen
- Arrhythmien
- Blutdruckabfall
- Veränderungen des Blutbilds (Thrombozytenabfall)
- Magen-Darm-Störungen

Keine Langzeittherapie mit Phosphodiesterase-Hemmern.

19.4 Wiederholungsfragen

1. Welche Ursachen für eine Herzinsuffizienz gibt es? (Einleitung ➤ Kap. 19)
2. Welche prinzipiellen Möglichkeiten gibt es für die medikamentöse Therapie der Herzinsuffizienz? (➤ Abb. 19.1)
3. Welche Medikamente werden zur Entlastung des Herzens bei Herzinsuffizienz eingesetzt? (➤ 19.1 und ➤ 19.3)
4. Über welche Mechanismen wirken ACE-Hemmer bei der Herzinsuffizienz? (➤ 19.1)
5. Wie äußert sich eine Vergiftung mit Herzglykosiden (nach Überdosierung)? (➤ 19.2)
6. Wieso ist bei Therapie mit Digoxin die Kenntnis der Nierenfunktion wichtig? (➤ 19.2)
7. Welchen Einfluss haben Katecholamine auf das Herz-Kreislauf-System? (➤ 19.3.3)

KAPITEL

20 Mittel zur Beeinflussung der Blutgerinnung

Ein funktionierendes Gerinnungssystem zur Blutstillung ist für den Organismus unerlässlich. Ein überaktives Gerinnungssystem führt zu einer erhöhten Thromboseneigung, ein gestörtes Gerinnungssystem zu mitunter lebensbedrohlichen Blutungen schon bei kleinen Verletzungen. Die Gerinnungsmechanismen stehen dabei immer im Gleichgewicht mit der Fibrinolyse, die für eine Auflösung von Blutgerinnseln verantwortlich ist. Arzneimittel können auf unterschiedlichen Wegen in die physiologische Gerinnung und in die Fibrinolyse eingreifen und gegen Blutungen bzw. Thrombosen eingesetzt werden.

Primäre Hämostase

Nach einer kleineren Verletzung kommt die Blutung nach etwa 1–3 Minuten zum Stillstand (➢ Abb. 20.1).

Ablauf

- Vasokonstriktion (Gefäßverengung) der kleinen Gefäße
- Einrollen und Verklebung der Gefäßwand
- mechanischer Verschluss der kleinen Gefäße durch einen Thrombozytenpfropf

An den Wundrändern haften Thrombozyten, die Serotonin und Katecholamine freigeben. Diese Stoffe wirken vasokonstriktorisch und die Blutgefäße in dem verletzten Gebiet verengen sich.

II Bei der primären Hämostase hauptsächlich mechanischer Verschluss der Wunde. **II**

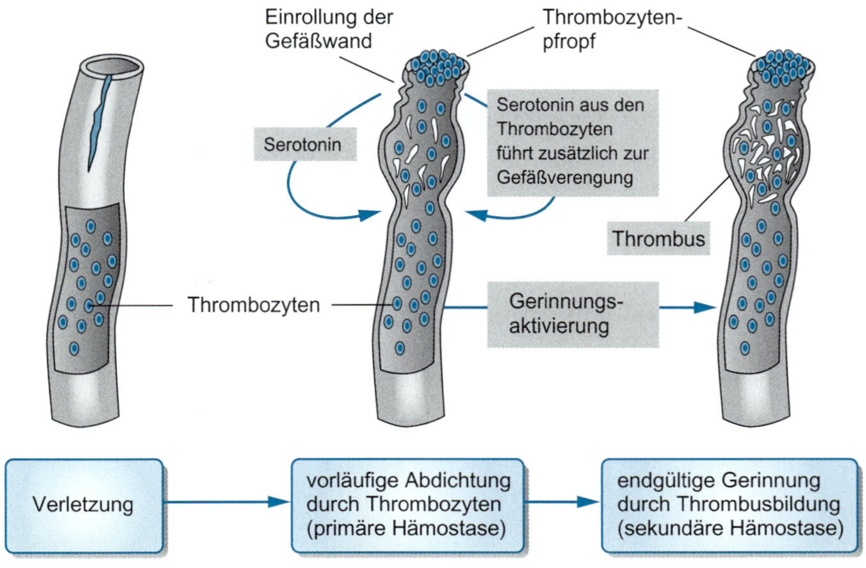

Abb. 20.1 Hämostase. [L157]

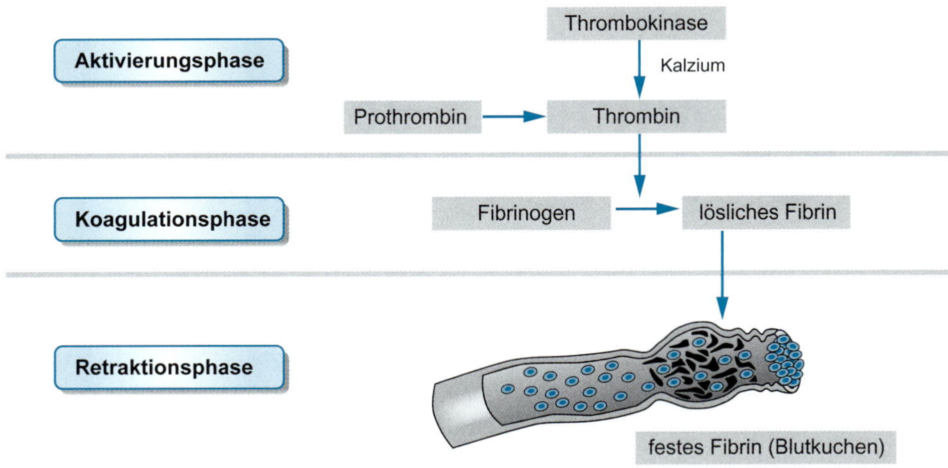

Abb. 20.2 Sekundäre Hämostase. [L157]

Sekundäre Hämostase

Bei der sekundären Hämostase kommt es zur Ausbildung eines stabilen Wundverschlusses durch ein Fibringerinnsel. Die Blutgerinnung verläuft über zahlreiche Gerinnungsfaktoren, die sich nacheinander aktivieren (Gerinnungskaskade). Diese Kaskade wird über das exogene System (bei einer Gewebeverletzung) oder das endogene System (bei einem Endothelschaden) aktiviert. Am Ende der Gerinnungskaskade entsteht aus Prothrombin Thrombin, welches Fibrinogen in Fibrin umwandelt. Die vernetzenden Fibrinfäden spinnen sich um den Thrombozytenpfropf und bilden so den endgültigen Thrombus (➤ Abb. 20.2). Schon das Fehlen eines einzelnen Gerinnungsfaktors kann ein Krankheitsbild auslösen. Wenn z. B. der Faktor VIII fehlt, handelt es sich um die Hämophilie A (Bluterkrankheit).

❚❚ Die sekundäre Hämostase, die eine Abfolge komplexer Reaktionen darstellt, benötigt 13 Gerinnungsfaktoren und endet mit der Bildung eines festen Fibringerinnsels. ❚❚

20.1 Antikoagulanzien

Antikoagulanzien hemmen die physiologische Blutgerinnung. Hauptanwendungsgebiet ist der Einsatz im Rahmen der **Thromboseprophylaxe.** Es gibt mehrere sehr unterschiedliche Mechanismen, die Blutgerinnung zu hemmen.

20.1.1 Heparin

Heparin aktiviert Antithrombin III und hemmt dadurch Thrombin und andere Gerinnungsfaktoren. Heparin ist Mittel der Wahl zur Thromboseprophylaxe und wird praktisch in jedem Krankenhaus bei gefährdeten (bettlägerigen und immobilen) Patienten eingesetzt.

❚❚ Bei jedem immobilen Patienten Heparin zur Thromboseprophylaxe. ❚❚

Niedermolekulares Heparin

Diese Substanzen sind durch Spaltung des natürlichen (unfraktionierten) Heparins entstanden und haben ein niedrigeres Molekulargewicht. Sie wirken ähnlich wie Heparin, hemmen aber insbesondere den Faktor Xa. Niedermolekulare Heparine brauchen nur einmal am Tag subkutan verabreicht zu werden, da sie über eine längere Wirkdauer verfügen. Sie sind damit vor allem zur Thromboseprophylaxe im ambulanten Bereich geeignet.

Pharmaka

- Heparin-Natrium Braun® (unfraktioniertes Heparin)
- Clexane®, Fragmin® P, Mono-Embolex® NM (niedermolekulares Heparin)

Indikationen

- Therapie und Prophylaxe von Thrombosen und Embolien
- Dialyse (unfraktioniertes Heparin)
- Operationen mit Herz-Lungen-Maschine (unfraktioniertes Heparin)
- Verbrauchskoagulopathie (unkontrollierter Ablauf der Gerinnung mit vermehrtem Verbrauch von Gerinnungsfaktoren; unfraktioniertes Heparin)

Wirkung

Aktivierung von Antithrombin III, das die Blutgerinnung unterdrückt durch Hemmung der Faktoren XIIa, XIa, Xa, VIIa und IIa (Thrombin).

Nebenwirkungen

- Haarausfall (reversibel)
- Allergiegefahr
- Schleimhaut- und Hautblutungen (vor allem bei Überdosierung)
- Thrombozytopenie (Verminderung der Thrombozyten)

Kontraindikationen

- Operationen am ZNS
- Magen-Darm-Geschwüre
- Apoplex (Hirnschlag)
- Abort (Fehlgeburt)
- schwere unkontrollierbare Hypertonie
- größere Wunden
- Thrombozytopenie

Besonderes

Die Wirkung von Heparin kann mit Protamin 1.000 i. v. aufgehoben werden. Heparin ist im Gegensatz zu Cumarin nicht plazentagängig, d. h. in der Schwangerschaft verwendbar. Gerinnungsmaß für die Wirksamkeit sind die PTT (partielle Thromboplastinzeit) und die TZ (Thrombinzeit).

20.1.2 Orale Antikoagulanzien

Orale Antikoagulanzien (Cumarine) wirken als **Vitamin-K-Antagonisten** und hemmen somit die Bildung der Vitamin-K-abhängigen Gerinnungsfaktoren in der Leber (Faktor II, VII, IX, X). Sie eignen sich zur Langzeitthromboseprophylaxe, wie sie z. B. nach Herzklappenoperationen oder nach tiefen Beinvenenthrombosen nötig ist. Neuere Wirkstoffe hemmen Thrombin direkt. Maß für eine ideale Einstellung der Gerinnung ist der **Quick-Wert** (Norm: 70–100 %; therapeutisch: zwischen 15–30 %) bzw. der laborunabhängige **INR-Wert** (Normwert: 1; therapeutischer Bereich 2–2,5). Im Gegensatz zu Heparin können diese Wirkstoffe peroral verabreicht werden.

Langzeitthromboseprophylaxe mit oralen Antikoagulanzien.

Pharmaka

Im Folgenden steht V für Vitamin-K-Antagonisten und T für direkte Thrombinhemmer:

- Phenprocoumon, z. B. Falithrom®, Marcumar® V
- Warfarin, z. B. Coumadin® V
- Dabigatran, z. B. Pradaxa® T
- Rivaroxaban, z. B. Xarelto® T
- Apixaban, z. B. Eliquis® T

Indikationen

- Thrombosetherapie und -prophylaxe
- Prophylaxe des Herzinfarkts (Langzeittherapie)
- Lungenembolie

Wirkung

Gerinnungshemmung durch direkte Hemmung des Thrombins (T) bzw. Hemmung der Bildung Vitamin-K-abhängiger Gerinnungsfaktoren (V).

Nebenwirkungen

- Blutungen
- Magenschmerzen, Blutungen der Magenschleimhaut, Magen-Darm-Geschwüre, Übelkeit, Erbrechen, Durchfall, Verstopfung
- Leberentzündung (Hepatitis)
- Abnahme der Knochendichte bei langfristiger Therapie
- Hautnekrosen

Kontraindikationen

- akute Blutungen (z. B. Magen-Darm-Blutungen) oder eine erhöhte Neigung zu Blutungen aufgrund einer Gerinnungsstörung oder durch Einnahme gerinnungshemmender Medikamente
- nach Operationen
- Netzhauterkrankungen mit Blutungsgefahr
- schwere Leber- und Nierenfunktionsstörungen
- Schwangerschaft (Fehlbildungen insbesondere im I. Trimenon)

Besonderes

Die Wirkung von oralen Antikoagulanzien wird aufgehoben durch **Konakion** (Vitamin K). Vitamin-K-Antagonisten haben nahezu unüberschaubare **Wechselwirkungen** mit anderen Pharmaka. Sie werden in ihrer Wirkung entweder abgeschwächt (z. B. durch Phenobarbital) oder verstärkt (z. B. durch Analgetika). Daher ist immer auf Wechselwirkungen mit anderen Medikamenten zu achten und entsprechend zu dosieren. Die neueren oralen Antikoagulanzien, die Thrombin direkt hemmen, sind weniger problematisch in Hinblick auf die Wechselwirkungen.

20.2 Thrombozytenaggregationshemmer

Thrombozytenaggregationshemmer vermindern das Zusammenballen und Verkleben der Blutplättchen und führen somit indirekt zu einer Verbesserung des Blutflusses. Bei Gefäßverletzungen oder atherosklerotisch veränderten Gefäßwänden lagern sich die Thrombozyten an der Gefäßwand an und begünstigen somit die Entstehung von arteriellen Thrombosen. Eine Thrombozytenaggregationshemmung soll die Ausbildung solcher Thromben verhindern.

Pharmaka

- Acetylsalicylsäure, z. B. Aspirin® Protect (geringere Dosierung als beim Analgetikum, i. d. R. 100 mg tgl.)
- Clopidogrel, z. B. Iscover®

Indikationen
- Prophylaxe der Thrombembolie und Herzinfarkt
- Verbesserung der Fließeigenschaften des Blutes bei Arteriosklerose
- Thrombophlebitis (Entzündung der Gefäßwand mit Thrombusbildung)
- Instabile Angina pectoris und nach Herzinfarkt

II Acetylsalicylsäure verbessert durch die Thrombozytenaggregationshemmung die Fließeigenschaften des Blutes bei Gefäßkrankheiten. **II**

Wirkung
Hemmung der Thrombozytenaggregation.

Nebenwirkung
Erhöhte Blutungsneigung, vor allem im Magen-Darm-Trakt.

Kontraindikationen
- Neigung zu Blutungen
- Vorsicht bei chronischen Atembeschwerden und Asthma (Acetylsalicylsäure)
- Magen- und Darmgeschwüre, geplante größere Operationen

20.3 Gerinnungsfaktoren

Bei einer Hämophilie besteht ein angeborener Mangel an bestimmten Gerinnungsfaktoren, sodass das Blut nicht richtig gerinnen kann. Durch parenterale Applikation der fehlenden Gerinnungsfaktoren kann die Hämophilie behandelt werden.

Pharmaka
- Faktor VIII, z. B. Haemate® P
- Faktor IX, z. B. Alphanine®

Indikationen
- Hämophilie A (Faktor VIII)
- Von Willebrand Syndrom (Faktor VIII)
- Hämophilie B (Faktor IX)

Wirkung
Ersatz von fehlenden Gerinnungsfaktoren.

Nebenwirkung
- Allergie
- Juckreiz, Ausschlag
- Übelkeit, Erbrechen

Kontraindikationen
- Kinder unter 6 Jahre
- Hyperfibrinolyse

Besonderes
Da es sich um Blutprodukte handelt, muss das Transfusionsgesetz beachtet werden.

20.4 Fibrinolytika

Fibrinolyse bezeichnet die **Auflösung von Fibringerinnseln** (Blutgerinnseln) (➤ Abb. 20.3). Es werden im Rahmen der Gerinnung ständig gewisse Mengen von Fibrinogen in Fibrin überführt. Dieser Prozess steht in einem funktionellen Gleichgewicht mit dem sog. fibrinolytischen Prozess, der zur Auflösung der Fibringerinnsel führt. Plasminogen wird zu Plasmin umgewandelt, welches das Fibrin der Blutgerinnsel auflöst (Lyse).

20.4.1 Fibrinolytika der 1. Generation

Die aus dem Gewebe stammenden Plasminogenaktivatoren überführen Plasminogen direkt zu Plasmin, die Blutaktivatoren brauchen zu ihrer Wirksamkeit die sog. Lysokinasen (Urokinase, Streptokinase). Die fibrinolytische Wirkung der Uro- und Streptokinase macht man sich bei akut eingetretenen Gerinnseln (Infarkt, Embolie) zunutze, indem man versucht, das Gerinnsel durch Gabe von Uro- oder Streptokinase aufzulösen.

❚❚ Bei akuter Thrombenbildung (Embolien, Infarkt, Thrombosen) Lysetherapie mit Fibrinolytika. ❚❚

Pharmaka

- Urokinase, z. B. Taurolock-U® 2500

Indikation

Auflösung frischer venöser und arterieller Thromben (z. B. Herzinfarkt, Lungenembolie).

Wirkung

Aktivierung der Umwandlung von Plasminogen in Plasmin.

Nebenwirkungen

- Blutungen aus frischen OP-Wunden und Magen-Darm-Ulzera
- Emboliegefahr durch Ablösen von Teilen eines Thrombus
- Fieber und Erbrechen
- Gelenkschmerzen
- Antikörperbildung (Streptokinase)

Kontraindikationen

- Blutungen
- Magen-Darm-Geschwüre, Colitis ulcerosa
- Aneurysmen
- offenes Foramen ovale
- therapierefraktärer Bluthochdruck

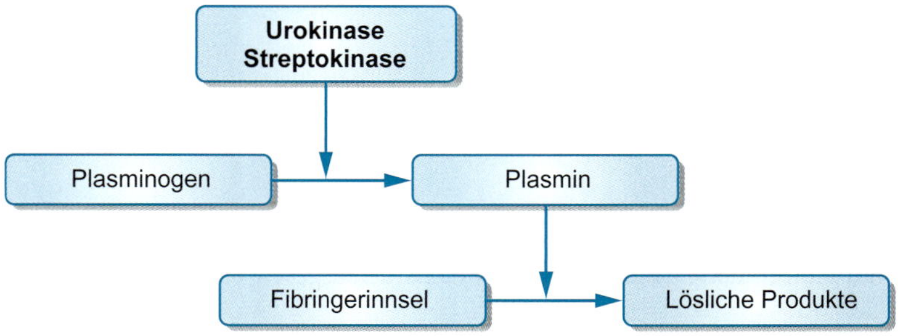

Abb. 20.3 Fibrinolyse. [L157]

- nach großen Operationen (ca. 14 Tage)
- Schwangerschaft

Besonderes

Eine Überdosierung wird mit Antifibrinolytika behandelt. Bei einer Lysetherapie, die intensivmedizinisch kontrolliert werden muss, ist u. a. darauf zu achten, dass die Patienten zum Stuhlgang nicht pressen. Daher wird zusätzlich oft z. B. Bifiteral® verabreicht, das den Stuhlgang weicher macht.

20.4.2 Fibrinolytika der 2. Generation

Gewebe-Plasminogenaktivator (tPA, rtPA) ist ein körpereigener Stoff. Er wird in den Endothelzellen der Blutgefäße gebildet und löst lokal, also an Ort und Stelle der Applikation, Gerinnsel auf. Er ist damit für die Lyse einer Lungenembolie und beim frischen Herzinfarkt sinnvoll.

Pharmaka

- Alteplase, z. B. Actilyse®

Indikationen

- frischer Herzinfarkt (möglichst in den ersten 6 Stunden)
- frische Lungenembolie

Wirkung

Umwandlung von Plasminogen zu Plasmin in Anwesenheit von Fibrin.

Nebenwirkungen

- Blutungen (ca. 1 % ins ZNS)
- Paradoxe Embolie ins ZNS

Kontraindikationen

- schlechte Gerinnung
- nicht kompensierte Hypertonie (Einblutungsgefahr ins ZNS)
- frische OPs und frische arterielle Punktionen
- erhöhtes Blutungsrisiko, z. B. bei Tbc, Ulkus, malignen Tumoren, Kolitis
- Schwangerschaft

20.5 Antifibrinolytika

Antifibrinolytika hemmen die Auflösung der Fibringerinnsel (Fibrinolyse). Sie werden eingesetzt bei einer überschießenden Aktivität des fibrinolytischen Systems (Hyperfibrinolyse), die zu schweren, nicht mehr beherrschbaren Blutungen führen kann. Antifibrinolytika hemmen die Umwandlung von Plasminogen zu Plasmin.

Pharmaka

- Tranexamsäure, z. B. Cyklokapron®
- Aprotinin (nur lokal), z. B. in Artiss®

Indikationen

- Blutungen als Folge einer Hyperfibrinolyse
- postoperative Blutungen
- Überdosierung von Fibrinolytika
- Hypermenorrhö

Wirkungen

- Hemmung der Umwandlung von Plasminogen zu Plasmin
- Hemmung von Plasmin (Aprotinin)

Nebenwirkungen

- Durchfall, Übelkeit und Erbrechen
- Thrombosen

Kontraindikationen

- Schwangerschaft
- Nierenschäden
- disseminierte intravasale Gerinnung

20.6 Einnahmehinweise

Bei der Einnahme von Vitamin-K-Antagonisten, kann eine sehr große Menge Vitamin K die Wirkung abschwächen. Deshalb Nahrungsmittel, die Vitamin K enthalten nicht im Übermaß verzehren und keine einseitigen Diäten bei Vitamin-K-Antagonisten durchführen. Viel Vitamin K enthalten: Spinat, Salat, Kohl, Leber.

20.7 Wiederholungsfragen

1. Was versteht man unter primärer, was unter sekundärer Hämostase? (Einleitung ➤ Kap. 20)
2. Was sind Antikoagulanzien? (➤ 20.1)
3. Was ist die Fibrinolyse? (➤ 20.4)
4. Welches ist das Hauptanwendungsgebiet für Heparin? (➤ 20.1.1)
5. Welchen Vorteil bietet ein niedermolekulares Heparin? (➤ 20.1.1)
6. Wie wird Heparin normalerweise appliziert? (➤ 20.1.1)
7. Wie wirkt Phenprocoumon und wann wird es eingesetzt? (➤ 20.1.2)
8. An welchem Laborparameter misst man den Therapieerfolg von Phenprocoumon? (➤ 20.1.2)
9. Wie ist der Normwert, wie der anzustrebende (therapeutische) Wert bei einer Marcumarisierung? (➤ 20.1.2)
10. Welche Kontraindikationen bestehen für eine Therapie mit Phenprocoumon? (➤ 20.1.2)
11. Worauf ist bei oralen Antikoagulanzien bezüglich der Wechselwirkung mit anderen Medikamenten zu achten? (➤ 20.1.2)
12. Welche Indikation gibt es für die Verabreichung von Fibrinolytika wie Streptokinase? (➤ 20.4)
13. Welche Kontraindikation besteht für die Therapie mit Fibrinolytika? (➤ 20.4)
14. Welche Thrombozytenaggregationshemmer gibt es und wofür werden sie verwendet? (➤ 20.2)
15. Was ist ein Antifibrinolytikum, wann wird es eingesetzt? (➤ 20.5)

KAPITEL

21 Antiasthmatika

Atmung bezeichnet ganz allgemein die Aufnahme von Sauerstoff und die Abgabe von Kohlendioxid. Die Zellen des menschlichen Organismus sind auf eine ständige Sauerstoffzufuhr und einen konstanten Abtransport des verbrauchten Sauerstoffs in Form von Kohlendioxid angewiesen. Diese Aufgabe erfüllt der **Respirationstrakt** (Atmungstrakt) in Zusammenarbeit mit dem Kreislaufsystem.

Die **äußere Atmung** bezeichnet den Gasaustausch, der in der Lunge zwischen Blut und Lungenbläschen stattfindet. Die **innere Atmung** bezeichnet den Verbrauch von Sauerstoff beim Zellstoffwechsel.

Krankhafte Veränderungen im Bereich des Respirationstrakts führen zu Ventilationsstörungen. Nach ihren Ursachen werden sie in **restriktive** und **obstruktive** Ventilationsstörungen unterteilt.

Restriktive Störungen

Sie sind gekennzeichnet durch eine Verkleinerung der am Gasaustausch teilnehmenden Fläche der Lunge (Alveolen) und durch eine verminderte Dehnbarkeit der Lunge. Der Patient hat Mühe während der Einatmungsphase.

Ursachen

- Lungenstauungen und -fibrosen, z. B. Staublunge, Schocklunge
- hochstehende Zwerchfelle z. B. durch Fettleibigkeit, nach Bauchoperationen oder Verschwartungen der Pleura nach Pleuraentzündungen

Obstruktive Störungen

Über 90 % aller Lungenerkrankungen sind obstruktive Störungen. Die Strömungswiderstände in den Atemwegen sind erhöht, vor allem in den Bronchien. Der Patient hat Mühe während der Ausatmungsphase.

II Jeder zweite Raucher über 40 Jahre hat eine obstruktive Lungenfunktionsstörung. II

Zu den obstruktiven Atemwegserkrankungen gehören **Asthma bronchiale** und **chronisch-obstruktive Bronchitis (COPD).** Asthmatiker leiden an anfallsweiser Atemnot infolge einer Verengung (Obstruktion) der unteren Atemwege. Bei COPD steht häufiger Husten im Vordergrund, die Atemwege sind jedoch auch hier verengt.

Ursachen für die Obstruktionen bei Asthma und COPD

- Schwellung der Bronchialschleimhaut
- Krampf (Spasmus) der Bronchialmuskulatur
- Verlegung oder Einengung der Bronchien durch **Schleim** und/oder **Sekrete** (➤ Abb. 21.1)

Man unterscheidet zwei Asthmaformen, die sich jedoch häufig vermischen oder ineinander übergehen:

- exogen-allergisches Asthma; Auslöser der Obstruktion sind z. B. Blütenpollen, Katzenhaare
- nicht-allergisches Asthma; Auslöser der Obstruktion sind z. B. Anstrengungen, kalte Luft, Zigarettenrauch

II Asthma bronchiale ist die häufigste chronisch-entzündliche Krankheit überhaupt. II

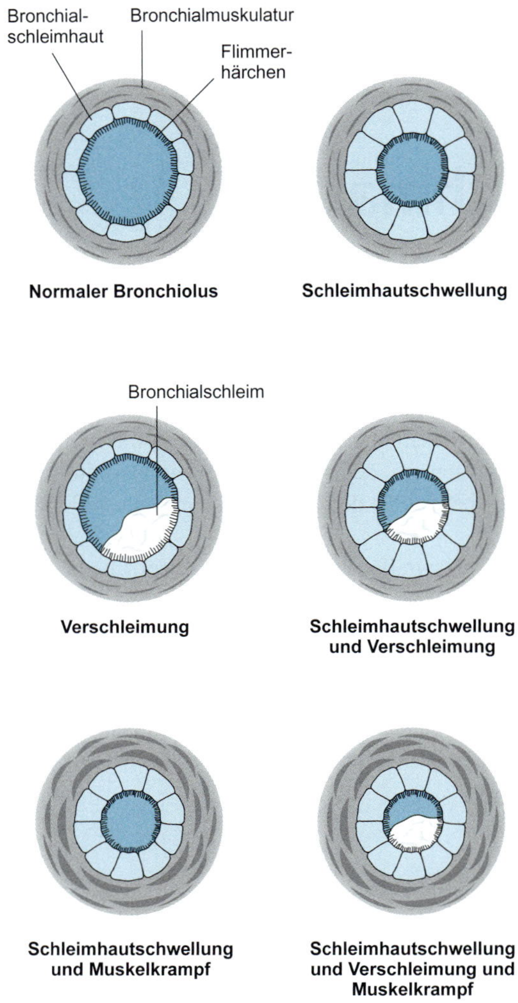

Abb. 21.1 Ursachen für Bronchialobstruktionen bei Asthma bronchiale und COPD. [L157]

Vor allem die obstruktiven Störungen sind einer medikamentösen Therapie mit Antiasthmatika zugänglich. Hier kommen folgende Wirkstoffgruppen zum Einsatz:
- Antiphlogistika
- Broncholytika

21.1 Antiphlogistika

Antiphlogistika beseitigen die Entzündung und damit die Schwellung an der Bronchialwand, dadurch erweitern sich indirekt die Bronchien. Wirkstoffe, die zur Asthmatherapie eingesetzt werden, sind:
- Glukokortikoide
- Anti-Leukotriene

21.1.1 Glukokortikoide

Glukokortikoide sind Steroidhormone, die in der Nebennierenrinde gebildet werden. Sie hemmen effektiv die Entzündung in den Atemwegs-Schleimhäuten und werden in erster Linie zur Dauertherapie des Asthmas eingesetzt. Die entzündungshemmende Wirkung kommt durch die Hemmung der Bildung von Entzündungsmediatoren zustande.

Pharmaka

- Beclometason, z. B. Sanasthmax®
- Budesonid, z. B. Novopulmon®
- Ciclesonid, z. B. Alvesco®
- Fluticason, z. B. Flutide®
- Mometason, z. B. Asmanex®

Glukokortikoide gehören zur Basistherapie des Asthma bronchiale.

Indikationen

- Dauertherapie des Asthma bronchiale ab Stufe 2
- Dauertherapie von schwerer COPD (ab Stufe 4)

Verabreichungen

- Inhalation (Basistherapie)
- oral (bei schwerem Asthma, wenn inhalative Formen nicht ausreichen)
- intravenös (evtl. bei schwerem akuten Asthmaanfall)

Wirkung

Hemmung der Entzündung in den Atemwegs-Schleimhäuten.

Nebenwirkungen

- Bei inhalativer Anwendung evtl. Heiserkeit, Mundsoor → konsequentes Mundspülen und Verwenden von Inhalierhilfen (Spacer) helfen, diese Nebenwirkungen zu vermeiden
- Bei lang dauernder oraler Behandlung evtl. Schwächung der Infektabwehr, Blutbildveränderungen, diabetische Stoffwechsellage (➤ Kapitel 24.1 „Kortikoide“)

21.1.2 Anti-Leukotriene

Leukotriene sind Substanzen, die bei der Entzündungsreaktion des Asthmas und der Bronchokonstriktion eine wichtige Rolle spielen. Anti-Leukotriene, die in der Asthmatherapie eingesetzt werden können, sind vor allem für Kinder gut geeignet.

Pharmakon

Montelukast (Singulair®).

Indikation

Dauertherapie des Asthma bronchiale ab Stufe 2 vor allem bei Kindern.

Wirkung

Hemmung der Produktion und/oder Wirkung der entzündungsfördernden Leukotriene.

Nebenwirkungen

- Kopfschmerzen
- Durchfall

Besonderes

Da sie oral verabreicht werden, z. B. als Kautablette für Kinder, können sie die Asthmatherapie vereinfachen und gehören mittlerweile zur Standardtherapie bei Kindern mit Asthma.

21.2 Broncholytika

Broncholytika (Bronchodilatanzien) führen zur Erschlaffung der glatten Muskulatur der Bronchien und so zu einer Erweiterung der Bronchien (Bronchodilatation). Spasmen der Bronchien, wie sie vor allem im Asthmaanfall auftreten, werden gelöst (broncholytische Wirkung).

21.2.1 β_2-Sympathomimetika

Es gibt kurz wirkende und lang wirkende β_2-Sympathomimetika. Kurz wirkende Präparate (Spray mit kurz wirksamem Wirkstoff) werden zur Therapie des akuten Asthmaanfalls bzw. akuter Atemnot eingesetzt, lang wirkende Präparate eignen sich zur Dauertherapie von Asthma und COPD.

Beispiele für kurz wirkende Pharmaka (4 bis 6 Stunden)

- Fenoterol, z. B. Berotec®
- Salbutamol, z. B. Sultanol®

Indikationen für kurz wirkende Sympathomimetika

- akute Atemnot bei Asthma bronchiale oder COPD

Beispiele für lang wirkende Pharmaka (12 bis 24 Stunden)

- Bambuterol, z. B. Bambec®
- Clenbuterol, z. B. Spiropent®
- Formoterol, z. B. Foradil®
- Indacaterol, z. B. Onbrez®

Indikationen für lang wirkende Sympathomimetika

- Dauertherapie von Asthma bronchiale ab Stufe 3
- Dauertherapie der COPD ab Stufe 2

Verabreichungen

- inhalativ
- oral (v. a. Clenbuterol)

Wirkung

Stimulation der β_2-Rezeptoren bewirkt eine Erschlaffung der Bronchialmuskulatur und so Bronchienerweiterung.

Nebenwirkungen

- Tachykardie (erhöhte Herzfrequenz)
- Blutdruckerhöhung

Kontraindikationen

- frischer Herzinfarkt
- tachykarde Herzrhythmusstörungen

β_2-Sympathomimetika wirken bronchodilatatorisch, aber nicht entzündungshemmend.

21.2.2 Parasympatholytika

Da der Parasympathikus für eine Verengung der Bronchien sorgt (Bronchokonstriktion), wirken Parasympatholytika dieser entgegen und führen zu einer Bronchodilatation. Die broncholytische

Wirkung (gegen Bronchospasmen) der Parasympatholytika ist geringer als die der Sympathomimetika. Sie spielen eine wichtige Rolle bei der Therapie der COPD und bei der Behandlung von Asthma bei Kindern.

Pharmaka
- Ipratropium, z. B. Atrovent®
- Tiotropium, z. B. Spiriva®

Indikation
Dauertherapie der COPD ab Stufe 1.

Verabreichungen
- inhalativ
- oral

Wirkung
Blockade der bronchialen Rezeptoren des Parasympathikus und dadurch Erschlaffung der Bronchialmuskulatur und Bronchienerweiterung.

Nebenwirkungen
- Tachykardie
- Mundtrockenheit

Kontraindikationen
- Miktionsstörungen
- Engwinkelglaukom

21.2.3 Theophyllin

Theophyllin-Präparate können i. v. zur Akut- und peroral zur Dauerbehandlung von obstruktiven Atemwegserkrankungen eingesetzt werden. Allerdings ist die therapeutische Breite (der Abstand zwischen therapeutisch wirksamer Dosis und der Dosis, bei der Nebenwirkungen auftreten) gering.

Pharmaka
- Theophyllin, z. B. Bronchoretard®

Wirkungen
- Bronchodilatation (Erschlaffung der Bronchialmuskulatur)
- geringe Entzündungshemmung
- Förderung der Schleimbeseitigung (sekretomotorische Wirkung)

Nebenwirkungen
- Unruhe, Schlafstörungen
- zerebraler Krampfanfall (meist erst bei hohen Serumspiegeln)
- Tachykardie, Extrasystolen
- Übelkeit, Magenschmerzen, Erbrechen

Wegen der geringen therapeutischen Breite müssen die Theophyllin-Serumspiegel regelmäßig kontrolliert werden.

Kontraindikationen
- frischer Herzinfarkt
- Magen- und Zwölffingerdarmgeschwür

21.3 Stufenplan zur Dauertherapie des Asthma bronchiale

Die **Dauertherapie des Asthma bronchiale** folgt einem Stufenplan, der sich am Schweregrad der Symptome bzw. an der Asthmakontrolle des betroffenen Patienten orientiert:

- **Stufe 1.** Inhalatives β_2-Sympathomimetikum bei Bedarf (bis Stufe 5)
- **Stufe 2.** Regelmäßige Gabe eines inhalativen Glukokortikoids in niedriger Dosierung. Alternativ + Montelukast
- **Stufe 3.** Regelmäßige Gabe inhalativer Glukokortikoide in niedriger Dosis. Dazu regelmäßig lang wirkende β_2-Sympathomimetika. Alternativ + Theophyllin oral oder Glukokortikoid mittel bis hoch dosiert oder + Montelukast
- **Stufe 4.** Regelmäßige Gabe inhalativer Glukokortikoide in mittlerer Dosis. Dazu regelmäßig lang wirkende β_2-Sympathomimetika. Alternativ + Theophyllin oral oder Glukokortikoid mittel bis hoch dosiert oder + Montelukast
- **Stufe 5.** Regelmäßige Gabe peroraler Glukokortikoide. Dazu regelmäßig lang wirkende β_2-Sympathomimetika. Alternativ + Theophyllin oral oder Glukokortikoid mittel bis hoch dosiert oder + Montelukast

Die **Dauertherapie der COPD** erfolgt ebenfalls nach einem Stufenplan. Hier kommen jedoch auch Parasympatholytika zum Einsatz. Glukokortikoide sind erst ab der Stufe 4 indiziert. Im Gegensatz zur Stufentherapie bei Asthma bronchiale wird nicht so frühzeitig mit Cortison therapiert, sondern es stehen Bronchodilatatoren im Mittelpunkt der Therapie, v. a. zu Beginn.

21.4 Therapie des akuten Asthmaanfalls

Die **Therapie des akuten Asthmaanfalls** beinhaltet:

- Sauerstoff per Nasensonde
- Salbutamol inhalativ
- intravenöses Glukokortikoid
- intravenöses Theophyllin

Vorsicht

Möglichst keine sedierenden Medikamente wegen der Gefahr, dass der Atemantrieb unterdrückt wird.

21.5 Wiederholungsfragen

1. Was wissen Sie über Auslöser und Entstehung des Asthma bronchiale? (Einleitung ➤ Kap. 21)
2. Warum können Glukokortikoide Asthmabeschwerden mildern? (➤ 21.1.1)
3. Wie wirken β_2-Sympathomimetika beim Asthma bronchiale? (➤ 21.2.1)
4. Warum müssen bei Theophyllin-Gabe regelmäßig die Blutspiegel kontrolliert werden? (➤ 21.2.3)
5. Wie erfolgt die Dauertherapie des Asthma bronchiale nach Stufenplan? (➤ 21.3)

KAPITEL

22 Expektoranzien und Antitussiva

Expektoranzien und Antitussiva werden bei Husten eingesetzt. Expektoranzien fördern das Abhusten von Schleim bei produktivem Husten. Antitussiva unterdrücken den Hustenreflex bei trockenem (unproduktivem) Reizhusten.

22.1 Expektoranzien

Expektoranzien sind Substanzen, die die Entfernung von **Bronchialsekret** aus den Bronchien oder der Trachea erleichtern bzw. beschleunigen. Man unterscheidet:

- Sekretolytika
- Mukolytika
- Sekretomotorika

Voraussetzung für die Wirksamkeit ist eine ausreichende **Flüssigkeitszufuhr.** Sekretolytika führen zu einer Steigerung der Bronchialsekretion und damit zu einer Verflüssigung des Schleims. Somit wird das Abhusten erleichtert. Mukolytika setzen die **Zähigkeit** des Bronchialschleims herab und fördern das Abhusten. Sekretomotorika fördern die Sekretbewegung über eine Anregung der Zilientätigkeit (Flimmerhärchen) in den Bronchien. Vor allem ätherische Öle wirken gut sekretomotorisch. Die sekretomotorische Wirkung ist auch ein Nebeneffekt der broncholytisch wirkenden β-Sympathomimetika und des Theophyllins.

Pharmaka

Im Folgenden steht l für sekretolytisch, s für mukolytisch und m für sekretomotorisch

- ätherische Öle, z. B. Fichtennadelöl, Eukalyptusöl, Soledum® Kapseln, l, m
- saponinhaltige Drogen, z. B. Primelwurzel, Efeublätter, Prospan® l
- Bromhexin, z. B. Bisolvon® l, s
- Ambroxol, z. B. Mucosolvan® l, s
- Acetylcystein, z. B. Fluimucil® s

Indikationen

- akute Bronchitis
- Atemwegserkrankungen, die mit einer erhöhten Schleimproduktion einhergehen

Nebenwirkungen

Leichte Magen-Darm-Beschwerden.

22.2 Antitussiva

Antitussiva unterdrücken den **Hustenreflex.** Durch eine Hemmung des Hustenzentrums im Stammhirn und die Blockade der „Hustenrezeptoren“ im Bronchialtrakt nimmt die Häufigkeit und Intensität der Hustenstöße ab.

Antitussiva dürfen nur bei **trockenem Reizhusten** angewandt werden, da bei vermehrtem Sekretfluss das Abhusten wegen der Gefahr des **Sekretstaus** erwünscht ist.

▌▌ Antitussiva nur bei trockenem Reizhusten einsetzen. ▌▌

Die am häufigsten zur Hustendämpfung eingesetzte Substanz ist das **Codein.** Es ist ein natürlicher Wirkstoff im Opium. Im Gegensatz zu Morphin wirkt es wesentlich geringer analgetisch und euphorisierend, aber stark hustenstillend. Trotzdem kann es in hohen Dosen zu morphinähnlichen Wirkungen kommen, wie z. B. Dämpfung des Atemzentrums. Wegen des Risikos einer Atemdepression ist es für Kinder unter 12 Jahren kontraindiziert.

▌▌ Codein ist ein Abkömmling des Morphins und kann suchtauslösend wirken. ▌▌

Pharmaka

- Codein, z. B. Tryasol®
- Dihydrocodein, z. B. Paracodin®N
- Pentoxyverin, z. B. Silomat®, Sedotussin®
- Dextromethorphan, Hustenstiller ratiopharm®
- Noscapin, z. B. Capval®
- Dropropizin, z. B. Larylin®

Indikation

Trockener Reizhusten.

Wirkung

Zentrale Dämpfung des Hustenreizes am Hustenzentrum oder/und Blockade peripherer Hustenrezeptoren.

Nebenwirkungen

- gelegentlich Obstipation
- Müdigkeit und vermindertes Reaktionsvermögen
- geringe Atemdepression

Kontraindikationen

- chronische Obstipation
- bestehende Atemdepression
- Opiatabhängigkeit

22.3 Einnahmehinweise

- Expektoranzien nach dem Essen mit viel Flüssigkeit, die die Schleimlösung unterstützt
- Antitussiva wegen sedierender Nebenwirkungen und optimaler Wirkung bevorzugt abends

22.4 Wiederholungsfragen

1. Welche Nebenwirkungen können bei Codein auftreten? (➤ 22.2)
2. Was sind Mukolytika? Wann werden sie eingesetzt? (➤ 22.1)
3. Welche Pharmaka wirken sekretorisch und sekretomotorisch? (➤ 22.1)
4. Warum sollten Antitussiva nur bei trockenem Reizhusten eingesetzt werden? (➤ 22.2)

KAPITEL

23 Magen-Darm-Therapeutika

Zu den Magen-Darm-Therapeutika zählen viele verschiedene Medikamente. Neben den im Folgenden besprochenen Arzneimittelgruppen spielen auch Spasmolytika, Antiphlogistika und Antiinfektiva eine Rolle in der Therapie von Magen- und Darmerkrankungen.

23.1 Antiemetika

Antiemetika unterdrücken den Brechreiz im Gehirn und werden gegen Übelkeit und Erbrechen eingesetzt.

23.1.1 H_1-Antihistaminika

H_1-Antihistaminika wirken sehr gut gegen vestibuläre Störungen (vom Gleichgewichtsorgan ausgelöst).

Pharmaka

- Dimenhydrinat (Salz von Diphenhydramin), z. B. Vomex® A
- Diphenhydramin, z. B. Emesan®

Indikationen

- Reiseübelkeit
- Schwindel
- Erbrechen

Wirkung

Hemmung der Histaminwirkung am H_1-Rezeptor.

Nebenwirkung

Müdigkeit.

Kontraindikationen

- Blasenentleerungsstörungen
- Engwinkelglaukom

23.1.2 Serotoninantagonisten

Serotoninantagonisten blockieren die Serotoninrezeptoren im Brechzentrum und werden vor allem bei Zytostatika-bedingtem Erbrechen eingesetzt.

Pharmaka

- Ondansetron, z. B. Zofran®
- Granisetron, z. B. Kevatril®

Indikation
Prophylaxe und Therapie von Erbrechen durch Zytostatika und Bestrahlung.

Wirkung
Blockade der Serotoninrezeptoren im Brechzentrum.

Nebenwirkungen
- Verstopfung
- Kopfschmerzen

Kontraindikation
Störungen der Darmaktivität.

23.1.3 Prokinetika

Prokinetika finden Anwendung bei gestörter Magen-Darm-Funktion und bei Magenentleerungsstörungen. Sie beschleunigen die Entleerung des Magens und wirken auch gegen Übelkeit und Erbrechen.

Pharmaka (Auswahl)
- Metoclopramid, z. B. Paspertin®
- Domperidon, z. B. Motilium®

Indikationen
- Übelkeit und Erbrechen
- Motilitätsstörungen im Magen-Darm-Trakt
- in Kombination mit Analgetika bei Migräne (Beschleunigung der Resorption)

Wirkung
Blockade der peripheren Serotonin- und Dopaminrezeptoren.

Nebenwirkungen
- Müdigkeit
- Kopfschmerzen
- Durchfall
- Bewegungsstörungen (extrapyramidale Störungen, v. a. bei Überdosierung)

Kontraindikationen
- Darmverschluss
- Epilepsie
- gestörte Bewegungsvorgänge (Dyskinesien)

23.2 Stomachika

Stomachika sind Arzneimittel gegen Magenbeschwerden. Grundsätzlich sind Mittel, die die Sekretion von Magensäure und u. a. Verdauungssäften anregen (siehe 23.2.6) von Mitteln, die die Magensäure verringern zu unterscheiden.

Die Salzsäure des Magens wird in den Belegzellen der Magenschleimhaut gebildet und ausgeschüttet. Dieser Mechanismus wird durch Histamin stimuliert, das seine Wirkung über die H_2-Rezeptoren der Magenschleimhaut entfaltet. Die Magensäure erleichtert durch eine Art Vorver-

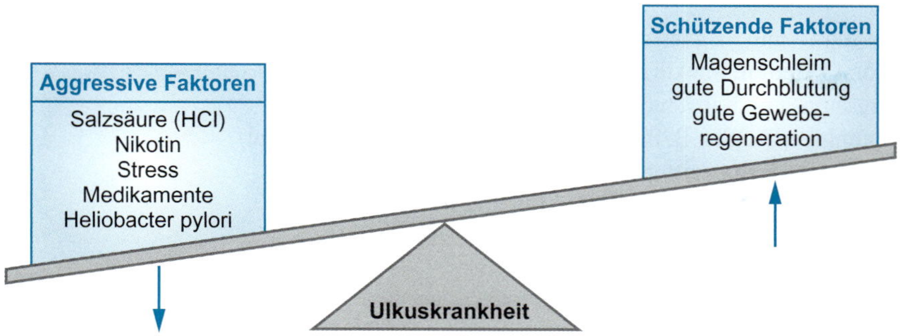

Abb. 23.1 Faktoren der Ulkuskrankheit. [L157]

dauung die Spaltung der Nahrungseiweiße, stellt einen günstigen pH-Wert für den Wirkbereich der Enzyme ein und dient der Abtötung von Bakterien.

Bei vermehrter Salzsäureproduktion kann es aber durch die permanente Einwirkung der aggressiven Säure auf die Schleimhäute zu folgenden Problemen kommen:

- Sodbrennen
- chronische Magenbeschwerden
- Ulcera ventriculi/duodeni (➤ Abb. 23.1)

Um die Folgen der vermehrten Säureeinwirkung zu lindern, stehen mehrere Therapieansätze zur Verfügung (➤ Abb. 23.2):

- **Antazida.** Medikamente, die übermäßig produzierte Magensäure neutralisieren oder binden können
- **H_2-Blocker.** Medikamente, die die Histamin-vermittelte Magensäuresekretion einschränken
- **Protonenpumpenhemmer.** Medikamente, die den Transport der H^+-Ionen stören und damit die Magensäuresekretion unterbinden

Ein wesentlicher Entstehungsfaktor des Ulkusleidens ist das Bakterium Helicobacter pylori. Eine Helicobacter-Besiedlung stört das Gleichgewicht zwischen schützenden und aggressiven Faktoren im Magen und kann zur Ulkusausbildung führen. Hier kommt in erster Linie die Behandlung der Bakterien mit geeigneten Antibiotika in Betracht.

23.2.1 Antazida

Antazida neutralisieren durch ihre chemische Struktur die Säure und verschieben somit den pH-Wert des Magensafts in Richtung des alkalischen Bereichs.

II Antazida neutralisieren die Magensäure, bremsen aber nicht ihre Produktion. **II**

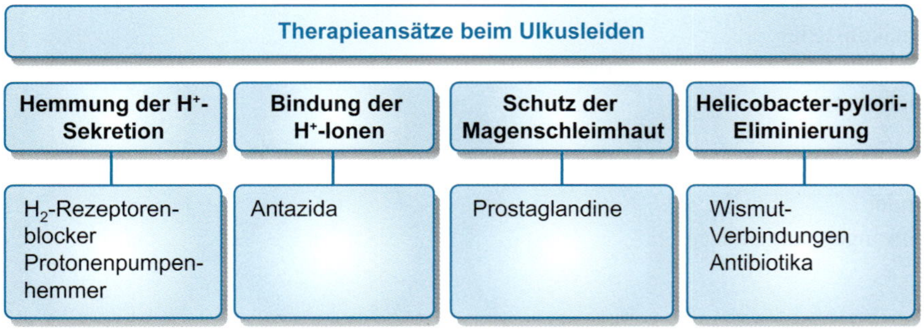

Abb. 23.2 Therapie des Ulkusleidens. [L157]

Pharmaka

- Aluminium- und Magnesiumsilikat, z. B. Gelusil Lac®
- Algedrat (Aluminiumoxid und Magnesiumhydroxid), z. B. Maaloxan®
- Magnesium- und Kalziumcarbonat, z. B. Rennie®
- Natriumbikarbonat, z. B. Bullrich Salz® (nicht mehr zu empfehlen)
- Magaldrat (Schichtengittersalz von Mg und Al), z. B. Riopan®
- Hydrotalcit (Schichtengittersalz von Mg und Al), z. B. Talcid®
- Alginat (wirkt auch im oberen Magen), z. B. Gaviscon®

Indikationen

- Ulcera ventriculi/duodeni
- Sodbrennen

Nebenwirkungen

- Interaktionen mit anderen Arzneimitteln möglich durch Komplexbildung v. a. Tetrazykline, Gyrasehemmer, Schilddrüsenhormone
- Magnesiumionen: bei Niereninsuffizienz durch Kumulation Muskelschwäche und Arrhythmie
- Aluminiumverbindungen: Bewusstseinsstörungen, bei Niereninsuffizienz Ablagerungen von Aluminium im ZNS (dialysepflichtige Patienten besonders gefährdet)
- Natriumbikarbonat: CO_2-Entwicklung, bei bestehendem Ulkus Risiko einer Ruptur

II Antazida in 2 Stunden Abstand zu anderen Arzneimitteln. **II**

23.2.2 H_2-Rezeptorenblocker

H_2-Rezeptorenblocker besetzen kompetitiv die H_2-Rezeptoren des Histamins in der Magenschleimhaut. Die Salzsäuresekretion wird dadurch eingeschränkt. Verglichen mit den Protonenpumpenhemmern sind die Rezidive häufiger.

Pharmaka

- Cimetidin, z. B. H_2-Blocker ratiopharm®
- Ranitidin, z. B. Zantic®
- Famotidin, z. B. Pepdul®

Indikation

- Ulcera ventriculi/duodeni
- Sodbrennen

Wirkung

Hemmung der Histamin-vermittelten Salzsäuresekretion des Magens.

Nebenwirkungen

- Gynäkomastie
- Übelkeit, gastrointestinale Beschwerden
- Kopfschmerzen

Kontraindikationen

- Kinder
- Schwangere und Stillzeit

23.2.3 Protonenpumpenhemmer

Die Protonenpumpenhemmer sind die stärksten Unterdrücker der Salzsäuresekretion. Durch Blockierung eines Enzyms wird die Säureproduktion der Belegzellen komplett gehemmt, bis neue Belegzellen entstanden sind.

Pharmaka

- Omeprazol, z. B. Antra®
- Pantoprazol, z. B. Pantozol®
- Rabeprazol, z. B. Pariet®
- Lansoprazol, z. B. Agopton®

Indikation

- Ulcera ventriculi, Ulcera duodeni
- Sodbrennen
- In Kombination mit Antibiotika zur Eradikation (Ausrottung) des Helicobacter pylori

Wirkung

Irreversible Hemmung der Wasserstoff/Kalium-ATPase.

Nebenwirkungen

- Schwindel
- bei i. v.-Gabe schwere Sehstörungen (Omeprazol)

Kontraindikation

Schwangerschaft.

II Protonenpumpenhemmer sind die wirksamsten Substanzen zur Unterdrückung der Salzsäuresekretion. **II**

23.2.4 Magenschutzmittel

Magenschutzmittel wie Sucralfat und Prostaglandine stärken den Eigenschutz der Magenschleimhaut. Bei Sucralfat entsteht ein Schutzfilm aus Sucralfat-Protein-Komplexen, der die Magenschleimhaut bedeckt. Bei Prostaglandinen wie Misoprostol handelt es sich um Gewebehormone, die die Säure- und Pepsinsekretion im Magen hemmen und die schützende Bikarbonat- und Schleimproduktion fördern.

Pharmaka

- Sucralfat, z. B. Sucrabest®
- Misoprostol, z. B. in Arthotec®

Indikation

- Ulcera ventriculi, Ulcera duodeni
- Vorbeugung und Behandlung von Arzneimittel-bedingten Magenschleimhautschäden

Wirkung

Schutz der Magenschleimhaut vor aggressiven Faktoren.

Nebenwirkungen

- Verstopfung
- Durchfall (Misoprostol)
- Bauchschmerzen
- Schwindel

Kontraindikation
- Schwangerschaft
- entzündliche Darmerkrankungen

23.2.5 Antibiotika

Antibiotika in Zweier- oder Dreier-Kombination sind bei Magen- und Zwölffingerdarmulzera, die durch Helicobacter pylori verursacht sind, indiziert. Dabei wird immer mit einem Protonenpumpenhemmer kombiniert. Die Therapie dauert in der Regel 7 Tage.

Tripeltherapie (Beispiel)
- Omeprazol (z. B. Antra®) + Clarithromycin (z. B. Klacid®) + Metronidazol (Clont®)
- Omeprazol + Clarithromycin + Amoxicillin (Zacpac®)
- Bismutsalz + Tetracyclin + Metronidazol (Pylera®)

Die Rezidivrate der Ulzera sinkt nach Eradikation (vollständiger Eliminierung) von Helicobacter pylori deutlich.

23.2.6 Amara

Amara sind Bittermittel. Durch ihren bitteren Geschmack wirken sie appetitanregend und verdauungsfördernd. Dazu muss der bittere Geschmack wahrgenommen werden, d. h. Kapseln oder Tabletten sind wirkungslos. Die meist pflanzlichen Bittermittel werden als Tee oder Tropfen eingenommen. Aromatische Bittermittel enthalten zusätzlich ätherische Öle.

Pharmaka
- Bittere Schleifenblume und acht weitere Pflanzen, z. B. in Iberogast®
- Angelika, Benediktenkraut, Pfefferminze, z. B. in Carvomin®
- Wermut, z. B. in Wermutsaft Schoeneberger®

Indikation
- Völlegefühl
- Appetitlosigkeit
- dyspeptische Beschwerden (Reizmagen)

Wirkung
Reflektorische Anregung der Peristaltik und der Sekretion von Verdauungssäften.

Kontraindikation
- Ulcera ventriculi, Ulcera duodeni

23.3 Pankreasfermente

Bei einer chronischen Pankreatitis kommt es zu einer fortschreitenden Organzerstörung. Das Pankreas bildet nicht mehr ausreichend Verdauungsenzyme (Fermente). Die Folge sind Verdauungsschwäche, Durchfälle und Gewichtsabnahme. Die fehlenden Fermente können substituiert werden.

Pharmaka
Pankreatin, z. B. Kreon®, Pangrol®.

Indikationen
- Pankreasinsuffizienz
- Mukoviszidose

Wirkung
Ersatz der pankreatischen Verdauungsenzyme.

Nebenwirkungen
- Allergie
- Darmstrikturen

Kontraindikation
Akute Pankreatitis.

Die Kapseln sollten über die Mahlzeit verteilt eingenommen werden, um eine gute Durchmischung mit dem Speisebrei zu gewährleisten.

23.4 Antidiarrhoika

Durchfälle (Diarrhö) können Symptom vieler verschiedener Erkrankungen sein: z. B. unspezifische Nahrungsunverträglichkeit, durch Toxine in verdorbenen Nahrungsmitteln, Infektionen (z. B. Salmonellen, Typhus, Amöben, Rotaviren), Nahrungsmittelallergien, Enzymdefekte (Laktoseintoleranz), nicht-infektiöse Enteritiden (z. B. Morbus Crohn, Colitis ulcerosa), Kurzdarmsyndrom und anderer Erkrankungen. Wichtig zur Behandlung einer Diarrhö ist daher die genaue Abklärung der Ursachen.

Die Behandlung der Diarrhö richtet sich in erster Linie nach der Grunderkrankung.

Therapeutisch steht der Ersatz von Flüssigkeit und Elektrolyten an erster Stelle.

23.4.1 Ersatz von Flüssigkeit und Elektrolyten

Pharmaka
- Orale Elektrolyt- und Flüssigkeitszufuhr, z. B. Elotrans®, Oralpädon®
- parenterale Elektrolytinfusionen

Indikation
Durchfallerkrankungen.

Wirkung
Ausgleich von Elektrolyt- und Flüssigkeitsverlusten bei Durchfallerkrankungen.

Nebenwirkung
Hyperkaliämie (bei Überdosierungen bzw. Nierenerkrankungen).

Kontraindikationen
- Herzinsuffizienz
- Niereninsuffizienz
- metabolische Alkalose
- unstillbares Erbrechen
- Bewusstseinstrübung, Schock

II Bei den oralen Elektrolytpräparaten wird das Pulver in abgekochtem, abgekühltem Wasser oder Tee aufgelöst und langsam, nur schluckweise getrunken. **II**

23.4.2 Ruhigstellen des Darms

In manchen Fällen ist zusätzlich zur Flüssigkeits- und Elektrolytsubstitution eine Ruhigstellung des Darms sinnvoll. Dies kann durch Opiumtinktur und bestimmte Opioide erreicht werden, da sie die Magen-Darm-Passage verlangsamen. Zur Anwendung kommen Opioide, die nicht im ZNS wirken und dadurch weniger Nebenwirkungen und kein Suchtpotenzial haben. Opiumtinktur enthält jedoch Morphin und ist ein Betäubungsmittel. Der neuere Wirkstoff Racecadotril hemmt den Abbau körpereigener Enkephaline und wirkt so indirekt über Opiatrezeptoren.

Pharmaka

- Loperamid, z. B. Imodium®
- Opiumtinktur , z. B. Dropizol®
- Racecadotril, z. B. Vaprino®

Indikation

Durchfallerkrankungen.

Wirkung

Erhöhung des Tonus der glatten Muskulatur des Darms und somit dessen Ruhigstellung.

Nebenwirkungen

- Kopfschmerzen, Müdigkeit, Schwindel
- Bauchkrämpfe, Übelkeit
- Mundtrockenheit
- Ileus
- Begünstigung eines toxischen Megakolons

Kontraindikationen

- fieberhafte Durchfälle mit blutigem Stuhl
- akute Colitis ulcerosa
- pseudomembranöse Kolitis
- Ileus

Besonderes

Opiumtinktur hat neben der antidiarrhoischen auch starke schmerzlindernde Eigenschaften und kann daher bei zusätzlichen starken Schmerzen sinnvoll sein. Auch das enthaltene Papaverin unterstützt als Spasmolytikum die Wirkung der Opiumtinktur. Wegen der Gefahr des Missbrauchs wird sie aber nur bei schweren Fällen eingesetzt. Sie unterliegt dem BtM-Gesetz.

23.4.3 Weitere Antidiarrhoika zur unterstützenden Therapie

Mit Wirkstoffen, die gegen mögliche Ursachen des Durchfalls wirken, kann die Therapie zusätzlich unterstützt werden.

Pharmaka

- Hefelyophilisate, z. B. Perenterol®
- Aktivkohle, z. B. Kohle-Compretten®

Indikation

Durchfallerkrankungen.

Wirkung
Bindung und Unschädlichmachen von Bakterien u. a. Durchfallauslösern.

23.5 Laxanzien

Abführmittel (Laxanzien) sind Medikamente zur **Beschleunigung der Stuhlentleerung.** Ursachen für eine verzögerte Darmentleerung (Obstipation) sind:
- falsche Ernährung (ballaststoffarme Nahrungsmittel)
- wenig Bewegung, sitzende Tätigkeiten
- Stress (Verdrängung des Stuhldrangs aus Zeitmangel)
- Entzündungen oder Tumoren der Darmwand
- Nervenverletzungen im Bereich des Beckens

❚❚ Die Hauptursachen der Obstipation sind falsche Ernährungsgewohnheiten und mangelnde Bewegung. ❚❚

Die Wirkung der meisten Abführmittel beruht auf einer Vermehrung des Darminhalts. Direkte Folge ist eine gesteigerte Wandspannung und dadurch bedingt eine Erhöhung der Peristaltik.

Durch einen ständigen Konsum wird der Darm an die Laxanzien gewöhnt und träge, was den Verbrauch an Abführmitteln weiter steigert. Daher müssen die Anwendungsgebiete möglichst eng begrenzt werden.

Indikationen
- Darmentleerung vor Untersuchungen oder Operationen
- schmerzhafte Analleiden (Erweichung des Stuhls)
- Obstipation (möglichst kurzfristig und in Kombination mit der Umstellung der Essens- und Lebensgewohnheiten)
- gegen die unerwünschte Verstopfung bei Opioidtherapie

❚❚ Keine Abführmittel zur Gewichtsabnahme oder „Entschlackung". Bei Gebrauch von Abführmitteln bei chronischer Obstipation immer auch Umstellung der Lebens- und Essgewohnheiten versuchen. ❚❚

23.5.1 Quellstoffe

Mit viel Flüssigkeit einzunehmende Medikamente, die im Darm aufquellen und damit die Peristaltik anregen.

Beispiele
- Weizenkleie
- Flohsamenschalen, z. B. Mucofalk®
- Leinsamen

Nebenwirkung
Gefahr eines Ileus (Darmverschluss) bei mangelnder Flüssigkeitseinnahme.

Kontraindikation
Ileus.

23.5.2 Osmotische Laxanzien

Osmotisch wirksame Laxanzien sind Salze, Zuckeralkohole oder Macrogole, die Wasser im Darmlumen zurückhalten, da sie Wasser binden, aber selbst schlecht resorbiert werden.

Pharmaka
- Lactulose, z. B. Bifiteral®
- Macrogol, z. B. Laxofalk®, Movicol®
- Magnesium- und Natriumsulfat (Bittersalz und Glaubersalz)

Nebenwirkungen
- Blähungen
- Störung des Magnesiumhaushalts (Bittersalz)
- Flüssigkeitsretention → Hypertonie (Glaubersalz)

Kontraindikation
- Ileus
- Niereninsuffizienz (Bittersalz)
- Hypertonie, Ödeme (Glaubersalz)

23.5.3 Hydragoge Abführmittel

Durch verschiedene Wirkmechanismen wird die Wasserresorption aus dem Darmlumen verhindert und gleichzeitig der Einstrom von Wasser und Elektrolyten in den Darm gefördert (hydragoge Wirkung). Folge ist eine Verflüssigung des Stuhls und eine Erhöhung der Stuhlmenge (Peristaltikanregung). Laxanzien dieses Typs sind pflanzliche Laxanzien mit Anthrachinon-Derivaten (Sennesblätter, Aloe, Faulbaumrinde) und Rizinusöl sowie chemische Wirkstoffe wie die Diphenole Picosulfat und Bisacodyl. Hydragoge Abführmittel sind nicht zur Daueranwendung geeignet, da Kaliummangel und eine Zunahme von Verstopfungen sowie das Krankheitsbild Melanosis coli die Folge sein können.

Pharmaka
- Sennesfrüchte und -blätter, z. B. in Agiolax®, Midro® Abführtabletten
- Bisacodyl, z. B. Dulcolax®
- Natriumpicosulfat, z. B. Laxoberal®
- Rizinusöl, z. B. Abtei Abführkapseln®

Nebenwirkungen
- Schmerzen im Bauchraum und Übelkeit
- Wasser- und Elektrolytverluste (vor allem Kalium)
- Verstärkung der Obstipation bei langfristigem Gebrauch
- Nierenschäden (bei langer Anwendung)
- Hypokaliämie (bei langer Anwendung)

Kontraindikationen
- Ileus
- akute Magen-Darm-Erkrankungen
- Störungen im Elektrolythaushalt
- Gravidität und Stillzeit (Anthrachinon-Derivate)

❚❚ Hydragoge Abführmittel werden oft zu häufig eingesetzt und begünstigen eine Gewöhnung. ❚❚

23.6 Einnahmehinweise

- Bittermittel ½ Stunde vor der Mahlzeit
- Antazida zwischen den Mahlzeiten und ggf. zur Nacht
- Protonenpumpenhemmer immer nüchtern also mindestens ½ Stunde vor dem Essen
- bei Laxanzieneinnahme lange Wirkdauer (6–10 Stunden) einplanen, am besten abends einnehmen für morgendlichen Stuhlgang.

23.7 Wiederholungsfragen

1. Welche Faktoren tragen zur Auslösung der Ulkuskrankheit bei? (➢ 23.2)
2. Mit welchen Stoffgruppen kann man eine vermehrte Säureproduktion behandeln? Wie wirken sie? (➢ 23.2)
3. Bei welcher Erkrankung wird Ranitidin eingesetzt? Wie wirkt es? (➢ 23.2.2)
4. Welche Rolle spielt der Helicobacter pylori beim Ulkusleiden? Wie wird therapiert? (➢ 23.2.5)
5. Was sind Laxanzien? (➢ 23.5)
6. Welche Ursachen gibt es für eine Obstipation? (➢ 23.5)
7. Wie wirken Quellstoffe wie Weizenkleie und Flohsamenschalen? (➢ 23.5.1)
8. Wie ist das Wirkprinzip von Bisacodyl? (➢ 23.5.3)
9. Welche typischen Nebenwirkungen weisen Laxanzien auf? (➢ 23.5)
10. Lückentext zu Magen-Darm-Therapeutika (➢ 23.1, ➢ 23.2, ➢ 23.4 und ➢ 23.5).
    ____________: Medikamente gegen Durchfallerkrankungen. Hierzu zählen u. a. Adsorbenzien und Mittel, die die peripheren Opioidrezeptoren im Darm stimulieren und dadurch die Peristaltik hemmen und so stopfend wirken (z. B. ____________).
    Antazida: Mittel zur ____________ überschüssiger Magensäure, z. B. bei Gastritis, Magen- und Darm-Geschwüren. Enthalten meist Aluminium- und Magnesium-Verbindungen (z. B. ____________). ____________: Abführmittel; Mittel zur Beschleunigung der Darmentleerung. Hierzu zählen verschiedene Gruppen von Medikamenten.
    Hydragoga: Diese Mittel führen zu einer verstärkten Abgabe von ____________ in das Darmlumen; Stoffe: Anthrachinone, Rizinusöl, ____________.
    Quellstoffe: Substanzen, die aus dem Darm Wasser aufnehmen und dadurch an ____________ zunehmen. Sie dehnen die Darmwand und führen so zu einer reflektorischen Steigerung der Peristaltik, z. B. Leinsamen oder ____________. Die Einnahme sollte immer mit reichlich Flüssigkeit erfolgen.
    Antiemetika: Stoffe, die gegen ____________ und ____________ wirken. Prophylaktisch z. B. bei bekannter „Reise- bzw. See-Krankheit" wirken ____________ (Dimenhydrinat). Auch ____________ werden als Antiemetika eingesetzt wie z. B. ____________ und Domperidon. Gegen Zytostatika bedingtes Erbrechen werden vor allem ____________-Antagonisten wie Ondansetron gegeben.

KAPITEL

24 Hormone

Hormone sind **Botenstoffe** des Körpers, die der langfristigen, übergeordneten Steuerung der Zell- und Organfunktionen dienen. Die von den endokrinen Drüsen gebildeten Hormone beeinflussen ganz entscheidend die körperliche, geistige und seelische Entwicklung und fördern die Anpassung des Organismus an die ständig wechselnden Leistungsanforderungen. Eine Fehlfunktion der endokrinen Drüsen mit einem Über- oder Unterangebot an Hormonen kann eine medikamentöse Therapie erforderlich machen. Einige Hormone werden wegen ihrer spezifischen Wirkungen auch bei Erkrankungen eingesetzt, die nicht hormonell verursacht sind, z. B. Kortikoide.

24.1 Kortikoide

Die Kortikoide werden in der **Nebennierenrinde** gebildet und lassen sich in Mineralo- und Glukokortikoide unterteilen.

24.1.1 Glukokortikoide

Hauptvertreter der Glukokortikoide ist das **Kortison.** Die physiologische Kortisonabgabe unterliegt einem typischen Tagesrhythmus. 80 % des körpereigenen Kortisons werden in den frühen Morgenstunden in die Blutbahn abgegeben.

Für die Ausschüttung der Kortikoide ist das Hypophysenhormon **ACTH** verantwortlich. Eine verminderte Sekretion der Nebennierenrinde führt aufgrund der Stimulation des Regelkreises zu einer erhöhten Ausschüttung von ACTH aus der Hypophyse.

Wirkungen der Glukokortikoide

- vermehrte Bereitstellung von Glukose durch eine dem Insulin entgegengesetzte Wirkung, dadurch Förderung einer diabetischen Stoffwechsellage (Glukose im Serum steigt an)
- vermehrter Abbau von Eiweißen aus dem Muskelgewebe (katabole Wirkung)
- Muskel- und Knochenabbau
- Umverteilung des Fettgewebes mit Stammfettsucht
- Verminderung des lymphatischen Gewebes mit Unterdrückung von Immunabwehr und allergischen Reaktionen, dadurch erhöhte Infektanfälligkeit
- Vermehrung von Erythrozyten und Thrombozyten, dadurch thrombosefördernd
- Begünstigung der Entwicklung eines Ulkus
- blutdrucksteigernd
- antirheumatische und entzündungshemmende Wirkung
- Hemmung der Entwicklung von Binde- und Epithelgewebe

❚❚ Kortison unterdrückt allergische Reaktionen und die Immunabwehr. ❚❚

Pharmaka

- Dexamethason, z. B. Fortecortin®
- Triamcinolon, z. B. Volon®

- Prednisolon, z. B. Predni H Tablinen®, Prednisolut®, Decortin H®
- Prednison, z. B. Lodotra®, Rectodelt®
- Methylprednisolon, z. B. Urbason®
- Hydrocortison, z. B. Hydrocortison Hoechst®

Die synthetischen Verbindungen besitzen fast keine mineralokortikoiden Wirkungen mehr. Sie wirken wesentlich stärker entzündungshemmend als Kortisol.

Indikationen

- rheumatische Erkrankungen
- allergische Krankheiten
- lymphatische Leukämie
- lokal bei aktivierten Arthrosen der Gelenke, insb. Triamcinolon
- lokal bei rheumatischen Synovitiden (Schleimhautentzündung), insb. Triamcinolon
- Morbus Addison (NNR-Insuffizienz, Bronzehaut-Krankheit), insb. Hydrocortison

Durch geeignete chemische Veränderungen besitzen einige Kortikoide ein gutes Eindringvermögen in das Gewebe, z. B. bei intraartikulärer Injektion bei Gelenkergüssen.

Nebenwirkungen bei langfristiger, hoch dosierter Glukokortikoidtherapie

- Ödeme
- Hypertonie
- Muskelschwäche
- Osteoporose
- Immunsuppression mit verminderter Infektabwehr und gesteigertem Infektrisiko
- Magen- und Zwölffingerdarmgeschwüre
- Wundheilungsstörungen
- Cushing-Syndrom
- diabetische Stoffwechsellage
- Kortikoid-Entzugssyndrom (bei Therapieende: Fieber, Muskel- und Gelenkschmerzen)
- Nebennieren-Insuffizienz nach plötzlichem Absetzen
- Glaukom- oder Katarakt-Ausbildung (grüner bzw. grauer Star)

Unerwünschte Wirkungen treten nur bei Hyperkortisolismus oder einer hoch dosierten Glukokortikoidtherapie auf. Die körpereigene Regulation setzt erst aus, wenn eine Schwellendosis z. B. von 7,5 mg Prednisolon/Tag überschritten wird.

Kontraindikationen

- Schwangerschaft und Stillzeit
- Herpes simplex
- Zoster (Gürtelrose)
- Glaukom
- Varizellen (Windpocken)
- Magen-Darm-Ulzera
- psychische Erkrankungen

Die Kontraindikationen gelten nicht bei Substitutionstherapie und im Notfall.

Bei Langzeit-Kortisongabe Einnahme möglichst jeden 2. Tag am Morgen.

Wirkstärke der Kortikoide ➤ Tab. 24.1.

Glukokortikoide zur lokalen Anwendung

Die lokale Anwendung der Glukokortikoide kann z. B. an der Haut, dem Auge, der Nase und den Bronchien erfolgen.

Tab. 24.1 Wirkstärke ausgesuchter Kortikoide (Kortisol = 1).

Handelsname	Substanz	Relative Wirkstärke
Betnesol®	Betamethason	30
Fortecortin®	Dexamethason	30
Volon®	Triamcinolon	5
Urbason®	Methylprednisolon	5
Prednisolut®	Prednison	4
Rectodelt®	Prednisolon	4
Hydrocortison Hoechst®	Hydrocortison	1

Pharmaka zur Anwendung an der Haut

- Triamcinolonacetonid, z. B. Triamgalen®
- Betamethasonvalerat, z. B. Betnesol®
- Prednicarbat, z. B. Dermatop®

Wirkungen bei Anwendung an der Haut

- antiphlogistisch
- antiproliferativ
- juckreizstillend
- immunsuppressiv

Nebenwirkungen bei Anwendung an der Haut

- Hautatrophien („Hautverdünnung")
- Striae (Streifen)
- Steroidakne

Längere Anwendung von Kortikoidsalben kann zur Hautatrophie führen.

Indikationen für Dermatika mit Glukokortikoiden

- allergisches Kontaktekzem
- seborrhoisches Ekzem
- Psoriasis
- atopisches Ekzem

Kontraindikationen für Dermatika mit Glukokortikoiden

- infizierte Hauterkrankungen
- periorale Dermatitis

Pharmaka zur inhalativen bzw. nasalen Anwendung

- Beclometason, z. B. Sanasthmax®
- Mometason, z. B. Nasonex®
- Fluticason, z. B. Flutide®
- Flunisolid, z. B. Syntaris®
- Budesonid, z. B. Novopulmon®

Wirkungen bei Inhalation

- antientzündlich
- antiallergisch

Nebenwirkung bei Inhalation

Pilzbefall der Mundhöhle (Candida albicans).

Indikationen für inhalative und nasale Glukokortikoide

- Asthma bronchiale
- COPD (chronisch-obstruktive Bronchitis)
- entzündliche Rhinitis z. B. durch Allergie

Kontraindikationen für inhalative Glukokortikoide

- Lungen-Tbc
- bakterielle Pneumonie
- Mykosen

24.1.2 Mineralokortikoide

Die Mineralokortikoide mit ihrem Hauptvertreter **Aldosteron** regulieren in erster Linie den Wasser- und Mineralhaushalt. Aldosteron erhöht die Kaliumausscheidung und die Natriumrückresorption am Nierentubulus.

Mineralokortikoide beeinflussen über verschiedene Mechanismen den Wasser- und Elektrolythaushalt:

- Verminderung der Natriumausscheidung der Niere (Ödemneigung)
- Erhöhung der Kaliumausscheidung der Niere (Muskelschwäche)
- Steigerung des Blutdrucks über eine Erhöhung des Blutvolumens

Pharmaka

Fludrocortison, z. B. Astonin-H®.

Indikation

Nebennierenrinden-Insuffizienz.

Wirkung

Erhöhung der Natrium- und Wasserrückresorption an den Nierentubuli und an den Sammelrohren der Niere.

Nebenwirkung

Ödeme (Natriumreabsorption → Wassereinlagerung im Gewebe).

❚❚ Mineralokortikoide dürfen bei Nebennierenrinden-Insuffizienz nie alleine gegeben werden. In erster Linie werden Glukokortikoide gegeben. ❚❚

24.1.3 Aldosteron-Antagonisten

Aldosteron-Antagonisten blockieren den Aldosteron-Rezeptor und wirken so dem Aldosteron entgegen. Da die Wasserausscheidung verstärkt und die Kaliumausscheidung verringert ist, gehören sie zu den Kalium sparenden Diuretika (➤ 15.2.4).

Pharmaka

- Spironolacton, z. B. Aldactone®
- Eplerenon, z. B. Inspra®

Indikationen

- Kombinationstherapie mit anderen Diuretika
- Hyperaldosteronismus
- chronische Herzinsuffizienz
- Ödeme
- Leberzirrhose

Wirkung

Erhöhung der Natrium- und Wasserausscheidung und Kaliumrückresorption durch Blockade der Aldosteron-Rezeptoren an den Nierentubuli und an den Sammelrohren der Niere.

Nebenwirkungen

- Flüssigkeits- und Elektrolytverschiebungen
- Potenzstörungen
- Stimmveränderungen
- Zyklusstörungen
- Hyperkaliämie

24.2 Schilddrüsentherapeutika

In der Schilddrüse werden die klassischen Schilddrüsenhormone T_3 und T_4 gebildet. Wesentlicher Bestandteil dieser Schilddrüsenhormone sind drei bzw. vier Jodatome. Die Bildung von T_3 und T_4 wird durch das Hypophysenhormon TSH stimuliert. Die Regulation der Hormonkonzentration erfolgt über einen sog. **Feedback-Mechanismus,** der auf das Hypothalamus-Hypophysen-System wirkt (➤ Abb. 24.1). Ein höherer Blutspiegel an Schilddrüsenhormonen bewirkt dabei eine geringere Ausschüttung der übergeordneten Hormone aus Hypophyse und Hypothalamus.

Wirkungen der Schilddrüsenhormone

- Steigerung des Grundumsatzes, erhöhte Wärmeproduktion
- Erhöhung der Ansprechbarkeit auf Katecholamine (Adrenalin, Dopamin)
- fördernder Einfluss auf Wachstum, Entwicklung und geistige Reifung
- erhöhte Erregbarkeit des Nervensystems
- Erhöhung des Muskeltonus
- Steigerung der Herzfrequenz (Tachykardie)

Generell ist die Wirkung der Schilddrüsenhormone mit einer Steigerung vieler lebenswichtiger Vorgänge verbunden.

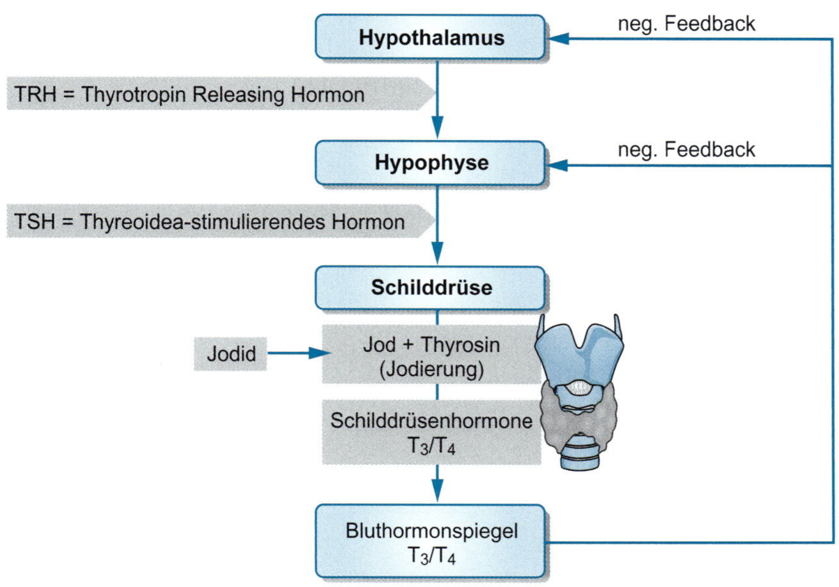

Abb. 24.1 Hormoneller Regelkreis der Schilddrüse. [L157]

Symptome der Schilddrüsenunterfunktion (Hypothyreose)
- Gewichtzunahme
- Müdigkeit
- Bradykardie
- kalte, trockene Haut
- Obstipation

Symptome der Schilddrüsenüberfunktion (Hyperthyreose)
- Gewichtsverlust
- Schwitzen
- Haarausfall
- Herzklopfen
- nervöse Übererregbarkeit

Schilddrüsenhormone: Steigerung vieler Lebensvorgänge.

24.2.1 Thyreostatika

Thyreostatika sind Medikamente, die die Produktion bzw. die Freisetzung der Schilddrüsenhormone einschränken und somit zur Therapie einer Schilddrüsenüberfunktion geeignet sind.

Wirkungsmechanismen der Thyreostatika
- Hemmung des Jodidtransports in die Schilddrüse, z. B. Perchlorat
- Blockade der Jodisation (Umwandlung von Iodid in Iod), z. B. Thiamazol
- Förderung der negativen Rückkopplung durch Gabe von Jodid in hohen Dosen

Perchlorat

Perchlorat **hemmt die Aufnahme** von Jodid in die Schilddrüse. Wegen der stärkeren Nebenwirkungen werden Perchlorate heute fast nur noch bei Unverträglichkeit von schwefelhaltigen Thyreostatika verwendet. Perchlorat hat eine lange Halbwertszeit von einigen Wochen.

Pharmakon
Perchlorat, z. B. Irenat®.

Indikationen
- Hyperthyreose bei Unverträglichkeit anderer Thyreostatika
- Prophylaxe der thyreotoxischen Krise bei Anwendung jodhaltiger Kontrastmittel

Wirkung
Kompetitive Hemmung des aktiven Jodtransports in die Schilddrüse.

Nebenwirkungen
- Exantheme
- Blutbildveränderungen, z. B. Agranulozytose
- Nierenschäden

Kontraindikation
Schwangerschaft und Stillzeit.

Schwefelhaltige Thyreostatika

Schwefelhaltige Thyreostatika **hemmen die Umwandlung** von Jodid in Jod und damit den Einbau von Jod in die Schilddrüsenhormone.

Pharmaka

- Carbimazol, z. B. Carbimazol Henning®
- Thiamazol, z. B. Methizol®SD
- Propylthiouracil, z. B. Propycil®

Indikation

Dauertherapie der Hyperthyreose.

Wirkung

Hemmung der Umwandlung von Jodid in Jod.

Nebenwirkungen

- iatrogene Struma (Überdosierung)
- allergische Reaktionen
- Geruchstörungen
- Knochenmarkschäden

Kontraindikationen

- Blutbildveränderungen
- Galleabflussstörung
- Struma (strenge Indikation)

Besonderes

Die Wirkung der Medikamente setzt erst nach einigen Tagen ein, da die noch vorhandenen Hormone erst abgebaut werden müssen.

24.2.2 Schilddrüsenhormone

Die Gabe von Schilddrüsenhormonen stellt dem Organismus bei Hypothyreose ausreichend Hormone zur Verfügung und greift in den hormonellen Regelkreis ein, indem die Bildung neuer Schilddrüsenhormone über einen **negativen Rückkoppelungsmechanismus** unterdrückt wird. Dadurch wird das Wachstum der Schilddrüse gebremst.

Pharmaka

- Levothyroxin = T_4 (Euthyrox®)
- Liothyronin = T_3 (Thybon®)

Indikationen

- Unterfunktion der Schilddrüse, wie z. B. Synthesestörungen der Schilddrüse
- Substitution nach totaler Thyreoidektomie
- Rezidivprophylaxe nach Strumektomie

Wirkung

Direkter Ersatz des Hormons.

Nebenwirkungen (bei Überdosierung)

- Tachykardie
- Unruhe
- Tremor

Kontraindikationen

- frischer Myokardinfarkt
- koronare Herzerkrankung (KHK)
- Myokarditis

24.2.3 Jodid

Deutschland ist Jodmangelland. Der Jodmangel kann zu einem übermäßigen Wachstum der Schilddrüse führen, der Jodmangelstruma. Durch die regelmäßige Einnahme von Jodid kann dies verhindert werden. In hohen Dosen wirkt Jodid für einen kurzen Zeitraum thyreostatisch.

Pharmakon

Kaliumjodid, z. B. Jodid 100, Jodetten®.

Indikationen

- Therapie und Prophylaxe der Jodmangelstruma
- OP-Vorbereitung, thyreotoxische Krise (kurzfristig, in hohen Dosen)

Wirkung

Jodgabe → vermindertes TSH → Verkleinerung der Schilddrüse.

Nebenwirkungen

- Allergie
- Schnupfen

Kontraindikationen

- Hyperthyreose
- Tuberkulose (Reaktivierung alter Herde)
- Jodüberempfindlichkeit

24.3 Sexualhormone

Die männlichen (Androgene) und die weiblichen (Östrogene und Gestagene) Sexualhormone werden vorwiegend in den Keimdrüsen (Hoden, Eierstöcke) produziert. Neben der Ausbildung der spezifischen Geschlechtsmerkmale sind sie an verschiedenen anderen physiologischen Prozessen beteiligt (➤ Tab. 24.2).

Tab. 24.2 Sexualhormone und ihre physiologischen Wirkungen und Indikationen.

Sexualhormone	Genitale Wirkungen	Extragenitale Wirkungen	Indikationen
Östrogene: Estradiol, Estriol	• Ausbildung primärer weiblicher Geschlechtsmerkmale • Steuerung des Regelzyklus • Stimulation des Brustdrüsenwachstums	• Förderung des Eiweißstoffwechsels • Kalziumeinlagerung in den Knochen • Retention von Natrium und Wasser • Weibliche Verteilung des Fettgewebes	• Unterentwicklung (Hypoplasie) des Uterus • Ovarialinsuffizienz • Abstillen • Zyklusstörungen • klimakterische Beschwerden • zur Empfängnisverhütung in Kombination mit Gestagenen
Gestagene: Progesteron	• Steuerung des Regelzyklus • Erhaltung einer Schwangerschaft und Verhütung einer weiteren	• Temperaturerhöhung in der zweiten Zyklushälfte • Hemmung von Aldosteron und Natriurese	• Empfängnisverhütung • klimakterische Beschwerden • Hemmung von Uterusblutungen • Zyklusstörungen • Endometriose • Uterus-, Mamma-, Nierenkarzinom
Androgene: Testosteron	• Ausbildung primärer und sekundärer männlicher Geschlechtsmerkmale • Wachstumsförderung von Prostata und Samenblasen • Förderung der Spermiogenese in den Hoden	• Vermehrung der Muskelproteine (anaboler Effekt) • Förderung des Eiweißstoffwechsels • Retention von Mineralien und Einbau der Mineralien in den Knochen • Stimulation der Erythropoese	• beim Mann zur Substitution bei Androgenmangel und Oligospermie • bei Frauen als Reservetherapeutika bei Mammakarzinom • aplastische Anämie

Pharmaka

Östrogene:
- Estradiol, z. B. Dermestril®
- Estriol, z. B. Ovestin®

Gestagene:
- Norethisteron, z. B. Estramon conti®
- Cyproteronacetat, z. B. Androcur®
- Medroxyprogestesteronacetat, z. B. MPA Hexal®

Androgene:
- Testosteronenantat, z. B. Testoviron®

Indikationen

- Hormonmangel, z. B. aufgrund von Hypogonadismus, Einsetzen der Wechseljahre
- Störungen bei der Ausprägung der Sexualmerkmale wie Virilisierung der Frau oder Vergrößerung der männlichen Brustdrüsen (Gynäkomastie)
- Zyklusstörungen
- Hauterkrankungen wie Akne
- Osteoporose
- maligne Erkrankungen
- Empfängnisverhütung

Nebenwirkungen

- Ausbildung gegengeschlechtlicher (vorwiegend sekundärer) Merkmale, z. B. bei Frauen Bartwuchs, tiefe Stimme und bei Männern Wachstum der Brust
- Magen- und Darmbeschwerden
- Ödeme und Gewichtszunahme (Östrogene, Androgene)
- Leberschäden

II Je nach Hormon können gegengeschlechtliche Merkmale auftreten. **II**

Kontraindikationen

- Lebererkrankungen
- Thrombosen, Embolien (Östrogene)

24.4 Einnahmehinweise

- immer möglichst angepasst an den normalen Rhythmus der Hormonausschüttung
- Schilddrüsenhormone frühmorgens nüchtern, mindestens 2 Stunde Abstand zu Milch und Milchprodukten (werden sonst wegen der Komplexbildung mit Calciumionen schlecht resorbiert)

24.5 Wiederholungsfragen

1. Was sind Hormone? (Einleitung ➢ Kap. 24)
2. Wie wirkt Kortison? (➢ 24.1.1)
3. Welche Nebenwirkungen können bei einer Kortisontherapie auftreten? (➢ 24.1.1)
4. Welche Indikationen gibt es für die Verabreichung von Kortisonpräparaten? (➢ 24.1.1)
5. Welche Nebenwirkungen können bei lokaler Anwendung von kortisonhaltigen Salben auftreten? (➢ 24.1.1)
6. Was sind Mineralokortikoide und wie wirken sie? (➢ 24.1.2)
7. Welche Wirkung haben die Schilddrüsenhormone? (➢ 24.2)
8. Stellen Sie die Symptome einer Schilddrüsenüberfunktion der einer Schilddrüsenunterfunktion gegenüber. (➢ 24.2)
9. Was sind Thyreostatika und wann werden sie eingesetzt? (➢ 24.2.1)
10. An welchen Punkten im physiologischen Ablauf können Thyreostatika eingreifen? (➢ 24.2.1)
11. Wie kann es zur sogenannten Jod-Mangel-Struma kommen? (➢ 24.2.3)
12. Wie wirken Perchlorate? (➢ 24.2.1)
13. Welchen Effekt hat die Zufuhr von Jod (Jodid 100) bei der Strumaprophylaxe? (➢ 24.2.3)
14. Welche Indikationen haben Gestagene und Östrogene gemeinsam? (➢ 24.3)
15. Wie wirkt Testosteron? (➢ 24.3)

KAPITEL

25 Antidiabetika

Antidiabetika sind Medikamente zur Behandlung eines erhöhten Blutzuckerspiegels. Ursache ist ein **Insulinmangel** oder eine **Insulinresistenz.** Insulin wird in den Inselzellen des Pankreas gebildet und ist für die Blutzuckerregulation verantwortlich. Insulinmangel führt zum Diabetes mellitus. Ohne Therapie führt eine erhöhte Blutzuckerkonzentration zu schweren Organschäden. Unterschieden werden zwei Formen des Diabetes mellitus:

- Typ-I-Diabetes (absoluter Insulinmangel)
- Typ-II-Diabetes (relativer Insulinmangel und/oder Insulinresistenz)

Beim Typ-I-Diabetes liegt ein **absoluter Insulinmangel** vor. Er tritt überwiegend im Kindes- und Jugendalter auf und stellt eine Autoimmunerkrankung dar, bei der die Insulin produzierenden Zellen des Pankreas vollständig zugrunde gehen. Daher ist eine Substitutionstherapie unumgänglich.

Im Gegensatz dazu besteht beim Typ-II-Diabetes ein **relativer Insulinmangel.** Oft liegt zusätzlich oder zu Beginn der Erkrankung allein eine **Insulinresistenz** vor. Das bedeutet, dass vorhandenes Insulin nicht richtig wirken kann. Diese Form ist wesentlich häufiger und kann durch Diät oder orale Antidiabetika behandelt werden. Bei schwerem Verlauf (Erschöpfung der Inselzellen) muss Insulin zugeführt werden.

Der Typ-II-Diabetes ist eine typische Zivilisationskrankheit, die durch falsche Ernährungs- und Lebensgewohnheiten begünstigt wird (Therapie des Diabetes mellitus ➤ Abb. 25.1).

Bei lang dauerndem, unbehandeltem oder ungenügend behandeltem Krankheitsverlauf kommt es zu schweren Gefäß- und Nervenschäden mit gravierenden Folgen:

- Netzhautschäden (Rethinopathie)
- Nierenschäden (Glomerulumsklerose)
- arterielle Verschlusskrankheit (Gehirnschlag, Herzinfarkt)
- Polyneuropathie

II Beim unbehandelten Diabetes mellitus schwere Folgeerkrankungen durch Gefäßschäden. **II**

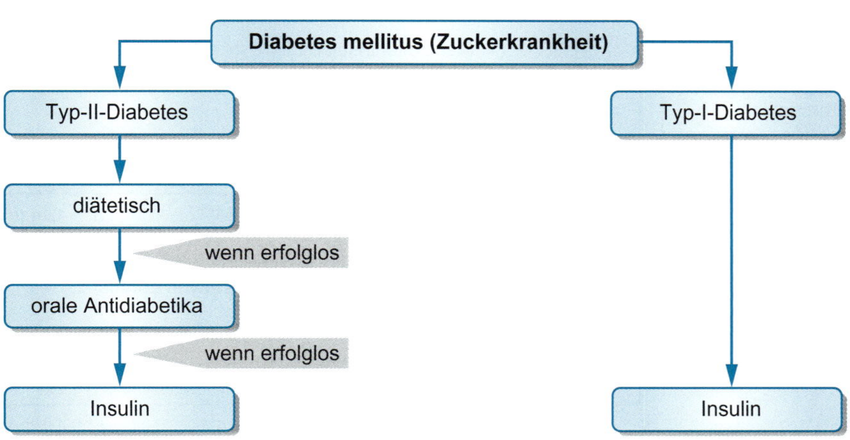

Abb. 25.1 Diabetestherapie. [L157]

25

25.1 Insuline

In allen Fällen des Typ-I-Diabetes (bei völligem Funktionsausfall des Pankreas) und beim schwer einstellbaren Typ-II-Diabetes erfolgt die Blutzuckereinstellung durch die subkutane Gabe von Insulin. Zur Diabetestherapie wird heute nur noch gentechnisch hergestelltes, menschliches **Humaninsulin** verwandt.

Einteilung

Man unterscheidet verschiedene Formen der Insuline:

- kurz wirkendes Insulin **(Alt-, Normalinsulin):** Wirkungsgipfel 1–2 Stunden nach der Injektion, Wirkdauer ca. 4–6 Stunden
- **Verzögerungsinsuline:** Wirkungsgipfel nach 4–12 Stunden nach der Injektion, Wirkdauer bis 24 Stunden
- **Mischinsuline:** Mischungen aus kurz und lang wirksamen Insulinen
- **Insulinanaloga:** chemisch geringfügig verändertes Insulin, das entweder sehr schnell und kurz oder sehr lange und gleichmäßig wirkt

Wirkungen

- Senkung des Blutzuckerspiegels durch Förderung des Glukosetransports in die Muskel- und Fettzellen
- Einschränkung der Glukoseneubildung
- Verminderung der Freisetzung von Glukose aus der Speicherform Glykogen

Arten der Insulintherapie

Es gibt verschiedene Ansätze zur Steuerung einer Insulintherapie (➤ Abb. 25.2):

- **Konventionelle Insulintherapie:** Festgelegte Injektion meist mit Mischinsulin morgens (⅔ der Tagesdosis) und abends (⅓ der Tagesdosis) vor dem Essen (erfordert genaue Einhaltung der Essenszeiten)
- **Intensivierte Insulintherapie:** Ein Teil der Tagesdosis wird in Form von Altinsulin als genau berechneter Bolus jeweils vor den Mahlzeiten gegeben, der Rest abends als Verzögerungsinsulin (erfordert Eigeninitiative, bessere Einstellung des Diabetes möglich)

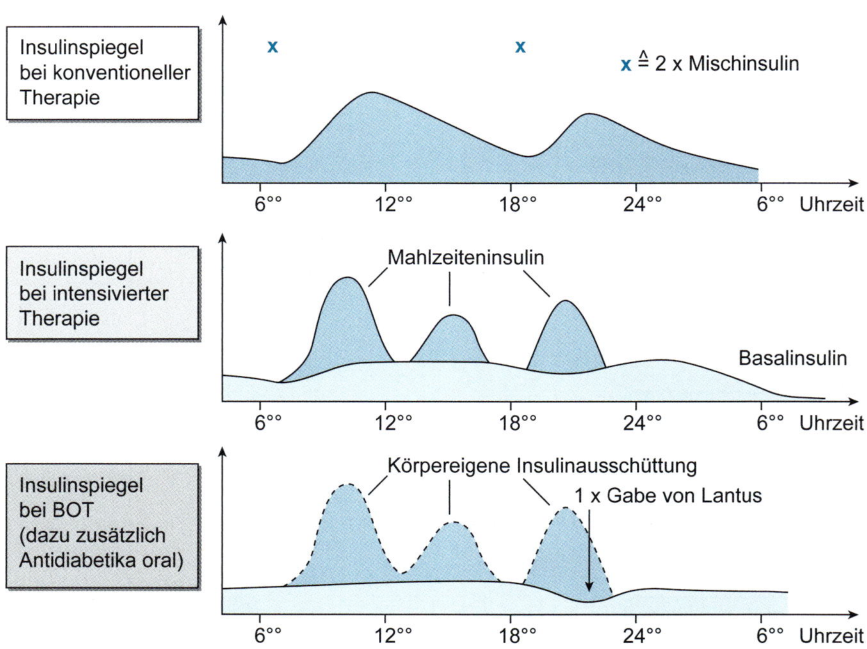

Abb. 25.2 Arten der Insulintherapie. [L157]

- **Insulinpumpentherapie:** Eine subkutan eingebrachte Pumpe infundiert kontinuierlich Altinsulin, vor den Mahlzeiten wird ein Bolus injiziert (nur bei Typ-I-Diabetikern)
- **Basal unterstützte orale Therapie (BOT):** Eine einmalige Gabe von 24-Stunden-Insulin (Lantus®) zur Nacht unterstützt die Therapie mit oralen Antidiabetika bei Typ-II-Diabetes

25.1.1 Normalinsulin

Normalinsulin (Altinsulin) ist kurz wirksam. Es wird gentechnisch gewonnen und entspricht dem körpereigenen Insulin (Humaninsulin). Es ist Mittel der Wahl bei einer Neueinstellung des Diabetes. Durch i. v.-Gabe sind eine schnelle Anflutung und damit eine gute Steuerbarkeit gegeben. Normalinsulin ist zwischen 4 und 8 Stunden wirksam.

II Gute Steuerbarkeit, aber kurze Wirkdauer bei Alt- und Normalinsulin. **II**

Pharmaka

- Huminsulin Normal®
- Actrapid®

Indikationen

- Erst- und Neueinstellung des Diabetes
- Dauertherapie des Diabetes als „Mahlzeiteninsulin"
- Coma diabeticum
- perioperativ

Wirkung

Ersatz des körpereigenen Insulins.

Nebenwirkungen

- lokale Irritationen an der Einstichstelle
- Hypoglykämie

Gabe von Humaninsulinen s. c. und i. v. möglich.

25.1.2 Verzögerungsinsuline und Mischinsuline

Verzögerungsinsuline (Depotinsuline) sind gekennzeichnet durch eine lang anhaltende, kontinuierliche Wirkstoffabgabe. Dazu werden die Insuline an Eiweiße oder an Protamin-Zink gekoppelt. Durch die Depotwirkung sind weniger Insulininjektionen erforderlich. Die Wirkdauer der Insuline beträgt 12–18 Stunden.

Es gibt auch fixe Kombinationen von kurz wirksamen Insulinen mit Verzögerungsinsulinen **(Mischinsuline).** Dies wird im Namen des Präparats in Form von Zahlen angegeben, z. B. Actraphane® HM 30. Hierbei steht die 30 für 30 % Normalinsulin. Die restlichen 70% sind Verzögerungsinsulin.

II Lange Wirkdauer, aber schlechtere Steuerbarkeit bei Depotinsulin. **II**

Pharmaka

- Verzögerungsinsulin, z. B. Insuman basal®, Protaphane®
- Mischinsulin, z. B. Actraphane® 30, Actraphane® 50, Insuman comb®

Indikation

Insulinpflichtiger Diabetes, als Basalinsulin bzw. zur konventionellen Insulintherapie.

Wirkung
Ersatz des körpereigenen Insulins.

Nebenwirkung
Wie Altinsulin.

❚❚ Verzögerungsinsuline nur s.c. spritzen. Vor Applikation vorsichtig mischen (schwenken nicht schütteln!). ❚❚

25.1.3 Insulinanaloga

Diese Insuline unterscheiden sich chemisch geringfügig vom Normalinsulin und werden ebenfalls gentechnisch hergestellt. Einige wirken entweder deutlich schneller und kürzer als Normalinsulin, sodass kein Spritz-Ess-Abstand eingehalten werden muss. Andere Vertreter sind besonders lange (bis zu 24 Stunden) wirksam und können dadurch vor allem für Typ-I-Diabetiker zu Abdeckung der basalen Insulinrate eingesetzt werden.

Pharmaka
- Insulin lispro, z. B. Humalog® (kurz wirksames Insulinanalogon)
- Insulin glargin, z. B. Lantus®, Toujeo®, Insulin determir, z. B. Levemir® (lang wirksame Insulinanaloga)

Indikation
Insulinpflichtiger Diabetes.

Wirkung
Ersatz des körpereigenen Insulins.

Nebenwirkung
Wie Altinsulin.

25.2 Orale Antidiabetika

Die Hauptindikation für orale Antidiabetika ist der **Typ-II-Diabetes,** wenn eine alleinige Diättherapie nicht ausreicht. Sie senken durch unterschiedliche Mechanismen den Blutzuckerspiegel des Diabetikers (➤ Abb. 25.3).

❚❚ Therapie des Typ-II-Diabetes mit oralen Antidiabetika. ❚❚

25.2.1 Insulinotrope Antidiabetika

Sulfonylharnstoffe stimulieren die Insulinfreisetzung aus den β-Zellen des Pankreas unabhängig von der Blutglukosekonzentration (insulinotrope Wirkung).

Glinide sind sogenannte prandiale Glukoseregulatoren. Sie steigern ähnlich wie die Sulfonylharnstoffe die Insulinfreisetzung aus der Bauchspeicheldrüse durch Blockade der Kaliumkanäle in den B-Zellen des Pankreas. Vorteil der Glinide ist, dass sie sehr schnell und kurz wirken. So verhindern sie vor allem den sehr starken Blutzuckeranstieg nach dem Essen (postprandial), der typisch für Typ-II-Diabetiker ist.

Pharmaka

- Sulfonylharnstoffe: Glibenclamid, z. B. Maninil®; Glimepirid, z. B. Amaryl®
- Glinide: Repaglinid, z. B. Novonorm®

Indikation

Typ-II-Diabetes.

Wirkungen

Senkung des Blutzuckerspiegels durch Verstärkung der Insulinausschüttung.

Nebenwirkungen

- allergische Reaktion
- Hypoglykämien durch Überdosierungen

Kontraindikationen

- Typ-I-Diabetes
- Schwangerschaft
- diabetisches Koma
- Unfälle, Operationen

25.2.2 Insulinunterstützende Antidiabetika

Biguanide vermindern die Zuckerneubildung in der Leber, fördern den Zuckereinstrom in die Muskulatur und scheinen auch die Resorption aus dem Darm zu vermindern. Wegen der möglichen, schwer behandelbaren Ausbildung einer Laktatazidose (Stoffwechselentgleisung mit Verschiebung des Blut- und Gewebe-pH-Werts) müssen die Kontraindikationen streng beachtet werden.

Insulinsensitizer (Glitazone) sind Agonisten am PPAR-y-Rezeptor, der in Fettgewebe- und Muskelzellen den Kohlenhydrat- und Fettstoffwechsel reguliert. Wird der Rezeptor aktiviert, so speichert das Fettgewebe mehr Glukose, die Lipolyse wird gebremst und weniger freie Fettsäuren zirkulieren im Plasma. Die Zahl der Insulinrezeptoren steigt und die Insulinempfindlichkeit nimmt zu. Dadurch speichert das Muskelgewebe mehr Glukose, weshalb der Blutzuckerspiegel sinkt.

Pharmaka

- Biguanide: Metformin, z. B. Glucophage®
- Insulinsensitizer: Pioglitazon, z. B. Actos®

Indikation

Typ-II-Diabetes.

Wirkungen

Senkung des Blutzuckerspiegels durch Verstärkung der Insulinwirkung an den peripheren Geweben.

Nebenwirkungen

- gastrointestinale Störungen
- allergische Reaktion
- Laktazidose (selten bei Metformin)
- Ödeme (Insulinsensitizer)

Kontraindikationen

- Schwangerschaft
- diabetisches Koma
- Unfälle, Operationen
- Leber-, Nieren-, Herzinsuffizienz
- KHK
- Alkoholismus

25.2.3 Insulinunabhängige Antidiabetika

Die α-**Glukosidasehemmer** sind im Dünndarmepithel wirksam. Dort wird der Zucker in Glukosemoleküle gespalten, um anschließend resorbiert werden zu können. Für diesen Prozess ist die α-Glukosidase notwendig. Durch ihre Hemmung wird Glukose verzögert aufgenommen.

Eine neuere Gruppe der Antidiabetika sind die **Glukose-Rückresorptionshemmer.** Sie sorgen dafür, dass mehr Glukose über die Nieren und mit dem Harn ausgeschieden wird. Sie hemmen einen Glukosetransporter, der die Glukose aus dem Primärharn zurück in das Blut befördert.

Pharmaka

- α-Glukosidasehemmer: Acarbose, z. B. Glucobay®
- Glukose-Rückresorptionshemmer: Empagliflozin, z. B. Jardiance®, Dapagliflozin, z. B. Forxiga®

Indikation

Typ-II-Diabetes.

Wirkungen

Senkung des Blutzuckerspiegels durch verminderte Glukoseresorption in der Dünndarmschleimhaut (α-Glukosidasehemmer) bzw. durch verstärkte Ausscheidung über die Niere (Glukose-Rückresorptionshemmer).

Nebenwirkungen

- α-Glukosidasehemmer: Gastrointestinale Störungen
- Glukose-Rückresorptionshemmer: Harnwegsinfektionen, Dehydratisierung

Kontraindikationen

- schweren Niereninsuffizienz
- chronisch-entzündliche Darmerkrankungen

25.2.4 Inkretinverstärker

Eine neue Gruppe der Antidiabetika sind die **Inkretinverstärker.** Sie ahmen physiologische Effekte des Inkretinhormons GLP-1 (Glucagonlike Peptid 1) nach (Inkretinmimetika) oder verstärken seine Wirkung, in dem sie dessen Abbau hemmen (Gliptine). Das im Darm zu den Mahlzeiten gebildete Inkretinhormon stimuliert bedarfsgerecht die Insulinbildung in den Betazellen. Die Insulinbildung erfolgt streng glukoseabhängig. Wird keine Glukose aufgenommen, wird auch kein Insulin ausgeschüttet. Genau genommen sind Inkretinmimetika keine oralen Antidiabetika, denn sie können nur parenteral verabreicht werden.

Pharmaka

- Inkretinmimetika: Exenatide, z. B. Byetta®; Liraglutid, z. B. Victoza®; Dulaglutid, z. B. Trulicity®, Semaglutid, z. B. Ozempic®
- Gliptine: Sitagliptin, z. B. Xelevia®, Januvia®; Saxagliptin, z. B. Onglyza®

Indikation

Typ-II-Diabetes.

Wirkungen

Verstärkung des Inkretins und dadurch bedarfsgerechte (glukoseabhängige) Insulinausschüttung.

Nebenwirkungen

- gastrointestinale Störungen
- Anstieg der Leberenzymwerte
- Verminderter Appetit v. a. Inkretinmimetika

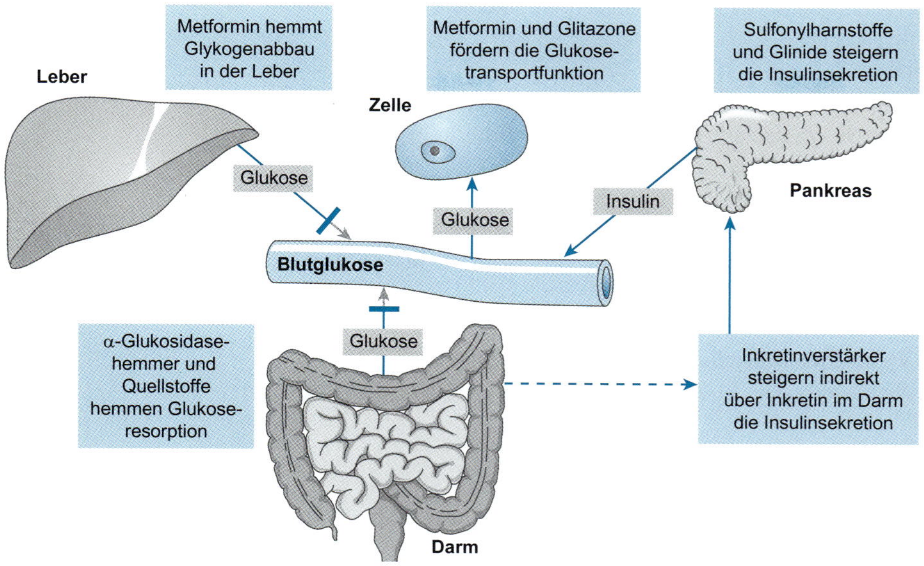

Abb. 25.3 Wirkungen von Insulin und oralen Antidiabetika. [L157]

Kontraindikationen

- Typ-I-Diabetes
- Insulinpflichtiger Diabetes Typ II
- diabetisches Koma

25.3 Formen der Stoffwechselentgleisung

Ein Diabetes mellitus kann kompliziert werden durch akute Stoffwechselentgleisungen mit sehr hohen oder sehr niedrigen Zuckerspiegeln. Beim geringsten Verdacht auf eine diabetische Stoffwechselentgleisung muss ein **Blutzucker-Schnelltest** durchgeführt werden, der Klarheit bringt.

In der Praxis ist neben den an die Broteinheiten angepassten Insulindosen die Kenntnis über die **Wechselwirkungen** von Insulin und oralen Antidiabetika mit anderen Medikamenten wichtig. Die Wirkungen einer Diabetestherapie können entweder verstärkt (weiteres Absinken des Zuckerspiegels) oder abgeschwächt werden (Anstieg des Zuckerspiegels). Hypo- bzw. Hyperglykämien sind die Folge (➤ Tab. 25.1).

25.3.1 Hyperglykämisches Koma (diabetisches Koma)

Durch den Insulinmangel kommt es zur exzessiven Erhöhung des Blutzuckerspiegels. Beim Typ-I-Diabetes überwiegt das **ketoazidotische** Koma, das sich innerhalb von Stunden entwickelt und durch eine ausgeprägte Azidose gekennzeichnet ist. Beim Diabetes Typ II kommt es dagegen meist schleichend über Tage zum **hyperosmolaren** Koma mit hohen Wasser- und Elektrolytverlusten.

Ursachen

- Erstmanifestation eines neu entdeckten Diabetes (25 %)
- Infektionen (40 % der Fälle)
- unterlassene Insulininjektion
- ungenügende Dosis (Fehler bei Abmessung und Injektion)
- Diätfehler (zu viele Kohlenhydrate bzw. Zucker)
- Operationen, Unfall, Schwangerschaft, Herzinfarkt

Häufigste Ursache für ein diabetisches Koma ist eine Infektion.

Klinik

- Appetitlosigkeit, Durst, vermehrte Ausscheidung und Schwäche
- massive Wasserverluste (Exsikkose) mit Schock (hyperosmolares Koma)
- abgeschwächte Eigenreflexe
- Hyperglykämie über 400 mg%
- gesteigerte „Kußmaul-Atmung" zum Ausgleich der Azidose (vermehrte Abatmung von CO_2) beim ketoazidotischen Koma

Komplikationen

- Volumenmangelkollaps mit Dekompensation
- Nierenversagen

Therapie

- Insulin
- Ausgleich des Flüssigkeits- und Elektrolytverlusts
- vorsichtiger Azidose-Ausgleich

25.3.2 Hypoglykämischer Schock

Durch den Abfall des Blutzuckerspiegels (unter 50 mg/dl) kommt es zum hypoglykämischen Schock.

Ursachen

- Überdosierung von Insulin oder insulinotropen Antidiabetika (z. B. unveränderte Dosis bei verminderter Nahrungszufuhr)
- starke körperliche Belastung
- Alkohol
- Wechselwirkung mit anderen Medikamenten

Klinik

- plötzliches Eintreten
- starkes Hungergefühl
- Muskelzittern mit gesteigerten Reflexen
- Konzentrationsstörungen
- Bewusstseinstrübungen
- Sprach- und Koordinationsstörungen

Therapie

- bei bewusstseinsklaren Patienten Würfel- oder Traubenzucker, zuckerhaltige Getränke wie Cola oder Apfelschorle
- Glukose i. v.
- evtl. Glukagon s. c. oder i. m.

Bei unklarer Bewusstlosigkeit eines Diabetikers ist es wegen der gegensätzlichen Therapie von größter Wichtigkeit, zwischen Coma diabeticum und hypoglykämischem Schock zu unterscheiden. Im Zweifelsfall mit Glukose i. v. beginnen, auf keinen Fall zuerst Insulin geben. Erst wenn dann der Patient nicht aufwacht, darf man ein diabetisches Koma annehmen und kann mit Insulin therapieren.

Im Zweifelsfall bei unklarem Koma nie zuerst Insulin, sondern immer Glukose geben.

Tab. 25.1 Einfluss verschiedener Medikamente auf den Blutzucker.

Wirkungsverstärkung (blutzuckersenkend)	Wirkungsabschwächung (blutzuckersteigernd)
β-Blocker Anabolika	Kortikoide Sympathomimetika Schilddrüsenhormone

25.4 Einnahmehinweise

- Insulinotrope Antidiabetika vor oder mit dem Essen, an die Dosis angepasste Mengen Kohlenhydrate essen, sonst Hypoglykämiegefahr
- Metformin nach dem Essen
- α-Glukosidasehemmer zu Beginn der Mahlzeit

25.5 Wiederholungsfragen

1. Welche zwei Formen des Diabetes gibt es? (Einleitung ➤ Kap. 25)
2. Welche Therapiemöglichkeiten gibt es beim Diabetes? (➤ 25.1 und ➤ 25.2)
3. Welche Wirkung hat das Insulin? (➤ 25.1)
4. Was ist ein Depotinsulin? (➤ 25.1.2)
5. Welche Vor- und Nachteile haben Depotinsuline? (➤ 25.1.2)
6. Was sind orale Antidiabetika und wann können sie eingesetzt werden? (➤ 25.2)
7. Welche Vorteile weist Altinsulin auf? (➤ 25.1.1)
8. Zu welcher Gruppe Antidiabetika gehört das Glibenclamid? (➤ 25.2)
9. Was sind die Anzeichen einer Hypoglykämie? (➤ 25.3.2)

KAPITEL

26 Hormonelle Kontrazeptiva

Hormonelle Kontrazeptiva (Antikonzeptiva) bezeichnen hormonhaltige Medikamente, die der **Empfängnisverhütung** dienen. Verwendet werden Gestagene oder Kombinationspräparate aus Gestagenen und Östrogenen.

26.1 Menstruationszyklus

Der Menstruationszyklus ist Ausdruck einer normalen Fortpflanzungsfunktion und findet sich in der gesamten Zeit der Geschlechtsreife, die im Mittel etwa 35 Jahre beträgt (vom 15. bis 50. Lebensjahr). Die Dauer des Zyklus liegt im Regelfall bei 28 Tagen, wobei Schwankungen zwischen 21–35 Tagen als normal anzusehen sind.

Die zweite Zyklushälfte liegt in engen Grenzen konstant bei 14 Tagen. Zentral stimulierender und übergeordneter Steuerfaktor der Zyklusvorgänge ist die pulsförmige, regelmäßige Abgabe des Gonadotropin-Releasing-Hormons (Gn-RH) aus dem Hypothalamus, das die entsprechende Sekretion von FSH (follikelstimulierendes Hormon) und LH (luteinisierendes Hormon) aus der Hypophyse veranlasst.

1. Tag (Zyklusbeginn)

Beginn der Menstruationsblutung mit einer Dauer von 2–6 Tagen.

5.–14. Tag (Follikel- oder proliferative Phase)

Nach dem Ende der Blutung beginnt unter dem Einfluss des FSH im Eierstock (Ovar) die Reifung des Follikels über verschiedene Stufen bis zum sprungreifen Graafschen Follikel. Zugleich stimulieren die zunehmend gebildeten Östrogene den Aufbau des Endometriums, das somit für die Aufnahme eines befruchteten Eis vorbereitet wird.

14. Tag (Eisprung, Ovulation)

Um den 14. Tag kommt es durch einen starken LH-Anstieg (ausgelöst durch steigenden Östrogenspiegel) zur Ovulation. Dieser Zeitraum ist der günstigste Zeitpunkt für eine Befruchtung durch eindringende Spermien. Nach der Ovulation entwickelt sich aus dem gesprungenen Follikel das Corpus luteum (Gelbkörper), ein wichtiger vorübergehender Bildungsort des Progesterons.

14.–28. Tag (sekretorische Phase)

Die sekretorische Phase dauert regelmäßig 14 Tage. Sie ist charakterisiert durch Veränderung der Drüsen in der Uterusschleimhaut und zunehmende Ischämie der Schleimhaut. Am Ende der Phase kommt es zur Abstoßung der Uterusschleimhaut in Form der Monatsblutung. Die hohe Östrogen- und Progesteronproduktion während dieser Phase verhindert über eine negative Feedback-Wirkung weitere Ovulationen (Eisprünge).

26.2 Ovulationshemmer

Ovulationshemmer sind Kombinationen aus Gestagenen und Östrogenen (➤ Abb. 26.1). Sie dienen der Verhinderung des Eisprungs durch regelmäßige Zufuhr von Östrogenen und Gestagenen. Sie sind die mit Abstand **sicherste** Methode der Empfängnisverhütung. Hauptwirkprinzip ist eine Unterdrückung des Eisprungs durch ein **negatives Feedback.** Die Einnahme erfolgt i. d. R. über 21 Tage. In der nachfolgenden 7-tägigen Pause kommt es zu einer Entzugsblutung.

Wirkung

- Hemmung der LH- und FSH-Abgabe der Hypophyse (neg. Feedback)
- Verhinderung des Eisprungs wegen fehlender LH-Stimulation
- Änderung des Scheiden- und Zervixmilieus, Schleimverdickung

❚❚ Ovulationshemmer verhindern den Eisprung über negatives Feedback im hormonellen Regelkreis. ❚❚

Kombinationspräparate

Einphasenpräparate enthalten eine gleichbleibende Östrogen-Gestagen-Kombination für 21–22 Tage, gefolgt von einem 6–7 Tage langen freien Intervall. 2–3 Tage nach Absetzen des Präparats tritt eine der Menstruation entsprechende Abbruchblutung auf, die durch den Hormonentzug verursacht wird (➤ Abb. 26.1).

Beispiele

- Desogestrel + Ethinylestradiol (Marvelon®)
- Levonorgestrel + Ethinylestradiol (Femigoa®)

Stufenpräparate (Zwei- und Dreistufenpräparate) enthalten steigende Dosen an Östrogenen und Gestagenen und sind somit am ehesten dem physiologischen weiblichen Zyklus angepasst.

Beispiele

- Zweistufenpräparat: Desogestrel + Ethinylestradiol (Biviol®)
- Dreistufenpräparate: Levonorgestrel + Ethinylestradiol (Triquilar®, Trigoa®); Norethisteron + Ethinylestradiol (Trinovum®)

❚❚ Die Stufenpräparate kommen dem physiologischen Ablauf des weiblichen Zyklus am nächsten. ❚❚

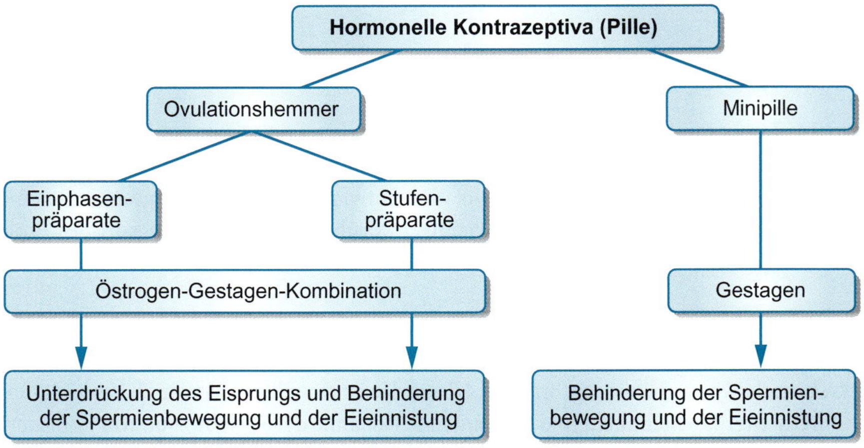

Abb. 26.1 Hormonelle Kontrazeptiva. [L157]

26.3 Minipille

Die Minipille enthält nur Gestagen (➤ Abb. 26.1). Eine Ovulation findet statt, die Wirkung beruht auf:
- Störung des Eitransports im Eileiter
- Änderung des Zervixschleims und dadurch Erschwerung des Spermiendurchtritts
- Erschwerung der Eieinnistung durch Änderung der Uterusschleimhaut

Die Minipille verhindert nicht die Ovulation.

Die Zuverlässigkeit entspricht nicht ganz der der Ovulationshemmer. Deshalb muss die Einnahme der Minipille besonders regelmäßig erfolgen.

Pharmakon

Levonorgestrel, z. B. Microlut®.

26.4 Postkoitalpille

Eine hoch dosierte Gestagen-Gabe spätestens 48 Stunden nach dem Geschlechtsverkehr verhindert die Einnistung des befruchteten Eis. Ähnlich wirken auch Antigestagene, die die Gestagenrezeptoren blockieren. Wegen der möglichen Nebenwirkungen ist das Verfahren nur als Notfall-Lösung gedacht und auf keinen Fall zur regelmäßigen Anwendung geeignet.

Wirkung

Umwandlung des Endometriums, dadurch keine Einnistung des befruchteten Eis. Die Zuverlässigkeit beträgt bei rechtzeitiger Anwendung 99 %.

Pharmaka

- Antigestagen: Ulipristal, z. B. Ellaone®
- Gestagen: Levonorgestrel, z. B. Pidana®

26.5 Andere Arzneiformen

Drei-Monats-Spritze

Diese Depotpräparate zur intramuskulären Injektion enthalten eine hohe Gestagendosis, die sich über 3 Monate gleichmäßig freisetzt.

Pharmaka

Medroxyprogesteronacetat, z. B. Depo-Clinovir®.

Vaginalring

Der Vaginalring zur hormonellen Empfängnisverhütung enthält eine Östrogen-Gestagen-Kombination. Er hat eine hohe kontrazeptive Sicherheit bei guter Verträglichkeit und einfacher Handhabung. Der entscheidende Vorteil für die Frau ist, dass sie nicht mehr an die tägliche Pilleneinnahme denken muss und eine vaginale Hormonaufnahme von vielen Frauen als geringerer Eingriff in ihren natürlichen Hormonhaushalt empfunden wird.

Die Frau legt den Ring selbst in die Scheide ein und kann ihn auch jederzeit wieder entfernen. In der Regel liegt der Ring 3 Wochen lang und wird dann für 1 Woche entfernt, dann wird ein neuer Ring eingelegt.

Pharmakon
Etonogestrel + Ethinylestradiol, z. B. Nuvaring®.

Implantat

Das 4 Zentimeter lange und 2 Millimeter dünne Stäbchen wird an der Innenseite des Oberarms unter die Haut geschoben. Es besteht aus einem weichen Kunststoff, in dem sich ein Depot mit Gestagen befindet. Täglich setzt es eine bestimmte Menge des Hormons frei – ein sicherer Empfängnisschutz für 3 Jahre.

Pharmakon
Etonogestrel, z. B. Implanon NXT®.

Transdermales Pflaster

Auch über die Haut können Gestagene und Östrogene resorbiert werden und so eine Schwangerschaft verhindern. Das Pflaster wird 3 Wochen am Stück angewendet, danach folgt 1 Woche Pause.

Pharmakon
Ethinylestradiol + Norelgestromin, z. B. Evra®.

26.6 Nebenwirkungen

Die hormonellen Verhütungsmethoden bieten zwar die höchste Sicherheit, sind aber auch mit Nebenwirkungen behaftet, die individuell unterschiedlich stark ausgeprägt sein können.

Östrogennebenwirkungen
- Übelkeit, Erbrechen
- Gewichtszunahme, Neigung zu Ödemen
- Kopfschmerzen, Hautverfärbungen
- Größenzunahme der Brüste
- Neigung zu Thrombosen (vor allem bei gleichzeitigem Nikotingenuss)

Wegen der Gefahr einer Thrombose kein Rauchen bei gleichzeitiger Pilleneinnahme.

Gestagennebenwirkungen
- Müdigkeit, Lustlosigkeit, Neigung zu Depressionen
- Gewichtszunahme

Erwünschte Nebeneffekte
- Regulierung des Blutungsrhythmus
- Besserung einer Akne (bei östrogenhaltigen Präparaten)

26.7 Kontraindikationen

Entsprechend der zahlreichen Nebenwirkungen der hormonellen Kontrazeptiva gibt es eine Reihe von Kontraindikationen, bei denen die Pille nicht verordnet werden sollte und wo auf andere Verhütungsmethoden zurückgegriffen werden muss. Bequemlichkeit und Sicherheit der Pille dürfen nicht dazu verleiten, die Risiken einer längeren Einnahme außer Acht zu lassen.

Kontraindikationen

- junges Alter (< 15 Jahre) mit noch instabilem Zyklus
- Thrombosen, Krampfadern oder Embolien in der Vorgeschichte
- Lebererkrankungen
- Migräne
- bösartige Tumoren

Die Pille sollte erst bei eingespieltem Zyklus eingenommen werden.

26.8 Einnahmenhinweise

- pünktliche Einnahme der Präparate, bei einmaligem Vergessen nach 12 Stunden nachzuholen
- bei Minipillen genügen teilweise schon 2 Stunden Abweichung zur normalen Einnahmezeit, um den Empfängnisschutz zu gefährden
- Postkoitalpille bei Erbrechen kurz nach der Einnahme (bis ca. 1 Stunde) erneute Einnahme nötig, sonst keine Wiederholung

26.9 Wiederholungsfragen

1. Was sind Antikonzeptiva? (Einleitung ➤ Kap. 26)
2. Wie funktionieren Ovulationshemmer? (➤ 26.2)
3. Welche Kontrazeptiva unterdrücken den Eisprung (die Ovulation) nicht? (➤ 26.3)
4. Wie wirkt die Minipille? (➤ 26.3)
5. Was ist die Postkoitalpille? (➤ 26.4)
6. Welche Nebenwirkungen sind für hormonelle Kontrazeptiva typisch? (➤ 26.6)
7. Welche Kontraindikationen gelten für die Einnahme von hormonellen Kontrazeptiva? (➤ 26.7)
8. Welche Gefahr birgt die Einnahme von hormonellen Kontrazeptiva bei gleichzeitigem Nikotinabusus? (➤ 26.6)

KAPITEL

27 Antiinfektiva

Antiinfektiva sind Medikamente zur Bekämpfung von pathogenen Mikroorganismen und Parasiten im menschlichen Körper.

Einteilung

- Antibiotika und Chemotherapeutika wirksam gegen Bakterien
- Virostatika wirksam gegen Viren
- Antimykotika wirksam gegen Pilze
- Antiprotozoika wirksam gegen Protozoen, z. B. Malariaerreger
- Anthelmintika wirksam gegen Würmer
- Desinfektionsmittel und Antiseptika wirksam gegen verschiedene Krankheitserreger (nur lokal)

27.1 Antibiotika und Chemotherapeutika

Antibiotika sind von Mikroorganismen hergestellte Stoffe, die wachstumshemmend oder abtötend auf Bakterien wirken. Chemotherapeutika werden synthetisch hergestellt, sind aber ebenso antibakteriell wirksam und werden im allgemeinen Sprachgebrauch oft auch als Antibiotika bezeichnet. Antibiotika und Chemotherapeutika verhindern über verschiedene Angriffspunkte (z. B. Hemmung der Zellwand- und Proteinsynthese) Wachstum und Fortbestand der Keime (➤ Abb. 27.1).

II Hauptanwendungsgebiet der Antibiotika sind die bakteriellen Infektionskrankheiten. **II**

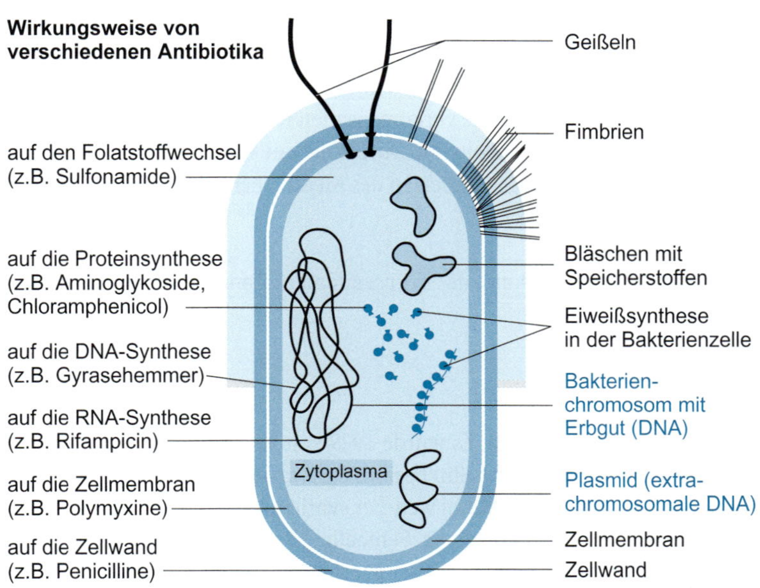

Abb. 27.1 Bakterienzelle mit Angriffsorten der verschiedenen Antibiotika. [L157]

Wirkprinzipien

Die Bekämpfung von Bakterien wird durch zwei verschiedene Wirkprinzipien erreicht:
- Bakterizidie
- Bakteriostase

Bakterizid bedeutet bakterienabtötend, bakteriostatisch heißt wachstumshemmend. Eine bakterizide Wirkung kann meist nur erzielt werden, wenn sich die bekämpften Zellen im Wachstum befinden. Ist die Zelle durch eine bakteriostatische Vorbehandlung im Wachstum gehemmt, kann sie durch bakterizid wirkende Medikamente nicht abgetötet werden. Aus diesem Grund dürfen bakterizid und bakteriostatisch wirkende Pharmaka nicht zusammen angewendet werden.

Beispiele für bakterizide Wirkung
- Penicilline, Cephalosporine
- Aminoglykoside
- Gyrasehemmer

Beispiele für bakteriostatische Wirkung
- Tetrazykline
- Chloramphenicol
- Makrolide

bakterizid = bakterienabtötend
bakteriostatisch = bakterienwachstumshemmend

Resistenz

Viele Bakterien entwickeln nach einer gewissen Kontaktzeit eine Resistenz gegen die Antibiotika, sodass eine weitere Therapie wirkungslos ist. Daher sollte man vor der Behandlung ein Antibiogramm anfertigen lassen. Dabei wird die Reaktion des Keims auf verschiedene Antibiotika unter Laborbedingungen geprüft. Dann kann eine gezielte Therapie ohne weitere Resistenzentwicklung erfolgen.

Pseudomembranöse Kolitis

Treten lang anhaltende, schleimige und evtl. blutige Durchfälle nach der Antibiotikagabe auf, könnte eine pseudomembranöse Kolitis vorliegen, die zum sofortigen Absetzen der Medikamente zwingt.

Die **pseudomembranöse Kolitis** ist eine gewebeauflösende (nekrotisierende) Entzündung des Darms. Sie wird hervorgerufen durch toxinbildende Stämme des Bakteriums Clostridium difficile, einem im Darm physiologischerweise vorkommenden Keim. Es kann bis zur Darmperforation kommen. Darüber hinaus können anhaltende Durchfälle mit Verschiebungen des Elektrolythaushalts auftreten. Neben dem sofortigen Absetzen des Medikaments kommt in schweren Fällen die Gabe von Vancomycin in Betracht.

Vancomycin ist ein Antibiotikum, das bei pseudomembranöser Kolitis eingesetzt wird.

27.1.1 Penicilline

Penicillin war das erste Antibiotikum. Es wurde 1929 von Sir Alexander Fleming in London aus Schimmelpilzen isoliert. Mit dem Penicillin begann die Ära der Antibiotika. Durch geeignete chemische Veränderungen kann eine Vielzahl weiterer synthetischer oder halbsynthetischer Penicilline gewonnen werden. Das ursprüngliche Penicillin (Benzylpenicillin) wird bei oraler Gabe durch die Magensäure zerstört und muss daher parenteral injiziert werden. Oral wirksame Penicilline sind säurestabil.

Wirkung
Penicilline hemmen die Funktion des Enzyms Transpeptidase. Dadurch wird die Zellwandsynthese der Bakterien gestört. Die Zellwand verformt sich und löst sich schließlich auf. Die Bakterien sterben ab.

▮▮ Penicillin hemmt die Zellwandsynthese der Bakterien. ▮▮

Nebenwirkungen
Penicilline sind nebenwirkungsarm. Häufigste Nebenwirkungen sind Allergien (Hautjucken, Quaddelbildung, selten anaphylaktischer Schock).

▮▮ Penicilline sind nebenwirkungsarm, größte Gefahr ist die Penicillinallergie. ▮▮

Kontraindikation
Bekannte Allergie.

▮▮ Vor Penicillin-Gabe nach früheren allergischen Reaktionen fragen. ▮▮

β-Laktamasen

Einige Bakterien bilden Enzyme (sog. β-Laktamasen), die die Antibiotika durch Veränderung des Laktamrings inaktivieren. Der Laktamring ist Teil der chemischen Struktur der Penicilline. Durch chemische Veränderung konnten Laktamase-feste Penicilline entwickelt werden. Sie sind unempfindlich gegen β-Laktamase (Penicillinase). Auch eine Kombination mit β-Laktamase-Hemmern (z. B. Clavulansäure) verhindert eine Inaktivierung durch β-Laktamasen.

▮▮ β-Laktamasen können Antibiotika in ihrer Wirkung inaktivieren. ▮▮

Penicilline ohne Penicillinase-Festigkeit

Pharmaka
- Benzylpenicillin (Penicillin G), z. B. Penicillin G Infecto® (parenteral)
- Benzylpenicillin-Procain (Depot-Penicillin G), z. B. Uropen®
- Phenoxymethylpenicillin (Penicillin V), z. B. Infectocillin®, Isocillin® (peroral)
- Phenoxymethylpenicillin-Benzathin, z. B. Infectobicillin®

Indikationen
- Infektionen mit grampositiven Kokken (Streptokokken, Pneumokokken)
- Infektionen mit Meningokokken und Gonokokken

Penicilline mit Penicillinase-Festigkeit

Bei diesen Medikamenten ist die Struktur des Penicillins vor der Inaktivierung durch die β-Laktamase-Enzyme geschützt. Hauptindikation sind Infektionen mit Penicillinase bildenden Staphylokokken.

Pharmaka
Flucloxacillin, z. B. Staphylex®.

Indikation
Infektionen mit grampositive Kokken vor allem Staphylokokken.

▮▮ Bei Staphylokokken-Infekt: Therapie möglichst mit Penicillinase-festen Penicillinen. ▮▮

Breitspektrum-Penicilline

Diese Gruppe von Penicillinen besitzt ein erweitertes Wirkspektrum sowohl bei grampositiven als auch gramnegativen Keimen. Durch Kombination mit Laktamase-Hemmern (z. B. Clavulansäure) wird das Wirkspektrum noch breiter.

Pharmaka
- Ampicillin, z. B. Ampicillin ratio®
- Amoxicillin, z. B. Infectomox®
- Amoxicillin plus Clavulansäure, z. B. Augmentan®

Indikationen
- Infektionen mit Haemophilus influenzae, Salmonella typhi, Shigellen
- Infektionen mit E. coli, Enterobacter, Proteus, Pseudomonas
- Tripeltherapie bei Helicobacter-pylori-Sanierung (Amoxicillin in Kombination)

27.1.2 Cephalosporine

Cephalosporine sind nahe Verwandte der Penicilline. Sie weisen eine ähnliche chemische Struktur und den gleichen Wirkmechanismus auf. Auch Cefalosporine können mit β-Laktamase-Hemmern kombiniert werden, z. B. das neue Reserve Antibiotikum Zavicefta®, welches Avibactam enthält und zur Behandlung von multiresistenten gramnegativen Bakterien zugelassen ist.

Wirkung
Cephalosporine hemmen den Aufbau der Bakterienwand (bakterizide Wirkung).

Pharmaka (oral)
- Cefalexin, z. B. Cephalexin ratio®
- Cefaclor, z. B. Panoral®
- Cefuroxim, z. B. Elobact®

Pharmakon (parenteral) ohne β-Laktamase-Stabilität
- Cefazolin, z. B. Cefazolin Hexal®.

Pharmaka (parenteral), mit erhöhter β-Laktamase-Stabilität
- Cefotaxim, z. B. Cefotaxim Eberth®
- Cefuroxim, z. B. Cefurax®
- Ceftazidim, z. B. Ceftazidim Kabi®
- Ceftazidim plus Avibactam, z. B. Zavicefta®
- Ceftriaxon, z. B. Rocephin®

Indikationen
- Infektionen mit E. coli
- Infektionen mit Haemophilus influenzae, Proteus
- Infektionen mit Neisseria gonorrhoeae, Staphylococcus aureus
- Infektionen mit Pseudomonas aeruginosa (Ceftazidim)

Nebenwirkungen
- Allergie
- Blutgerinnungsstörungen gastrointestinale Störungen

Kontraindikationen
- Allergie
- Nierenfunktionsstörungen

Besonderes
Bei der perioperativen **Single-Shot-Prophylaxe** wird direkt vor einem Eingriff an einem großen Gelenk oder an der Wirbelsäule eine Einmaldosis Antibiotikum verabreicht. Das postoperative Infektionsrisiko wird damit deutlich verringert. Gegeben wird z. B. Cefazolin.

27.1.3 Carbapeneme

Carbapeneme sind hochwirksame Antibiotika, die wie Penicilline und Cephalosporine vom β-Laktamring abgeleitet sind. Sie wirken gegen grampositive wie gramnegative Bakterien und haben ein sehr breites Wirkspektrum. Sie werden parenteral appliziert.

Pharmakon
- Imipenem, z. B. Zienam®
- Meropenem, z. B. Meronem®

Indikation
Schwere bakterielle Infektionen.

Wirkung
Bakterizid (Penicillinase-fest).

Nebenwirkungen
- Blutbildveränderungen
- allergische Reaktionen
- Durchfall
- Nierenfunktionsveränderungen
- Krampfanfälle
- Blutdruckabfall

Kontraindikationen
- Hämodialyse-Patienten (relative KI)
- Schwangerschaft

27.1.4 Sulfonamide und Trimethoprim

Sulfonamide sind Chemotherapeutika, da sie nicht von Mikroorganismen, sondern voll synthetisch hergestellt werden.

Wirkung
Sie stören über eine kompetitive Hemmung die Synthese der Folsäure, die von Bakterien zur Synthese von DNA und RNA benötigt wird. Trimethoprim greift in einem zeitlich späteren Schritt ebenfalls in den Folsäure-Stoffwechsel ein, sodass eine Kombination von Sulfonamiden mit Trimethoprim sich in ihrer Wirkung verstärkt.

Die Hemmung der Folsäuresynthese durch Sulfonamide ist für den menschlichen Körper unschädlich, da er die fertig synthetisierte Folsäure mit der Nahrung aufnimmt.

Sulfonamide werden synthetisch hergestellt und wirken bakteriostatisch über die Hemmung der Folsäuresynthese.

Cotrimoxazol

Cotrimoxazol ist eine fixe Kombination des Sulfonamids Sulfamethoxazol mit Trimethoprim. Wegen der gegenseitigen **Wirkungsverstärkung** erstreckte sich das Anwendungsgebiet auf Mischinfektionen (grampositive und gramnegative Keime) des Bronchial-, Harn- und Magen-Darm-Trakts. Zudem ist die Kombination bakterizid. Wegen der zunehmenden Resistenzentwicklung und der schlechteren Verträglichkeit wird Cotrimoxazol allerdings fast ausschließlich bei Harnwegsinfekten eingesetzt.

Pharmakon
Sulfamethoxazol + Trimethoprim (Cotrim ratiopharm®).

Indikationen
Harnwegsinfekte.

❚❚ Viel Flüssigkeit, um die Harnwege zu spülen und um ein Auskristallisieren des Sulfonamids zu verhindern. ❚❚

Wirkung
Bakteriostatisch durch Hemmung der Tetrahydrofolsäure-Synthese. In Kombination bakterizid.

Nebenwirkungen
- Blutbildveränderungen
- Übelkeit und Magenbeschwerden

Kontraindikationen
- Schwangerschaft
- Allergie
- Blutbildveränderungen

27.1.5 Aminoglykoside

Aminoglykoside sind bakterizid wirksame **Breitspektrumantibiotika.** Ihre gute Wirksamkeit besonders im gramnegativen Bereich (Gentamicin) wird durch die zum Teil schweren Nebenwirkungen eingeschränkt. Sie werden deshalb systemisch (i. v.) nur bei schweren Infektionen oder lokal, z. B. am Auge oder der Haut, eingesetzt.

Wirkung
Aminoglykoside beeinträchtigen die Proteinsynthese der Bakterien durch Anlagerung an die Ribosomen, was zur Synthese falscher Proteine führt. Durch Einbau der falschen Proteine in der Zellmembran kommt es zu Lecks und zur Zerstörung der Keime.

Pharmaka
- Gentamicin, z. B. Refobacin®
- Tobramycin, z. B. Gernebcin®
- Neomycinsulfat, z. B. Myacyne®
- Framycetin, z. B. Leukase N®

Indikationen
- infizierte Hohlräume (Framycetin für Fisteln, Osteomyelitis)
- infizierte Wunden (Neomycin)
- Infekte mit gramnegativen Keimen (Gentamicin)
- Tuberkulose (Streptomycin)

- Knochenchirurgie (z. B. Gentamicin)
- Keimreduktion des Magen-Darm-Trakts, Zusatzbehandlung des Leberkomas (Neomycin)

Wirkungen

- Störung der Proteinsynthese
- Zellmembranschäden

Nebenwirkungen

- Hörschäden
- Nierenschäden
- Muskelschmerzen
- allergische Reaktionen

❚❚ Aminoglykoside sind nephro- und ototoxisch. Eine regelmäßige Kontrolle der Nieren- und Hörfunktion ist unabdingbar. ❚❚

Kontraindikationen

- vorgeschädigtes Hörorgan
- Niereninsuffizienz
- Schwangerschaft

Besonderes

Die Anwendung von Neomycin beim Leberkoma beruht auf der Senkung der Ammoniakbildung im Darm. Aufgrund der schlechten Resorption von Neomycin aus dem Magen-Darm-Trakt ist dieses Medikament zur Keimzahlreduktion indiziert.

❚❚ Aminoglykosid-Antibiotika sind bei gramnegativen Problemkeimen indiziert. ❚❚

27.1.6 Tetrazykline

Tetrazykline sind bakteriostatisch wirksame Breitbandantibiotika.

Wirkungen

Die Tetrazykline verhindern die Anlagerung der Transport-Ribonukleinsäure (t-RNA) an die Ribosomen. Damit wird die Proteinsynthese gestoppt. Einige Bakterienstämme sind weitgehend resistent gegen die Breitspektrum-Antibiotika geworden (Proteus, Pseudomonas, Klebsiellen).

Pharmaka

- Doxycyclin, z. B. Doxycyclin ratiopharm®
- Tetracyclin, z. B. in Pylera®
- Minocyclin, z. B. Skid®

Indikationen

- Mykoplasmeninfektionen
- Chlamydieninfektionen
- Borreliose
- Infekte mit gramnegativen Keimen (Brucellen, Yersinien, Vibrionen)
- Infekte mit grampositiven Keimen (Corynebakterien, Pneumokokken)
- Akne (hemmen das Wachstum der Propionibakterien)

Wirkung

Bakteriostatisch durch Proteinsynthesestopp.

Nebenwirkungen

- Gelbfärbung der Zähne in der Wachstumsphase
- Fotodermatosen (bei Sonnenbädern)
- Störungen des Verdauungstrakts
- Schleimhautveränderungen (Reizungen)
- verminderte Wachstumsgeschwindigkeit der Knochen (reversibel)

II Keine längere Sonneneinstrahlung bei Tetrazyklintherapie wegen der ausgeprägten Gefahr der Hautsensibilisierung (Fotodermatose). **II**

Kontraindikationen

- Nieren- und Leberfunktionsstörungen
- Schwangerschaft
- Stillzeit
- Kinder unter 8 Jahren

Besonderes

Tetrazykline sollten nicht zusammen mit Milchprodukten oder Antazida eingenommen werden, da sonst deren Resorption gestört ist. Es müssen 2, besser 4 Stunden Abstand zwischen den Einnahmen eingehalten werden.

27.1.7 Makrolide und Lincosamine

Makrolid-Antibiotika

Makrolid-Antibiotika sind Alternativen bei Penicillin-Allergie. Sie sind ebenso gut verträglich, andererseits entwickeln sich auch schnell Resistenzen. Makrolide lagern sich an einer Untereinheit der Ribosomen an und hemmen über die Beeinflussung eines Enzyms die Proteinsynthese. In therapeutischen Dosen erreichen sie nur eine bakteriostatische Wirkung.

Lincosamine

Es besteht eine ähnliche Wirkungsweise wie bei den Makroliden. Vom Ausgangsprodukt Lincomycin ist das teilweise synthetische Clindamycin abgeleitet. Dies zeichnet sich durch eine hervorragende Knochengängigkeit und eine deutlich höhere Wirksamkeit, verglichen mit der Ursubstanz, aus.

II Clindamycin besitzt eine hervorragende Knochengängigkeit. **II**

Pharmaka (Auswahl, M = Makiolid, L = Lincosamin)

- Erythromycin, z. B. Infectomycin® (M)
- Clarithromycin, z. B. Klacid® (M)
- Roxithromycin z. B. Roxihexal® (M)
- Clindamycin, z. B. Sobelin® (L)

Indikationen

- Legionärskrankheit
- Infekte mit grampositiven Keimen (Mykoplasmen, Chlamydien, Staphylokokken, Pneumokokken, Bordetella pertussis)
- Infektionen der langen Röhrenknochen (Osteomyelitis durch Staphylokokken, Clindamycin)

Wirkung

Hemmung der Proteinsynthese.

Nebenwirkungen

- Störungen im Magen-Darm-Kanal
- Hautreaktionen

Kontraindikationen

- Allergien
- Neugeborene
- schwere Leberschäden

Erythromycin ist das klassische Ausweichmittel bei Penicillin-Allergie.

27.1.8 Gyrasehemmer

Die Gyrasehemmer wirken bakterizid. Sie verhindern im Bakterium die gezielten „Packungsvorgänge" der DNA im Zellkern. Die älteren (Norfloxacin) sind ausschließlich bei Harnwegsinfekten indiziert. Neuere Substanzen haben ein breiteres Wirkspektrum.

Pharmaka

- Norfloxacin, z. B. Norflohexal®
- Ofloxacin, z. B. Oflox Basics®
- Ciprofloxacin, z. B. Ciprobay®
- Levofloxacin, z. B. Tavanic®
- Moxifloxacin, z. B. Avalox®

Indikationen

- akute Harnwegsinfekte mit gramnegativen Keimen
- Atemwegsinfekte
- systemische Infekte mit gramnegativen Keimen

Wirkung

Bakterizid durch Hemmung der Nukleinsäuresynthese durch Störung der Vorgänge beim „Packen" der DNA-Fäden im Zellkern.

Nebenwirkungen

- Magen-Darm-Störungen
- Krampfanfälle, Unruhe, Verwirrtheit, Schwindel
- Nierenschädigung
- Fotosensibilisierung (Sonne und Solarium meiden)

Kontraindikationen

- Schwangerschaft und Stillzeit
- schwere Nieren- und Leberschäden
- Kinder und Jugendliche in der Wachstumsphase

Besonderes

In der Wachstumszeit können Knorpelschäden auftreten. Einnahmeabstand zu Milch und Milchprodukten (2–4 Stunden) beachten (wegen Wirkungsverlust).

27.1.9 Chloramphenicol und -derivate

Chloramphenicol ist ein Breitband-Antibiotikum und vor allem bei Typhus und Paratyphus indiziert. Es wirkt bakteriostatisch, da es sich an die Ribosomen anlagert, dort die Verknüpfung der Aminosäuren und damit die Proteinsynthese stört. Aufgrund der seltenen, aber ernsten Nebenwirkungen sollte Chloramphenicol als Reservemittel dienen.

❚❚ Chloramphenicol ist kein Mittel der ersten Wahl. ❚❚

Pharmaka
- Chloramphenicol, z. B. Posifenicol C ®Augensalbe

Indikationen
- Typhus, Paratyphus
- eitrige Meningitis (Haemophilus influenzae)
- lokale Anwendung an Haut, Ohr und Auge

Wirkung
Hemmung der Proteinsynthese.

Nebenwirkungen
- allergische Agranulozytose
- Blutbildveränderungen
- Grey-Syndrom (schwerstes Krankheitsbild bei Neugeborenen mit Atemnot, Blähbauch, fahlgrauer Hautfarbe)

❚❚ Beim Neugeborenen mit unreifer Leber Gefahr des Grey-Syndroms bei Gabe von Chloramphenicol. ❚❚

Kontraindikationen
- Bluterkrankungen
- Allergie
- Kombination mit anderen knochenmarktoxischen Medikamenten
- Lebererkrankungen

27.1.10 Lokalantibiotika

Lokalantibiotika haben meist ein breites antibakterielles Spektrum und sind zur systemischen Therapie ungeeignet, da sie schlecht resorbiert werden oder schlecht verträglich sind.

Pharmaka
- Polymyxin B, z. B. in Polyspectran®
- Colistin, z. B. Colifin®
- Tyrothricin, z. B. Tyrosur®
- Kanamycin, z. B. Kanamycin POS® Augentropfen
- Neomycin

Indikationen
- bakterielle Infektionen an Augen, Ohr, Nase, Körperhöhlen und an der Haut
- Wundinfektionen
- infizierte Ekzeme
- Akne
- Darmentkeimung

Wirkung
Bakterizide Wirkung durch verschiedene Mechanismen, z. B. Beeinflussung der Zellmembran oder Unterbrechung der Proteinsynthese.

Nebenwirkungen
- Überempfindlichkeitsreaktionen (Brennen, Rötung, Schwellung)
- bei längerer Anwendung Überwuchern von Pilzen

Kontraindikationen
Überempfindlichkeit.

27.2 Antituberkulotika

Ende des 18. Jahrhunderts entdeckte Robert Koch den Erreger der Tuberkulose, das Mycobacterium tuberculosis. Dieses unbewegliche, (durch eine Art „Wachspanzer") säurefeste Stäbchen wird via Tröpfcheninfektion von Mensch zu Mensch übertragen. Die Tuberkulose breitet sich weltweit wieder aus. Zu den Risikogruppen zählen HIV-Infizierte, ältere Menschen, Drogenabhängige, Alkoholiker, Diabetiker und Patienten mit Kortisontherapie. Zur Behandlung der Tuberkulose sind tuberkulostatische oder tuberkulozide Medikamente entwickelt worden.

Tuberkulozid wirksam
- Rifampicin
- Pyrazinamid
- Streptomycin
- Isoniazid

Tuberkulostatisch wirksam
Ethambutol.

Basistherapeutika (Mittel der ersten Wahl)
- Isoniazid, z. B. Isozid®
- Ethambutol, z. B. EMB-Fatol®
- Rifampicin, z. B. Eremfat®
- Pyrazinamid, z. B. Pyrafat®

❚❚ Die klassische Therapie der Tuberkulose besteht aus einer Viererkombination der Medikamente Isoniazid, Rifampicin, Pyrazinamid und Ethambutol. **❚❚**

Indikation
Pulmonale und extrapulmonale (z. B. Knochen-)Tbc.

Wirkung
Über verschiedene Mechanismen werden Tuberkelbakterien abgetötet oder ihr Wachstum gehemmt.

Nebenwirkungen
- Schwindel, Kopfschmerz (Isoniazid)
- psychische Störungen
- Polyneuritiden (Isoniazid → Pyridoxin geben)
- Leberfunktionsstörungen (Pyrazinamid, Isoniazid, Rifampicin)
- Nierenfunktionsstörungen (Streptomycin)
- Allergien (Streptomycin)

- Erhöhung der Krampfbereitschaft bei Epileptikern
- Schädigung des Hör-/Gleichgewichtssinns (Streptomycin)
- Leuko- und Thrombozytopenie (Rifampicin)
- Sehschwäche, Rot-Grün-Sehstörung (Ethambutol)

Regelmäßige Blutbild-, Augen- und HNO- sowie Leber- und Nierenfunktionskontrolle unter Tuberkulosetherapie.

Kontraindikationen

- Neuritiden (Isoniazid)
- Epilepsie (Isoniazid)
- Lebererkrankungen (Isoniazid, Pyrazinamid, Rifampicin)
- Stillzeit und Schwangerschaft (Rifampicin, Streptomycin)
- Allergie
- Niereninsuffizienz (Isoniazid, Streptomycin)
- Vorschädigung des N. opticus (Ethambutol)
- bestehende Schäden am Hörorgan (Streptomycin)

27.3 Virustatika

Virustatika sind Medikamente zur Behandlung von Virusinfektionen. Viren dringen in Körperzellen ein und benutzen zu ihrer Vermehrung den Stoffwechsel der Zellen. Daher ist es äußerst schwierig, das Virenwachstum gezielt zu hemmen, ohne die Zelle zu schädigen. Das Virus bindet sich an die Zelloberfläche (Adsorption) [1], dann dringt es in die Wirtszelle ein (Penetration) [2], legt seine Eiweißhülle ab (Uncoating) [3] und beginnt mit der Synthese von Enzymen [4]. Dann erfolgt die Verdopplung der viralen Nukleinsäure (Replikation) [5] und danach die Synthese von Strukturproteinen [6]. Nach der Reifung [7] wird das Virus freigesetzt [8] (➤ Abb. 27.2).

Die heute verfügbaren antiviralen Medikamente benutzen verschiedene Mechanismen, um die Viren an ihrer Ausbreitung zu hindern.

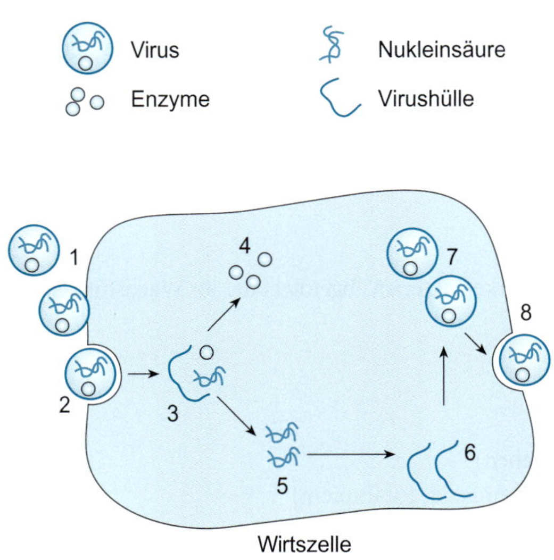

Abb. 27.2 Virusvermehrung in der Wirtszelle. [L157]

27.3.1 Reverse Transkriptase-Hemmer

Pharmaka
- Zidovudin, z. B. Retrovir®

Indikationen
- HIV-Infektion
- AIDS

Wirkmechanismus
Zidovudin bzw. Didanosin ähneln den Nukleinsäurebausteinen des Erbguts. Sie hemmen die **reverse Transkriptase,** die den genetischen Code des Virus (Virus-RNA) übersetzt. Dies führt zu Abbrüchen der DNA-Kette der Wirtszelle. Das Virus kann keine Proteine mehr bilden und ist nicht mehr lebensfähig.

Mögliche Nebenwirkungen
- Anämie, Granulozytopenie
- Muskelschmerzen, Muskelschwäche
- Kopfschmerzen
- Schlafstörungen
- Krampfanfälle

27.3.2 Nukleosidanaloga

Pharmaka
- Aciclovir, z. B. Zovirax®
- Zidovudin, z. B. Retrovir®
- Brivudin, z. B. Zostex®

Indikationen
- Zoster
- Herpes-simplex-Infektion (v. a. bei Genitalherpes)
- Zytomegalievirus-Infektion, z. B. Retinitis, Pneumonie bei AIDS-Patienten
- HIV-Infektion

Wirkmechanismus
Nukleosid-Analoga führen als „falsche" Nukleinsäurebausteine, die in die DNA-Ketten des Virus eingebaut werden, zu einem DNA-Kettenabbruch oder zur Hemmung der viralen DNA-Polymerase.

Mögliche Nebenwirkungen
- Reizerscheinungen, Brennen (bei lokaler Anwendung)
- Übelkeit, Erbrechen, Kopfschmerzen (selten bei oraler Gabe)
- Phlebitis, Hautausschlag, Blutdruckabfall, Enzephalopathie u. a. (bei intravenöser Gabe)

27.3.3 Neuraminidase-Hemmer

Pharmakon
Oseltamivir, z. B. Tamiflu®.

Indikation
Virusgrippe.

Wirkmechanismus
Hemmung der Neuraminidase auf der Oberfläche von Influenzaviren und dadurch Verhinderung der Virusfreisetzung aus der befallenen Zelle.

Mögliche Nebenwirkungen
Übelkeit, Erbrechen, Magenschmerzen.

27.4 Antimykotika

Antimykotika sind Medikamente zur Behandlung von Pilzinfektionen. Sie töten Pilze ab (fungizide Wirkung) oder hemmen ihr Wachstum (fungistatische Wirkung). Antimykotika werden lokal und bei schwereren Infektionen auch systemisch gegeben.

27.4.1 Antimykotika mit breitem Wirkspektrum

Zu diesen Antimykotika gehören die Azol-Antimykotika, die Allylamine, Amphotericin B und Ciclopyroxolamin. Sie wirken gegen eine große Auswahl verschiedener Erreger.

Pharmaka
Im Folgenden steht Az für Azol-Antimykotika und Al für Allylamine.
- Fluconazol, z. B. Diflucan® (Az, systemisch)
- Itraconazol, z. B. Sempera® (Az, systemisch)
- Ketoconazol, z. B. Nizoral® (Az, lokal und systemisch)
- Bifonazol, z. B. Bifon® (Az, lokal)
- Clotrimazol, z. B. Canesten® (Az, lokal)
- Terbinafin, z. B. Lamisil® (Al, lokal und systemisch)
- Naftifin, z. B. Exoderil® (Al, lokal)
- Ciclopyroxolamin, z. B. Batrafen® (lokal)
- Amphotericin B, z. B. Ampho-Moronal® (lokal), Fungizone® (systemisch)

Indikationen für systemische Anwendung
- Systemkandidosen und Kandidurie (Kandidainfektion der Harnwege)
- Pityriasis versicolor
- chronische Schleimhautmykosen
- schwere Tinea, z. B. Tinea corporis
- Organmykosen und generalisierte Mykosen, z. B. Aspergillose, Kryptokokkose, Lungenmykosen, mykotische Zystitis, Chromoblastomykose
- Dermatomykosen der Handinnenflächen und Fußsohlen
- Pilzinfektionen mehrerer Finger- und Zehennägel
- Kälberflechte

Indikationen für lokale Anwendung
- Dermatomykosen, z. B. Tinea pedis interdigitalis (Fußpilz)
- Vaginalmykosen
- Mundsoor
- Magen-Darm-Mykosen
- Nagelpilz

Wirkmechanismus

Die meisten Antimykotika stören so die Zellmembran der Pilze in ihrer Funktion und erhöhen deren Durchlässigkeit. Ciclopyroxolamin hemmt bestimmte metallabhängige Enzyme, die für die Entgiftung der Zellen verantwortlich sind.

Mögliche Nebenwirkungen

Lokal angewendet sind die Antimykotika sehr gut verträglich. Es kann lediglich zu Hautreaktionen wie Rötungen, Juckreiz, Stechen und Brennen kommen.

Bei systemischer Therapie, vor allem bei i. v.-Gabe, ist mit mehr unerwünschten Wirkungen in stärkerer Ausprägung zu rechnen.

- Fieber
- Appetitlosigkeit, Brechreiz, Erbrechen
- Durchfall, Krämpfe
- Anämien
- Thrombophlebitis
- generalisierte Schmerzzustände (einschließlich Muskel- und Gelenkschmerzen, Kopfschmerzen)
- Nierenfunktionsstörungen

27.4.2 Antimykotika mit schmalem Wirkspektrum

Ein schmales Wirkspektrum (nur für spezielle Pilzarten) haben Nystatin (gegen Hefepilze) und Griseofulvin (gegen Dermatophyten).

Pharmaka

- Nystatin, z. B. Adiclair®
- Griseofulvin, kein FAM, in Rezepturen

Indikationen

- Dermatophyteninfektionen der Haut, Haare und Nägel, Trichophytie, Mikrosporie (Griseofulvin)
- intestinale Kandidosen (Nystatin)
- Kandidosen der Haut und Schleimhäute (Nystatin)
- prophylaktisch bei Antibiotika-, Kortikoid- oder Zytostatika-Behandlung (Nystatin)

Wirkmechanismus

Griseofulvin greift am Spindelapparat in der Zellteilung ein. Außerdem beeinflusst es die Proteinsynthese und behindert die Zellwandsynthese. Nystatin führt zu Veränderungen in der Permeabilität der Zellmembran.

Mögliche Nebenwirkungen

Nystatin ist gut peroral verträglich. Lediglich Magen-Darm-Beschwerden sind oft zu beobachten. Griseofulvin kann folgende Nebenwirkungen verursachen:

- Fotosensibilisierung (selten schwere Hautveränderungen)
- zentralnervöse Störungen
- Allergien
- gastrointestinale Störungen
- Parästhesien

27.5 Einnahmehinweise

Damit die Therapie effektiv wirksam ist und sich keine Resistenzen entwickeln, sind folgende Regeln zur Einnahme zu beachten:
- frühzeitig
- regelmäßig („nach der Uhr", z. B. 3 × 1 entspricht alle 8 Stunden)
- keine Einnahme vergessen
- der Krankheitsverlauf bei genauer Therapieüberwachung durch den Arzt entscheidet über Einnahmedauer

Bei den Antibiotika sine je nach Wirkstoff Besonderheiten zur Einnahme im Zusammenhang mit dem Essen zu beachten (➤ Tab. 27.1).

Tab. 27.1 Einnahmebesonderheiten bei Antibiotika.

Zu oder nach den Mahlzeiten	Nüchtern	Unabhängig vom Essen	Nicht gleichzeitig mit Milch	Nicht mit Alkohol
Amoxicillin, Cefpodoxim, Cefuroxim, Cotrimoxazol, Doxycyclin, Minocyclin	Penicillin V, Roxythromycin, Norfloxacin, Ceftibuten, Erythromycin, Ampicillin	Clindamycin, Clarythromycin, Cefixim, Moxifloxacin, Azithromycin	Doxycyclin, Minocyclin, Levofloxacin, Ciprofloxaxin, Ofloxacin, Moxifloxacin, Norfloxacin	Metronidazol, Cefamadol, Latamoxef, Cefotiam

27.6 Wiederholungsfragen

1. Was sind Chemotherapeutika und wie wirken sie? (➤ 27.1)
2. Was sind Antibiotika? (➤ 27.1)
3. Was heißt bakterizid, was heißt bakteriostatisch? (➤ 27.1)
4. Was versteht man unter einer Resistenzentwicklung gegen Antibiotika? (➤ 27.1)
5. Wie wirken Penicilline? (➤ 27.1.1)
6. Welche Nebenwirkung tritt häufig bei Penicillinen auf? (➤ 27.1.1)
7. Was sind β-Laktamasen? (➤ 27.1.1)
8. Wovon leiten sich die Penicilline ab? (➤ 27.1.1)
9. Auf welche Organe wirken Aminoglykoside schädigend? (➤ 27.1.5)
10. Welche Antibiotika wirken fotosensibilisierend? Worauf sollte daher geachtet werden? (➤ 27.1.6 und ➤ 27.1.8)
11. Welches Einsatzgebiet gibt es für Chloramphenicol? (➤ 27.1.9)
12. Woraus besteht die typische Kombitherapie gegen Tuberkulose? (➤ 27.2)
13. Welche Virustatika werden gegen HIV eingesetzt? (➤ 27.3)
14. Gegen welche Erreger wirkt Nystatin? (➤ 27.4.2)

KAPITEL

28 Zytostatika

Zytostatika sind Medikamente zur Behandlung bösartiger (maligner) Tumoren. Die einzelnen Tumoren sprechen unterschiedlich auf verschiedene Zytostatika an. Häufig wird eine Therapie mit Zytostatika begleitend zur gleichzeitigen operativen Entfernung oder Bestrahlung des Tumors durchgeführt.

Kriterien bösartigen Wachstums

Bösartige Tumoren unterscheiden sich durch 3 Merkmale vom normalen Zellgewebe:
- infiltrierendes (einwachsendes) Wachstum
- destruierendes (zerstörendes) Wachstum
- Tochterzellen bildendes (metastasierendes) Wachstum

Aus vielen Untersuchungen und aus Erfahrungen ist heute bekannt, welche Tumoren auf welche Zytostatika ansprechen. Vor allem bösartige Erkrankungen des Kindes- und Jugendalters (Leukämien, Lymphdrüsenkrebs) sind heute gut behandelbar. Bei vielen Tumoren des Erwachsenenalters (Bronchialkarzinom, Darmtumoren) kann eine Zytostatikatherapie oft nur unterstützend und lebensverlängernd wirken.

Behandlungsziele

Ist eine Heilung der Krebserkrankung möglich, ist das Ziel der Zytostatikatherapie die vollständige Zerstörung aller Tumorzellen. In der palliativen Therapie ist je nach Anfälligkeit (Sensibilität) und Größe des zu bekämpfenden Tumors manchmal nur eine Wachstumshemmung oder Tumorverkleinerung zu erreichen.

Wirkprinzip der Zytostatika

Zytostatika hemmen das Wachstum der Tumorzellen, die eine hohe Teilungs- und Wachstumsrate haben. Sie schädigen aber auch das Wachstum gesunder Körperzellen. Diese Schädigung ist umso größer, je schneller sich die Zellen teilen und erneuern. Besonders anfällig sind:
- Magen-Darm-Epithel
- Knochenmark
- Keimdrüsen
- Haarwurzeln

II Zytostatika schädigen immer auch gesundes Körpergewebe. Besonders betroffen sind die sich schnell teilenden Zellen. **II**

Die Schädigung dieser Zellen kann abhängig von Dosis und Substanzgruppe einer zytostatischen Therapie zu erheblichen Nebenwirkungen führen:
- Erbrechen
- Durchfall
- Knochenmarkschäden
- Infertilität (Zeugungsunfähigkeit)
- Amenorrhö (Ausfall der Regelblutung)
- Haarausfall

Gesunde Gewebe erholen sich in der Regel wieder von diesen Nebenwirkungen. Spezielle Zusatztherapien vermindern die Nebenwirkungen der Zytostatika. Gegen Übelkeit bei Zytostatikatherapie steht beispielsweise Ondansetron (Zofran®) zur Verfügung.

28.1 Alkylanzien

Die größte Gruppe der Zytostatika sind die alkylierenden Substanzen (Alkylanzien). Sie bewirken durch chemische Veränderung (Alkylierung) der DNA und RNA (Träger der Erbinformation) eine Hemmung der Zellteilung.

Pharmaka

- Melphalan, z. B. Alkeran®
- Cyclophosphamid, z. B. Endoxan®
- Ifosfamid, z. B. Holoxan®
- Chlorambucil, z. B. Leukeran®
- Cisplatin, z. B. PlatiCept®
- Carmustin, z. B. Gliadel®

Indikationen

- lymphatische Leukämien
- Plattenepithelkarzinome
- Hodgkin-, Non-Hodgkin-Lymphome, Leukämien
- Weichteiltumoren
- Hirntumoren

Wirkung

Alkylierung der DNA mit Unterbrechung der Zellteilung.

Nebenwirkungen

- Immunsuppression (erhöhte Infektanfälligkeit)
- Störungen des blutbildenden Systems
- Störungen im Gastrointestinaltrakt
- Nierenschäden
- Haarausfall
- Cholestase (Gallestauung)
- Blasenschäden (Cyclophosphamid)

Die Nebenwirkungen sind nach Absetzen der Medikamente meist reversibel.

Kontraindikationen

- Schwangerschaft und Stillzeit
- Knochenmarksveränderungen

28.2 Antimetaboliten

Antimetaboliten verdrängen aufgrund ihrer ähnlichen Struktur die natürlichen Stoffe aus dem Zellstoffwechsel und unterbrechen somit die Zellteilung. Sie stören die Synthese von Nukleinsäurebasen, die unerlässlich zum Aufbau der DNA sind.

Folsäure-Antagonisten

Bekanntestes Medikament aus dieser Gruppe ist das Methotrexat, das in geringeren Dosen auch als Antirheumatikum eingesetzt wird.

Pharmakon
Methotrexat, z. B. Metex®.

Indikationen
- akute Leukämien
- Karzinome der Zervix und des Ovars, Chorionepitheliom (Blasenmole)
- Tumoren des Kopf- und Halsbereichs
- chronische Polyarthritis (in niedriger Dosierung)

Purin- und Pyrimidin-Antagonisten

Purin und Pyrimidin sind Ausgangsstoffe für die Synthese der DNA. Eine Veränderung in den Basenpaaren behindert deren Synthese. Vor allem Azathioprin wird in geringeren Dosen auch als Immunsuppressivum z. B. nach Transplantationen eingesetzt, um eine Abstoßungsreaktion zu verhindern.

Pharmaka
- 6-Mercaptopurin, z. B. Puri-Nethol®
- Fluorouracil, z. B. 5FU Medac®
- Cytarabin, z. B. Ara Cell®
- Azathioprin, z. B. Imurek®

Indikationen
- akute Leukämie, chronisch myeloische Leukämie
- begleitende Chemotherapie bei Darmtumoren, Therapie von Mamma- und Blasenkarzinom
- Organtransplantationen, Autoimmunerkrankungen (Azathioprin)

Nebenwirkungen
- Knochenmarkdepressionen
- Haarausfall
- Störungen im Gastrointestinaltrakt, ggf. Leber- und Nierenschäden
- toxische Hautreaktionen
- Störungen der Spermatogenese und der Ovulation
- Unterdrückung des Immunsystems (Immunsuppression)

Kontraindikationen
- Schwangerschaft
- Leberfunktionsstörungen
- bestehende Blutbildveränderungen und Knochenmarkdepressionen
- Infekte
- Magen-Darm-Geschwüre

Antimetaboliten werden erfolgreich bei Leukämien eingesetzt.

28.3 Mitosehemmstoffe

Die Alkaloide von Catharantus rosea, einer Immergrünart, haben zytostatische Wirkungen durch direkte Hemmung der Zellteilung (Mitose).

28

Pharmaka

- Vincristin, z. B. Cellcristin®
- Vindesin, z. B. Eldisine®

Indikationen

- Chorionkarzinom, Kaposi-Sarkom, Hodenkarzinom
- Mammakarzinom, akute lymphatische Leukämie (ALL), kleinzelliges Bronchialkarzinom, Morbus Hodgkin, Non-Hodgkin-Lymphome (Vincristin)
- Plattenepithelkarzinom, ALL (Vindesin)

Wirkung

Mitosehemmung.

Nebenwirkungen

- Störungen im Magen-Darm-Kanal (Übelkeit)
- Blutbildungsstörung
- Neuropathien
- Nierenschädigung

Kontraindikationen

- Schwangerschaft
- akute Infekte
- bestehende Knochenmarkdepression

28.4 Antibiotika

Einige Antibiotika haben ihre Anwendung in der Behandlung von Tumoren, da sie für die Therapie von Infektionen zu toxisch sind.

Pharmaka

- Daunorubicin, z. B. Daunoblastin®
- Bleomycin, z. B. Bleomedac®
- Doxorubicin, z. B. Adrimedac®
- Mitomycin C, z. B. Mitem®
- Dactinomycin, z. B. Lyovac-Cosmegen®

Indikationen

- Plattenepithelkarzinom (Haut, Bronchien, Urogenitaltrakt)
- Zervix- und Vulvakarzinom
- Leukämien
- solide Tumoren
- Magenkarzinom

Wirkung

Hemmung der RNA-Synthese.

Nebenwirkungen

- Störungen im Gastrointestinaltrakt
- Lungenfibrose (Bleomycin)
- Haarausfall
- toxische Wirkungen auf das Herz (Daunorubicin)
- Knochenmarkdepression

Kontraindikationen

- Schwangerschaft, Stillzeit
- Myokardschäden (Daunorubicin)
- bestehende Knochenmarkschäden
- akute Infekte

Hochtoxische Antibiotika können auch als Zytostatika angewendet werden.

28.5 Hormone

Hormonabhängige Tumoren können durch Therapie mit Hormonen behandelt werden. Prinzipiell erfolgt die Behandlung mit gegengeschlechtlichen Hormonen oder Antihormonen. Sie sind besser verträglich als „echte“ Zytostatika.

Pharmaka

- Medroxyprogesteron, z. B. Depo Clinovir®
- Tamoxifen, z. B. Nolvadex®

Indikationen

- Prostatakarzinom (Östrogene)
- Mammakarzinom (Androgene, Antiöstrogene)

Wirkung

Wachstumsbremsung durch Gegensteuern mit Hormonen.

Nebenwirkung

Hormon- und geschlechtsabhängig, z. B. wirken Androgene bei Frauen vermännlichend.

Kontraindikationen

- Schwangerschaft
- Lebererkrankungen
- Diabetes mellitus
- schwere Hypertonie

Gegensinnig wirkende Hormone können bei hormonabhängigen Tumoren das Wachstum bremsen.

28.6 Immunologische Arzneimittel

Moderne Wirkstoffe in der Krebstherapie wirken ganz spezifisch in bestimmten Teilen des Immunsystems. Sie beeinflussen dabei körpereigene Strukturen und Reaktionsabläufe so, dass schließlich die entarteten Zellen absterben.

Pharmaka

- Rituximab, z. B. Mabthera® (monoklonaler Antikörper)
- Tasonermin, z. B. Beromun® (Tumornekrosefaktor)
- Aldesleukin, z. B. Proleukin® (Interleukin/Zytokin)
- Idelalisib, z. B. Zydelig® (Kinasehemmer)
- Lenalidomid, z. B. Revlimid® (Immunmodulator)

Indikationen
- Lymphome
- Melanome
- Myelome
- Sarkome

Wirkung
Zerstörung der Krebszellen durch spezifische Beeinflussung immunologischer Abläufe.

Nebenwirkungen
- Blutbildveränderungen
- Hautausschläge
- Fieber

❚❚ Wegen der Ähnlichkeit zu Thalidomid (Contergan®) gibt es strenge Regeln für die Verordnung von Lenalidomid u. a. auf speziellem Rezept. ❚❚

28.7 Radiopharmaka

Ziel der Applikation radioaktiver Substanzen ist die lokale Zerstörung von Gewebe. Folgende Erkrankungen können mit radioaktiven Substanzen behandelt werden:
- Schilddrüsenerkrankungen (radioaktives Jod)
- Gebärmutter-Tumoren (radioaktives Iridium)

Der Umgang mit radioaktiven Therapeutika ist meist von der Anwesenheit einer nuklearmedizinischen Abteilung abhängig, in der die radioaktive Substanz hergestellt bzw. aufbewahrt wird.

Schilddrüse

Eine Therapie mit radioaktivem Jod kann bei folgenden Erkrankungen indiziert sein:
- Struma maligna
- autonomes Adenom

Die Strahlung ist zu 85 % β-Strahlung mit einer mittleren Reichweite von kleiner als 0,5 mm. Vorteil dieser Therapieform ist die direkte Einlagerung des Jods am gewünschten Wirkort.

Gebärmutter

Beim Portio- oder Uteruskarzinom wird über ein Rohr radioaktive Iridium-Flüssigkeit in die Gebärmutterhöhle gespritzt (**„After-Loading“**), um sie dort 3–10 Minuten lang wirken zu lassen.

28.8 Umgang mit Zytostatika

Personen, die Umgang mit Zytostatika haben, müssen vor Beginn der Tätigkeit und danach mindestens einmal pro Jahr über folgende Aspekte unterrichtet werden:
- Wirkweise von Zytostatika
- Entsorgung von kontaminiertem Material und Geräten
- Gesundheitsüberwachung
- Maßnahmen zur Gefahrenabwehr
- korrekter Umgang mit den Stoffen

❚❚ Vorsichtiger und gewissenhafter Umgang mit allen zytostatisch wirkenden Substanzen. ❚❚

28.9 Wiederholungsfragen

1. Was sind Zytostatika? (Einleitung ➤ Kap. 28)
2. Welche gesunden Körpergewebe werden von den Zytostatika besonders angegriffen? (Einleitung ➤ Kap. 28)
3. Welche typischen Nebenwirkungen weisen Zytostatika auf? (Einleitung ➤ Kap. 28)
4. Was sind Antimetaboliten? (➤ 28.2)
5. Welche Angriffspunkte haben die verschiedenen Zytostatika? (➤ 28.1, ➤ 28.2, ➤ 28.3 und ➤ 28.4)
6. Welche Tumoren können mit Hormonen behandelt werden? (➤ 28.5)
7. Wann kommen radioaktive Substanzen zum Einsatz? (➤ 28.7)

KAPITEL

29 Infusionstherapie

Die intravenöse Infusionstherapie dient zur Wasser-, Elektrolyt-, Blut- und Substratzufuhr. Auch Arzneistoffe, wie z. B. Antibiotika, können als Infusion verabreicht werden. Die Infusionslösungen werden über Verweilkanülen oder zentrale Venenkatheter infundiert. Um die Infusionslösungen zeitlich genau zu dosieren, werden Dosiergeräte verwendet. Bei einer langfristigen Infusionstherapie ist die genaue Bilanzierung der Flüssigkeitszufuhr und -ausscheidung notwendig.

Indikationen für eine Infusionstherapie

- Flüssigkeitsmangel
- Notwendigkeit einer parenteralen Ernährung
- Ausgleich von Störungen des Säure-Basen-Haushalts
- kontinuierliche Gabe von Medikamenten

29.1 Wasser- und Elektrolythaushalt

29.1.1 Verteilung von Wasser und Elektrolyten im Körper

Flüssigkeitsräume im Körper

Das Gesamtkörperwasser beträgt bei einem gesunden erwachsenen Mann rund 60 % der Körpermasse. Es verteilt sich auf verschiedene Flüssigkeitsräume (Flüssigkeitskompartimente) im Körper. Zwei Drittel des Gesamtkörperwassers befinden sich in den Körperzellen (Intrazellulärraum), ein Drittel außerhalb der Körperzellen (Extrazellulärraum) (➤ Abb. 29.1).

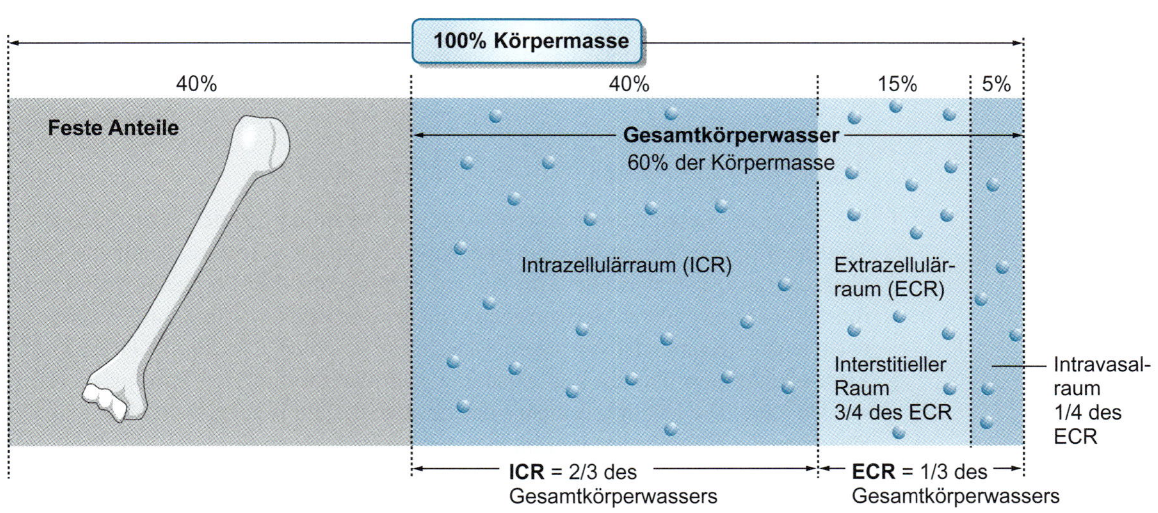

Abb. 29.1 Flüssigkeitsverteilung im Körper. [L157]

Der Extrazellulärraum gliedert sich in den Zwischenraum (Interstitium), in dem Bindegewebe, Nerven und Gefäße liegen, und in die Blutgefäße (intravasaler Raum) auf. Im intravasalen Raum befinden sich rund 5 l Flüssigkeit.

Die Kompartimente sind durch Zell- und Basalmembranen voneinander getrennt. Wasser kann die Membranen ungehindert passieren, die im Körperwasser gelösten Teilchen (Elektrolyte) dagegen nicht.

Elektrolyte

Zu den Elektrolyten zählen Natrium-, Kalium-, Kalzium-, Magnesium- und Chloridionen, Bikarbonat, Proteine, Phosphat, organische Säuren und Sulfat. Die Membranen sind für die Elektrolyte nur halbdurchlässig (semipermeabel) und besitzen verschiedene Pumpmechanismen zum Hin- und Hertransport der Elektrolyte. Deshalb ist es möglich, dass im Intra- und Extrazellulärraum unterschiedliche Elektrolytkonzentrationen anzutreffen sind: Beispielsweise sorgt die **Natrium-Kalium-Pumpe** dafür, dass im Intrazelluläraum Kaliumionen, im Extrazellulärraum Natriumionen überwiegen.

Osmotischer Druck

Durch die semipermeable Zellmembran besteht zwischen verschiedenen Kompartimenten ein Konzentrationsunterschied der gelösten Teilchen. Wasser diffundiert in den Raum mit der höheren Teilchenkonzentration, um den Unterschied auszugleichen. Der durch das einströmende Wasser entstehende Druck wird osmotischer Druck genannt.

Onkotischer Druck (kolloidosmotischer Druck)

Auch zwischen den Gefäßkapillaren und dem Interstitium besteht ein Konzentrationsunterschied der gelösten Teilchen. Die Basalmembran der Kapillaren ist semipermeabel: Für kleine Moleküle ist sie durchlässig, für große Moleküle, wie Proteine (z. B. Albumin), nicht. Das Wasser ist aber auch hier bestrebt, den Konzentrationsunterschied auszugleichen. Dieser Druck wird analog zum osmotischen Druck „onkotischer" bzw. „kolloidosmotischer" Druck genannt.

Osmolarität und Osmolalität

Die osmotische Wirkung der Körperflüssigkeiten wie auch der Infusionslösungen hängt von der Zahl der in ihr gelösten Teilchen ab.

- Die **Osmolarität** bezeichnet die Konzentration gelöster Teilchen/l (Einheit: osmol/l)
- Die **Osmolalität** bezeichnet die Konzentration gelöster Teilchen pro Kilogramm (Einheit: osmol/kg)

Die Osmolalität von Blutplasma oder Serum wird hauptsächlich durch Elektrolyte, Glukose und Harnstoff bestimmt und liegt normalerweise zwischen 280 und 296 osmol/kg.

Regulierung der Menge des Gesamtkörperwassers

Die Menge des Gesamtkörperwassers hängt vom Natriumgehalt des Körpers ab. Mit Essen und Trinken wird dem Körper Natrium und Wasser zugeführt. Die Ausscheidung erfolgt vor allem über den Harn, aber auch über Schweiß und Atmung. Mit Hilfe des Renin-Angiotensin-Aldosteron-Systems und anderer Mechanismen kann der Körper die Natrium- und Wasserausscheidung nach Bedarf steigern oder verringern. Dabei ist zu beachten, dass nur die Flüssigkeitsmenge des Extrazellulärraums über die Zurückhaltung oder Ausscheidung von Natrium im Harn gesteuert werden kann. Die Flüssigkeitsmenge des Intrazellulärraums kann nicht aktiv reguliert werden. Sie ist von der Flüssigkeitsmenge im Extrazellulärraum abhängig.

29.1.2 Störungen des Flüssigkeits- und Elektrolythaushalts

Ein akuter Flüssigkeitsmangel kann z. B. bei größeren Blutverlusten oder schwerem Erbrechen/ Durchfällen auftreten. Auch Erkrankungen mit Fieber bewirken einen Verlust von Flüssigkeit und Veränderungen der Flüssigkeitszusammensetzung. Da die verschiedenen Kompartimente permanent im Austausch miteinander stehen, führen Veränderungen im Extrazellulärraum auch zu Veränderungen im Intrazellulärraum. Durch intrazelluläre Veränderungen können die Körperzellen funktionsunfähig werden und sogar absterben.

Zeichen für einen Flüssigkeitsmangel (Dehydratation)

- trockene Schleimhäute
- verminderte Schweißproduktion
- langsames Verstreichen von Hautfalten, stehende Hautfalten

Mit einer Infusionstherapie können Flüssigkeitsverlust behoben und Veränderungen der Flüssigkeitszusammensetzung beseitigt werden. Infusionen sind vor allem dann indiziert, wenn der Patient auf oralem Wege nichts zu sich nehmen kann oder darf, z. B. bei Bewusstlosigkeit, Operationen, Erkrankungen des Magen-Darm-Trakts oder Schock.

29.2 Infusionslösungen zum Ausgleich von Wasser- und Elektrolytstörungen

Zum Ausgleich von Wasser- und Elektrolytstörungen stehen verschiedene Infusionslösungen zur Verfügung, die sich in ihrer Elektrolytzusammensetzung unterscheiden. Bei einer Vollelektrolytlösung entspricht die Elektrolytzusammensetzung derjenigen im Blut. Bei Zweidrittel- und Halbelektrolytlösungen ist der Natriumgehalt im Vergleich zum Blut auf zwei Drittel oder die Hälfte verringert. Sie spielen heute kaum noch eine Rolle.

Der Flüssigkeitsersatz richtet sich immer nach der Art des Flüssigkeitsmangels. Da die Flüssigkeiten im intravasalen Raum und Interstitium ständig miteinander im Austausch stehen, sind meist beide Räume von einem Flüssigkeitsverlust betroffen. Dies ist bei der Wasser- und Elektrolytsubstitution bzw. bei Bluttransfusionen zu berücksichtigen.

Pharmaka

- Vollelektrolytlösung, z. B. Jonosteril®

Indikationen

- Flüssigkeits- und Elektrolytersatz
- kurzfristiger Volumenersatz, kleine Blutverluste bis 1.000 ml
- Elektrolyt- und Flüssigkeitsverluste bei Erbrechen/Durchfall oder übermäßigem Schwitzen

❚❚ Der Flüssigkeits- und Elektrolytersatz muss immer dem Bedarf im Einzelfall angepasst werden. ❚❚

Wirkung

Ausgleich von Flüssigkeits- und Elektrolytstörungen.

Nebenwirkungen

- Überwässerung des Körpers, Ödembildung
- Elektrolytstörungen
- Herzrhythmusstörungen bei zu schneller Infusion von kaliumhaltigen Infusionslösungen

Kontraindikationen

Generelle Kontraindikationen können nicht genannt werden. Es ist im Einzelfall zu prüfen, ob sich unter Berücksichtigung des Wasser-, Elektrolyt- und Säuren-Basen-Haushalts eine Kontraindikation für bestimmte Elektrolyte wie Natrium, Kalium oder Kalzium ergibt. Besondere Vorsicht ist bei Ausscheidungsstörungen, z. B. bei einer Niereninsuffizienz, nötig.

Besonderes

Infusionslösungen mit hohem Kaliumgehalt können Herzrhythmusstörungen auslösen, wenn sie zu schnell infundiert werden. Die vom Arzt verordnete Tropfgeschwindigkeit ist unbedingt einzuhalten!

II Kaliumhaltige Infusionslösungen langsam einlaufen lassen, da sonst die Gefahr von Herzrhythmusstörungen besteht. **II**

29.3 Infusionslösungen zur parenteralen Ernährung

Wenn Patienten keine Nahrung zu sich nehmen können oder dürfen, müssen sie parenteral ernährt werden. Hierzu stehen die verschiedenen Nahrungsbestandteile Kohlenhydrate, Aminosäuren, Fette, Mineralien und Vitamine in Form von Infusionslösungen zur Verfügung. Der individuelle Bedarf an diesen Nährstoffen muss genau berechnet werden. Daher sind regelmäßige Blutuntersuchungen (z. B. Blutzuckerspiegel, Elektrolytkonzentrationen, Blutfettwerte) zur Kontrolle notwendig.

Pharmaka

- Kohlenhydratlösungen, z. B. Glucose 20 Braun®
- Aminosäurelösungen, z. B. N Hepa®
- Fettemulsionen, z. B. Lipovenoes MCT®

Indikationen

- nach Operationen und bei Verletzungen und Entzündungen im Magen-Darm-Trakt
- schwere Allgemeinerkrankungen

Wirkung

Ausgleich des Bedarfs an Kohlenhydraten, Aminosäuren, Fetten, Mineralien und Vitaminen.

Nebenwirkungen

- Hypertriglyzeridämien (Fettemulsionen)
- Anstieg der Blutglukosekonzentration (Kohlenhydratlösungen)

Kontraindikationen

- Überwässerung
- Insulinmangel (Kohlenhydratlösungen)
- Aminosäuren-Stoffwechselstörungen (Aminosäurelösungen)
- Störungen des Fettstoffwechsels, Schock, Postaggressionssyndrom (Fettemulsionen)

29.4 Infusionslösungen zum Ausgleich von Störungen im Säure-Basen-Haushalt

Der normale pH-Wert des Blutes liegt zwischen 7,36 und 7,44. Bei pH-Werten unter 7,36 sind zu viele Säureäquivalente im Blut (**„Azidose“**). Bei pH-Werten über 7,44 sind zu viele Basenäquivalente im Blut (**„Alkalose“**). Ursache einer Azidose oder Alkalose können Störungen im Atemsystem **(respiratorische Störungen)**, Stoffwechsel- oder Nierenfunktionsstörungen **(metabolische Störungen)** sein. Eine respiratorische Azidose oder Alkalose wird durch eine Verbesserung der Atemfunktion behandelt. Bei einer metabolischen Azidose oder Alkalose muss in erster Linie die Grundkrankheit (z. B. Schock) behandelt werden. Nur bei schweren metabolischen Entgleisungen werden Pufferlösungen infundiert. Azidosen kommen häufiger vor als Alkalosen.

Pharmaka

- Infusion mit Natriumbikarbonat
- Infusion mit Kalium, selten mit Argininhydrochlorid oder HCL-Lösung

Indikation

- schwere metabolische Azidose (Natriumbikarbonat)
- metabolische Alkalose (Kalium, Arginin, HCl)

Wirkung

Ausgleich des Säuren- oder Basenüberschusses.

Nebenwirkungen

- Die Infusion mit Natriumbikarbonat kann z. B. zu Herzrhythmusstörungen, Tetanie und Volumenbelastung des Kreislaufs mit Gefahr von Herzinsuffizienz und Lungenödem führen
- Herzrhythmusstörungen bei zu schneller Infusion von kaliumhaltigen Infusionslösungen

Kontraindikation

Generelle Kontraindikationen können nicht genannt werden. Es muss im Einzelfall immer geprüft werden, ob sich unter Berücksichtigung des Wasser-, Elektrolyt- und Säure-Basen-Haushalts eine Kontraindikation für bestimmte Elektrolyte ergibt. Besondere Vorsicht ist bei Ausscheidungsstörungen, z. B. Niereninsuffizienz, nötig.

29.5 Infusionslösungen und Bluttransfusionen zum Volumenersatz

Bei Blutverlusten gehen alle im Blut gelösten Teilchen einschließlich der roten und weißen Blutkörperchen verloren.

Pharmaka

- Plasmaersatzmittel auf der Basis von Hydroxyethylstärke, z. B. Voluven®
- Plasmaeiweiße, z. B. Biseko®
- Blut

Indikationen

- größere Blutverluste (Plasmaersatzmittel, Plasmaeiweiße, Blut)
- Plasmaverluste bei Verbrennungen (Plasmaeiweiße)

Wirkung

Ausgleich von Blut- oder Flüssigkeitsverlusten.

Nebenwirkungen

- Elektrolytstörungen
- Überwässerung des Körpers, Ödembildung
- anaphylaktischer Schock (Plasmaersatzmittel)
- lang anhaltender, aber reversibler Juckreiz (Stärkederivate)
- allergische Reaktionen (Plasmaeiweiße)

Kontraindikation

Bekannte Allergie (Plasmaersatzmittel).

Besonderes

Vor einer Bluttransfusion muss in Kreuzproben überprüft werden, ob Spenderblut und Empfängerblut zusammenpassen.

Bei Verunreinigung des Spenderblutes oder anderer Blutprodukte sind Infektionen mit Hepatitis-, HIV- und anderen Viren möglich. Durch Kontrolle und Dokumentation der einzelnen Chargen soll dieses Risiko minimiert werden.

29.6 Wiederholungsfragen

1. Welche Flüssigkeitsräume gibt es im menschlichen Körper? (➢ 29.1.1)
2. Wie viel Flüssigkeit befindet sich im intravasalen Raum? (➢ 29.1.1)
3. Wann kann eine Infusionstherapie indiziert sein kann? (Einleitung ➢ Kap. 29)
4. Was ist bei kaliumhaltigen Infusionen zu beachten? (➢ 29.2)
5. Was ist eine metabolische Alkalose, was eine metabolische Azidose? (➢ 29.4)
6. Was sind Zeichen für einen Flüssigkeitsmangel des Körpers? (➢ 29.1.2)
7. Welche verschiedenen Infusionslösungen können bei einem Flüssigkeitsverlust gegeben werden, welche Infusionslösungen sind bei größeren Blutverlusten indiziert? (➢ 29.2 und ➢ 29.5)
8. Welcher Test muss unmittelbar vor Anlegen einer Blutinfusion durchgeführt werden? (➢ 29.5)

KAPITEL

30 Dermatika

Die Haut ist das größte menschliche Organ. Sie gliedert sich in (> Abb. 30.1):

- Oberhaut **(Epidermis)** – Grenze zur Umwelt; erneuert sich etwa alle 27 Tage; im unteren Bereich bildet sie laufend neue Zellen, die auf ihrem Weg zur Oberfläche verhornen und schließlich als Hornplättchen abschilfern
- Lederhaut **(Corium)** – enthält Blutgefäße, Nerven und Bindegewebe und ernährt die Epidermis; hier befinden sich Haarfollikel, Talg- und Schweißdrüsen
- Unterhaut **(Subkutis)** – besteht vor allem aus Fettzellen und Kollagenfasern

Die Haut hat zwei wichtige Funktionen:

- Schutz vor mechanischer (z. B. Stoß, Schnitt), chemischer (z. B. Säuren) und physikalischer (z. B. Hitze, Kälte, Strahlung) Belastung, vor Wasserverlust und vor Infektionen
- Tast-, Temperatur- und Schmerzsinn

30.1 Dermatika-Grundlagen

Bei Dermatika spielen die Grundlagen, in die der Arzneistoff eingearbeitet ist, eine große Rolle. Die Grundlage selbst kann bereits Wirkungen auf der Haut entfalten (> Tab. 30.1).

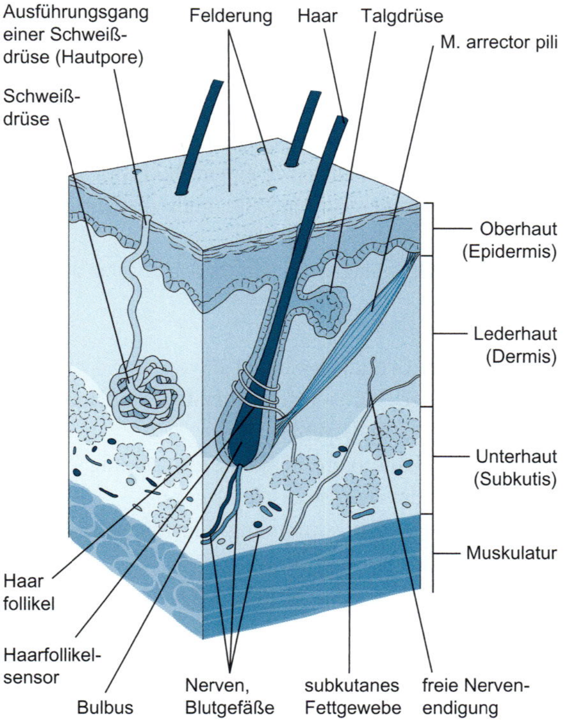

Abb. 30.1 Aufbau der Haut. [L190]

Tab. 30.1 Zusammensetzung und Wirkung von Dermatika-Grundlagen.

Grundlage	Zusammensetzung	Wirkung
feuchte Umschläge	Umschläge mit Tee oder anderen wässrigen Lösungen	kühlend, erweichend
fette Öle	natürliche pflanzliche Öle	fettend
hydrophile Suspensionen/ Schüttelmixturen	wässrige Flüssigkeit, in der ein Pulver verteilt ist („flüssige Puder")	austrocknend, kühlend
ölige Suspensionen	ölige Flüssigkeit, in der ein Pulver verteilt ist, z. B. Zinkoxid-Öl	erweichend, separierend
O/W-Emulsionen/Lotionen (hydrophil)	Flüssigkeit mit einer wässrigen äußeren Phase, die Fetttröpfchen enthält	kühlend, entquellend
W/O-Emulsionen (lipophil)	Flüssigkeit mit einer öligen äußeren Phase, die Wassertröpfchen enthält	fettend
Hydrogele	mit Verdickungsmitteln gequollene Flüssigkeit	gut kühlend, stark austrocknend
O/W-Cremes (hydrophil)	halbfeste Grundlage (außen wässrig, innen fettig)	kühlend, entquellend
W/O-Cremes (lipophil)	halbfeste Grundlage (außen fettig, innen wässrig)	fettend
wasseraufnehmende Salben	halbfeste, wasserfreie, fettige Grundlage, die Wasser aufnehmen kann	fettend
hydrophobe Salben	halbfeste, wasserfreie, fettige Grundlage, die kein Wasser aufnehmen kann	okkludierend, quellend, fettend
Pasten	halbfeste Grundlage, die größere Mengen Pulver enthält	austrocknend, separierend, abdeckend
Puder	feste, pulverförmige Grundlage	austrocknend, schwach kühlend, abdeckend

Die Grundlage des Dermatikums ist genauso wichtig wie der Wirkstoff.

Zubereitungen, die sehr viel Wasser enthalten, trocknen die Haut aus. An der Oberfläche der Haut verdunstet das Wasser aus der Zubereitung und auch hauteigenes Wasser verdunstet verstärkt. Fettbindende Substanzen, wie Harnstoff und Aminosäuren, werden aus der Haut herausgelöst. Fettende Grundlagen hingegen verhindern, dass zu viel Wasser an der Haut verdunstet und schützen so vor Austrocknung. Durch ihre Kühlwirkung (Verdunstungskälte) wirken wässrige Grundlagen auch entzündungshemmend und juckreizstillend.

Grundlagen mit hohem Feststoffanteil, wie Suspensionen und Pasten, können Hautschichten separieren, d. h., sie verhindern, dass Hautschichten aneinander reiben.

Hydrophobe Salben führen zu einem Okklusionseffekt (Abdichtung der Haut). Da kein Wasser aus der Haut mehr verdunsten kann, quillt die Hornschicht und weicht auf.

Wässrige Grundlagen kühlen und trocknen aus, fettige Grundlagen helfen bei trockener Haut.

Die Auswahl der Grundlagen hängt ab von:

- Hauttyp (fettige Haut – austrocknende Grundlagen wie Gele oder O/W-Emulsionen; trockene Haut – fettige Grundlagen)
- Zustand der Haut (akute, nässende Erkrankung – wässrige Grundlagen; chronische, schuppende Zustände – fettigere Grundlagen)
- Art der vorliegenden Erkrankung (Eigenwirkung ausnutzen, z. B. Kühlwirkung bei Juckreiz)

30.2 Wirkstoffe in Dermatika

Die lokale Therapie steht bei Hautkrankheiten im Vordergrund. Eine systemische Behandlung erfolgt bei schwerwiegenden Hautkrankheiten und großen, erkrankten Hautflächen.

30.2.1 Glukokortikoide

Die wichtigste Wirkstoffgruppe zur Therapie von Hauterkrankungen sind **Glukokortikoide.** Sie wirken sehr gut gegen viele typische Hautveränderungen und sind vor allem effektiv entzündungshemmend.

Pharmaka

- Prednicarbat z. B. Dermatop®
- Prednisolon, z. B. Prednisoloncreme LAW®
- Triamcinolonacetonid, z. B. Triamgalen®

Indikationen

- Ekzeme
- Psoriasis
- Urtikaria
- dermale Autoimmunerkrankungen wie Lupus erythematodes oder Pemphigus

Wirkung

- entzündungshemmend
- juckreizstillend
- immunsuppressiv
- antiproliferativ

Nebenwirkungen

- Hautatrophie
- Steroidakne
- Pigmentverschiebungen

Vorsicht: Bei Daueranwendung von Glukokortikoiden kommt es zur Hautverdünnung!

Kontraindikationen

- infizierte Hauterkrankungen
- periorale Dermatitis

30.2.2 Aknetherapeutika

Aknetherapeutika wirken auf drei wesentliche Faktoren, die zur Entstehung der Akne beitragen. Sie verringern die **Seborrhö** (vermehrte Talgausscheidung) und die **follikuläre Hyperkeratose,** die beide zur Bildung von Komedonen (Mitessern) beitragen. Des Weiteren bekämpfen sie die **Propionibakterien,** die zu den entzündlichen Veränderungen wie Pusteln, Papeln und Knoten führen.

Pharmaka

- Benzoylperoxid, z. B. Benzaknen®
- Azelainsäure, z. B Skinoren®
- Retinoide wie Isotretinoin, z. B. Aknenormin® (systemisch), oder Adapalen, z. B. Differin® (lokal)
- Antibiotika wie Minocyclin, z. B. Skid® (systemisch), oder Erythromycin, z. B. Aknemycin® (lokal)

Indikationen

- Acne komedonica, Acne papulopustulasa und Acne nodosa
- Acne conglobata (Isotretinoin)

Wirkung

- antiseborrhoisch
- antibakteriell
- komedolytisch

Nebenwirkungen

- Hautreizungen, Aufblühen der Akne
- Fotosensibilisierung
- Teratogenität (Retinoide)
- trockende Haut und Schleimhäute

Kontraindikationen

- Schwangerschaft (Retinoide und systemische Therapie)
- gleichzeitige Therapie mit Retinoide und Tetracyclinen

30.2.3 Antipsoriatika und Keratolytika

Gegen Schuppenflechte (Psoriasis) werden **Antipsoriatrika** eingesetzt. Unter **Keratolytika** versteht man Arzneimittel zum Erweichen bzw. Ablösen von Hautschuppen oder Hornhaut. Bei schweren Formen wird systemisch, d. h. mit Tabletten oder auch Spritzen therapiert.

Pharmaka (lokal)

- Keratolytika: Salicylsäure, Harnstoff
- Dithranol
- Steinkohlenteer und sulfoniertes Schieferöl, z. B. Ichthyol®

Pharmaka (systemisch)

- Retinoide wie Acitretin, z. B. Neotigason®
- Fumarsäureester, z. B. Fumaderm®
- Monoklonale Antikörper: Adalimumab Humira®

Indikationen

- Psoriasis
- Keratolytika: Psoriasis, Warzen, Hornhaut

Wirkung

- keratolytisch
- antiproliferativ
- entzündungshemmend
- immunmodulierend

Nebenwirkungen

- Hautreizungen
- Fotosensibilisierung
- Teratogenität (Retinoide, Steinkohlenteer)

Kontraindikation

- Schwangerschaft (Retinoide, Steinkohlenteer)

30.3 Wundversorgung

Bei Wunden ist der Zusammenhang der Haut und häufig der darunterliegenden Gewebe zerstört. Bei der Wundversorgung spielen folgende Wirkstoffgruppen eine Rolle:

- Antiinfektiva wie Antiseptika und Lokalantibiotika
- Arzneimittel wie Dexpanthenol, die das Abheilen fördern
- Enzyme zur Beseitigung der Wundbeläge

Pharmaka

- Antiseptika wie Povidon-Jod, z. B. Betaisodona®
- Lokalantibiotika wie Tyrothricin, z. B. Tyrosur®Gel
- Dexpanthenol, z. B. Bepanthen®
- Enzyme wie Kollagenase z. B. Iruxol®

Wundreinigung

- Beseitigung von Fremdkörpern, Keimen, Gewebetrümmern und Nekrosen (mechanische Reinigung: evtl. Wundspülung mit Ringer-Lösung, ggf. chirurgische Wundversorgung)
- Desinfektion der Wunde mit Antiseptika, z. B. Povidon-Jod
- alle Materialien, die in Kontakt mit der Wunde kommen können, wie z. B. Wundauflagen und Instrumente, müssen steril sein
- Hände mit einem alkoholischen Handdesinfektionsmittel desinfizieren, zusätzlich sterile Einmalhandschuhe anziehen

Immer aseptisches Arbeiten bei der Wundversorgung. Ein großer Teil der Wundinfektionen wird durch Manipulation beim Verbandswechsel ausgelöst.

Wundverband

- Abdecken der Wunde mit Wundauflagen, die steril sind
- je nach Art der Wunde auch Wundauflagen, die eine feuchte Wundheilung begünstigen, z. B. Hydrogelverbände

30.4 Einnahmehinweise

- Glukokortikoide bevorzugt am Morgen, nach dem Essen
- Isotretinoin während der Mahlzeit unzerkaut mit Wasser, Alkohol und fettreiche Nahrung verstärken die Wirkung, da mehr Wirkstoff resorbiert wird

30.5 Wiederholungsfragen

1. Wie ist die Haut aufgebaut? (Einleitung ➤ Kap. 30)
2. Welche Rolle spielen die Grundlagen bei Dermatika? (➤ 30.1)
3. Welche Wirkstoffe sind in Dermatika? (➤ 30.2)
4. Wie wirken Glukokortikoide bei Hauterkrankungen und welche Nebenwirkungen können auftreten? (➤ 30.2)
5. Gegen welche Faktoren, die zur Akne führen, wirken Aknetherapeutika? (➤ 30.2)
6. Was sind Keratolytika? (➤ 30.2)

KAPITEL

31 Fallsituationen mit Aufgaben

31.1 Fallsituation 1

Frau Engel ist in die Seniorenresidenz eingezogen

Frau Elisabeth Engel (68 Jahre alt, 1,65 m groß, 89 kg Körpergewicht) lebt seit einigen Wochen in der Seniorenresidenz. Nachdem Ihr Mann vor einem Jahr verstorben ist und die gemeinsamen Kinder weit entfernt leben, hat sich Frau Engel zu einem Umzug in die Seniorenresidenz in ihrem Wohnort entschlossen. Sie will ihrer Familie nicht zur Last fallen und bemerkt zunehmend ihre körperlichen Grenzen.

Frau Engel ist recht aktiv und pflegt zahlreiche Kontakte innerhalb des Ortes. Sie benötigt kleinere Hilfestellungen bei der morgendlichen Grundpflege. Aufgrund ihrer Arthrose in der Hüfte nutzt sie ihren Rollator, wenn sie weitere Strecken gehen muss. Frau Engel genießt es sichtlich, sich nun an den wie sie sagt „gedeckten Tisch" zu setzen. Bisher konnte sie sich nicht entschließen an dem in der Seniorenresidenz angebotenen Seniorensport teilzunehmen.

Als heute Morgen gegen 7.00 Uhr die Pflegefachfrau Sabine Faust zu Frau Engel ins Zimmer kommt, äußert diese großes Unbehagen. Sie trinkt mit einem Zug zwei Gläser Wasser, da sie sehr großen Durst hatte. Für die Körperpflege fühle sie sich momentan zu schlapp. Frau Engels Aussprache wirkt etwas verwaschen, sie zeigt Wortfindungsstörungen und vollendet ihre Sätze nur mühsam.

Die Pflegefachfrau Sabine ermittelt eine Herzfrequenz von 110 Schlägen/Minute und einen Blutdruck von 105/70 mmHg . Der Blutzucker lag bei 380 mg/dl. Neben dem borkig belegten Mundwinkeln fühlt sich die Haut von Frau Engel schuppig und warm an. Sie hat eine Körpertemperatur von 38,4 °C und äußert grippale Symptome mit Gelenk- und Kopfschmerzen sowie einen Hustenreiz und Halsschmerzen.

Sabine Faust verständigt den Hausarzt, Dr. Burmann. Frau Engel befindet sich schon seit einigen Jahren mit ihrem Diabetes mellitus Typ II in seiner Behandlung. Bisher war sie morgens mit 1 Tablette Amaryl® (Glimepirid) und abends 1 Tablette Metformin 500, eingestellt, die sie gut verträgt.

Die morgendliche Tabletteneinnahme erfolgt in der Seniorenresidenz während des gemeinsamen Frühstückes. Die Tablette am Abend wird mitunter auch mal vergessen, da Frau Engel häufig zum Zeitpunkt des Abendessens noch unterwegs ist. Die Pflegefachpersonen haben auch den Eindruck, dass Frau Engel sich nicht an die Ernährungsvorgaben hält.

Nachdem sie das Gespräch mit Dr. Burmann beendet hat, geht Sabine Faust zu Frau Engel und informiert sie: „Es ist heute anscheinend günstig. Herr Dr. Burmann wird sie gleich auf seiner Hausarztrunde besuchen." „Ach, das ist mir aber sehr unangenehm. Ihn auch noch am Samstag zu belästigen. Mir ging es doch schon die letzten Tage nicht so gut." Sabine Faust hakt nach: „Was war denn los? Davon wurde in der Übergabe nichts berichtet." „Ach, ich hatte irgendwie kaum Appetit und musste ständig aufs Klo. Aber bei Temperaturen über 30 °C ist das doch normal. Ich trinke ja auch ständig.", erklärt Frau Engel. „ Hoffentlich muss ich jetzt nicht spritzen, dass hatte er beim letzten Besuch überlegt. Das wäre für mich eine Katastrophe!" „Ach, warten wir erst mal ab bis er kommt. Außerdem sind wir dafür ja da" versucht Sabine Faust Frau Engel zu beruhigen.

31.1.1 Aufgaben zum Fallsituation

1. Bewerten Sie die aktuell beschriebene Situation von Frau Engel.
2. Beschreiben Sie die notwendigen Maßnahmen, welche die Pflegefachkraft bis zum Eintreffen des Hausarztes durchführen sollte.
3. Erläutern Sie das Krankheitsbild des Diabetes mellitus Typ II und dessen Unterschied zu Diabetes Typ I.
4. Welche Spätfolgen kann ein schlecht eingestellter Diabetes mellitus haben?
5. Wie erfolgt grundsätzlich die Therapie des Diabetes mellitus Typ II und des diabetischen Komas?

6. Welche Wirkungen hat Insulin?
7. Beschreiben Sie die unterschiedlichen Wirkungsweisen der beiden oralen Antidiabetika, die Frau Engel verordnet bekommen hat.
8. Bei ihrem Einzug in die Seniorenresidenz wurde bei Frau Engel eine strukturierte Informationssammlung durchgeführt. Beschreiben Sie, auf welche Aspekte der Eigeneinschätzung durch Frau Engel im Punkt Mobilität und Bewegung sowie krankheitsbezogene Anforderungen und Belastungen, Pflegefachpersonen achten müssen.
9. Beschreiben Sie die aus dem Fall ersichtlichen Ressourcen von Frau Engel.
10. Frau Engel äußert Ängste in Bezug auf eine möglich notwendige Insulininjektion. Was könnte dies für ihre persönliche Entwicklung und Autonomie bedeuten?
11. Welche Vorteile könnte eine Insulintherapie für Frau Engel im Vergleich zu ihrer derzeitigen Medikation haben?
12. Erklären Sie Frau Engel, wie Glimepirid und Metformin ihren Gesundheitszustand verbessern können, wenn diese regelmäßig genommen werden.
13. Frau Engel nimmt orale Antidiabetika ein. Welche Themen- oder Probleme bei der Anwendung von Antidiabetika könnten Anlass einer Beratung sein?
14. Erläutern Sie, warum für Frau Engel Seniorensport als Maßnahme der Gesundheitsförderung/Prävention sinnvoll ist.
15. Das zentrale Konzept der Salutogenese ist das Kohärenzgefühl. Erläutern Sie den Begriff „Kohärenz".
16. Verdeutlichen Sie anhand der Situation von Frau Engel die drei Unterkategorien „Verstehbarkeit, Handhabbarkeit, Bedeutsamkeit" des Kohärenzgefühls!

31.1.2 Erwartungshorizont

31

1 Bewerten Sie die aktuell beschriebene Situation.

Frau Engel beschreibt grippale Beschwerden. Außerdem vermuten die Pflegefachpersonen, dass sie sich nicht ausreichend an die Ernährungsempfehlungen hält. Zudem wurde die Metformintablette am Abend nicht immer eingenommen. Die ermittelten Vitalzeichen (Tachykardie, Hypotonie, Hyperglykämie) und die beobachteten Hautveränderungen deuten auf einen reduzierten Allgemeinzustand, mit beginnender Dehydratation aufgrund der Hyperglykämie hin. Infekte können den Insulinbedarf erhöhten.

2 Beschreiben Sie die notwendigen Maßnahmen, welche die Pflegefachperson bis zum Eintreffen des Hausarztes durchführen sollte.

Um Ängsten entgegen zu wirken und eine Zustandsverschlechterung frühzeitig zu erkennen sollte sie Frau Engel möglichst nicht alleine lassen.

Engmaschige Vitalzeichenkontrolle (Puls, RR, Atmung, Temperatur, Bewusstsein) und Blutzuckerkontrolle sollte erfolgen.

Außerdem zu beachten ist:

- orale Flüssigkeitszufuhr nur bei entsprechender (wachen) Bewusstseinslage
- Nahrungskarenz
- bei Veränderung erneute Rücksprache mit dem Arzt.

3 Erläutern Sie das Krankheitsbild des Diabetes mellitus Typ II und dessen Unterschied zu Diabetes Typ I.

Der Typ-II-Diabetes ist die Folge eines relativen Insulinmangels oder einer Insulinresistenz. Bei der Insulinresistenz ist die Insulinempfindlichkeit der Zielzellen vermindert und die Insulinsekretion nach einer Mahlzeit häufig zeitlich verzögert. Durch die verminderte Wirkung des Insulins kommt es zu schwerwiegenden Veränderungen vor allem im Kohlenhydrat- und Fettstoffwechsel, die u. a. zur Schädigung von Blutgefäßen und Nerven führen. Der Blutzuckerspiegel ist dauerhaft erhöht und kann bis zum diabetischen Koma führen.

Beim Diabetes mellitus Typ I liegt ein absoluter Insulinmangel vor. Er tritt häufiger im Kindes- und Jugendalter auf und stellt eine Autoimmunerkrankung, bei der die Insulin produzierenden Zellen des Pankreas vollständig zugrunde gehen, dar. Eine Insulinsubstitution ist hier unumgänglich.

4 Welche Spätfolgen kann ein schlecht eingestellter Diabetes mellitus haben?

- Folgen der Makroangiopathie → Arteriosklerose, koronare Herzkrankheit, Apoplex, periphere arterielle Verschlusskrankheit, Herzinfarkt
- Folgen der Mikroangiopathie → diabetische Nephropathie, diabetische Retinopathie, Katarakt, Glaukom
- Diabetische Polyneuropathie → periphere Polyneuropathie mit Sensibilitätsstörungen, Schmerzen, Impotenz bzw. Störung der Sexualfunktion, Magenentleerungsstörung, Beeinträchtigung der Darmperistaltik, Blasenentleerungsstörungen
- Diabetisches Fußsyndrom als Folge der Polyneuropathie, der Makro- und Mikroangiopathie

5 Wie erfolgt grundsätzlich die Therapie des Diabetes mellitus Typ II und des diabetischen Komas?

Allgemeintherapie Diabetes mellitus Typ II

1. Gewichtsreduktion und Steigerung der Bewegung
2. Orale Antidiabetikagabe
3. Subkutane Insulininjektion
4. Angepasste Ernährung (Diät)

Akutphase diabetisches Koma

- Ausgleich des Volumenbedarfs unter ZVD-Kontrolle
- Senkung des Blutzuckers durch intravenöse Gabe von Normalinsulin (stündliche Senkung des Blutzuckerspiegels maximal 100 mg/dl bzw. 5,5 mmol/l), um der Gefahr eines Hirnödems entgegenzuwirken
- Kaliumzufuhr, da durch die Insulingabe vermehrt Kalium in die Zellen einströmt sowie aufgrund des Kaliumverlusts über die Niere die Gefahr von Herzrhythmusstörungen besteht
- Thromboseprophylaxe mit Heparin

6 Welche Wirkungen hat Insulin?

Insulin:

- senkt den Blutzuckerspiegel durch Förderung der Glukoseaufnahme aus dem Blut in die Zellen (Glukosetransportfunktion)
- senkt den Blutzuckerspiegel durch verstärkten Aufbau von Fett und Glykogen aus Glukose
- wirkt im Fettstoffwechsel: hemmt den Abbau von Fett
- wirkt im Eiweißstoffwechsel: fördert die Bildung von Eiweißen und hat dadurch einen wachstumsfördernden (anabolen) Effekt

7 Beschreiben Sie die unterschiedlichen Wirkungsweisen der beiden oralen Antidiabetika, die Frau Engel verordnet bekommen hat.

Glimepirid (Amaryl®) sorgt dafür, dass die Bauchspeicheldrüse mehr Insulin produziert. Insulin senkt den erhöhten Blutzucker.

Metformin verbessert den Stoffwechsel. Es sorgt dafür, dass das Insulin, das die Bauchspeicheldrüse ausschüttet, besser wirken kann. Glukose gelangt dadurch besser vom Blut in die Muskelzellen und auch die Leber produziert weniger Glukose durch Metformin.

8 Bei ihrem Einzug in die Seniorenresidenz wurde bei Frau Engel eine strukturierte Informationssammlung durchgeführt.Beschreiben Sie, auf welche Aspekte der Eigeneinschätzung durch Frau Engel im Punkt Mobilität und Bewegung sowie krankheitsbezogene Anforderungen und Belastungen, Pflegefachpersonen achten müssen.

Mobilität und Bewegung:

- Ermitteln des Körpergewichtes, BMI
- Aktionsradius (Wieweit gehen Sie in der Regel?)
- Ausmaß der Bewegungseinschränkung aufgrund der Koxarthrose, und ggf. einer diabetischen Neuropathie

- Schmerzeinschätzung (Koxarthrose)
- Erforderliche Hilfestellung bei der Grundpflege, Toilettengang
- Erfassen der Sturzgefährdung (Schuhwerk, Schlafmittelgebrauch, Lichtverhältnisse, Teppichkanten)
- Rollator (adäquate Höheneinstellung, Bedienung, Bremsen, Rollen, Sitzfläche)
- Wahrnehmung der Anzeichen einer Hypoglykämie/Hyperglykämie

Krankheitsbezogene Anforderungen und Belastungen

- Selbstmanagement der Arthroseschmerzen
- Berücksichtigung der diabetesbezogenen Ernährungsempfehlungen,
- Motivation zur Gewichtsreduktion
- Selbstmanagement des Diabetes mellitus Typ II (Medikamenteneinnahme, ärztliche Kontrollen, Vorsorgeuntersuchungen)
- Subjektive Bedeutung für die Lebensqualität

9 Beschreiben Sie, die aus dem Fall ersichtlichen Ressourcen von Frau Engel.

- Eigener Entschluss zum Umzug ins Altenheim
- Aktive Person mit zahlreichen Kontakten im Ort
- Nutzt Rollator
- Ansprechbar (akute Situation), kann noch trinken
- Pflegefachpersonen der Seniorenresidenz dienen als Ressource, um in der akuten Situation Frau Engel zu unterstützen

10 Frau Engel äußert Ängste in Bezug auf eine möglich notwendige Insulininjektion. Was könnte dies für ihre persönliche Entwicklung und Autonomie bedeuten?

Patienten mit Diabetes Typ II deuten die Insulininjektion als eine Verschlechterung des Krankheitsbildes. Je nach Bereitschaft und den Möglichkeiten zur vertieften Auseinandersetzung mit dem Krankheitsbild und dessen Therapie könnte dies als Überforderung empfunden werden. Dies beeinflusst den Bedarf an Unterstützung, beispielsweise bei der Insulininjektion. Das Maß der Unabhängigkeit im Alltag ist davon direkt beeinflusst.

11 Welche Vorteile könnte eine Insulintherapie für Frau Engel im Vergleich zu ihrer derzeitigen Medikation haben?

- Bessere individuelle Einstellung mit Insulin
- Blutzucker kann besser reguliert werden, dadurch besteht geringeres Risiko für Langzeitschäden
- Diät muss nicht ganz so streng eingehalten werden. Wenn entsprechend gespritzt wird, darf man auch mal „sündigen".

12 Erklären Sie Frau Engel, wie Amaryl® (Glimepirid) und Metformin ihren Gesundheitszustand verbessern können, wenn diese regelmäßig genommen werden.

Frau Engel wird auf folgende Punkte hingewiesen:

- Besonders morgens ist bei vielen Diabetikern der Blutzucker erhöht und steigt dann nach dem Frühstück weiter stark an. Die Tablette am Morgen (Glimepirid) sorgt dafür, dass die erhöhten Werte absinken. Deshalb sollte sie vor dem Frühstück eingenommen werden. Da die Tablette sehr lange wirkt, muss sie nur einmal eingenommen werden. Der Blutzucker ist dadurch auch tagsüber nicht erhöht.
- Die Tablette am Abend (Metformin) verbessert den Stoffwechsel. Bei Typ-II-Diabetikern ist der „Zucker-Stoffwechsel" gestört. Das Insulin ist zwar noch vorhanden, kann aber nicht richtig wirken. Metformin sorgt dafür, dass das Insulin den Zucker besser aus dem Blut in die Muskelzellen transportieren kann. Über Nacht produziert der Körper zusätzlich mehr Glukose. Metformin am Abend eingenommen senkt dadurch auch den morgendlichen Nüchternblutzucker.
- Beide Medikamente sorgen, wenn sie regelmäßig und zur richtigen Zeit eingenommen werden, dafür, dass der Blutzucker im Normbereich bleibt. Dadurch werden Folgeschäden des Diabetes vermieden.

13 Frau Engel nimmt orale Antidiabetika ein. Welche Themen- oder Probleme bei der Anwendung von Antidiabetika könnten Anlass einer Beratung sein?

Wirkungsweise:

- **Amaryl®** (Glimepirid) wird im Körper unterschiedlich aufgenommen und stimuliert die Insulinfreisetzung aus den Beta-Zellen des Pankreas unabhängig von der Blutglukosekonzentration. Dies erhöht das Risiko einer Hypoglykämie, besonders nachts.
- **Metformin** vermindert die Zuckerneubildung in der Leber und fördert den Zuckereinstrom in die Muskulatur. Es kommt zur Senkung des Blutzuckerspiegels durch Verstärkung der Insulinwirkung an den peripheren Geweben.

Kontraindikationen:

- Amaryl® **(Glimepirid)**
  - Typ I Diabetes, Schwangerschaft, diabetisches Koma, Unfälle, Operationen
- **Metformin**
  - Schwangerschaft, diabetisches Koma, Leber-, Nieren-, Herzinsuffizienz, Unfälle, Operationen, KHK, Alkoholismus
  - Wegen der möglichen schwer behandelbaren Ausbildung einer Laktatazidose müssen die Kontraindikationen streng beachtet werden.

Nebenwirkungen:

- Amaryl® **(Glimepirid)**
  - allergische Reaktion, Hypoglykämie durch Überdosierungen, Überempfindlichkeit gegenüber dem Wirkstoff.
- **Metformin**
  - gastrointestinale Störungen, allergische Reaktion, Laktatazidose, Ödeme

Wechselwirkungen:

- Amaryl® **(Glimepirid)**
  - Sulfonylharnstoffe wirken stärker in Verbindung mit ACE-Hemmern und Betablockern (Hypertonie), MAO Hemmern (Depression), Fibraten (erhöhte Blutfettwerte), Phenprocoumon und Warfarin (Thrombose), Fluconazol und Miconazol (systemische und lokale Antimykotika), größere Mengen an Acetylsalicylsäure (Schmerzen).
  - Im Zusammenhang mit reichlichem Alkoholgenuss können Sulfonylharnstoffe den Blutzuckerspiegel erheblich senken.
- **Metformin**
  - verlängerte Wirkung durch gleichzeitige Einnahme von Climetidin (H_2-Rezeptorenblocker).
  - Glukokortikoide (Entzündungen), Adrenalin, Beta-2-Sympathomimetka (Asthma), Thiaziddiuretika (Hypertonie) und Schilddrüsenhormone (Levothyroxin) erhöhen das Risiko einer Überzuckerung.
  - Reichlicher Alkoholgenuss kann zur Laktatazidose führen und die Leberfunktion stören.

Arneimittelbezogenes Management:

- Wahrnehmung der Medikamentenwirkung und Anzeichen einer Hypo- bzw. Hyperglykämie sollte geschult werden, sowie das entsprechende Notfallmanagement
- Management der Medikamenteneinnahme an den individuellen Tagesablauf anpassen. Amaryl® (**Glimepirid**) wird morgens vor dem Frühstück, **Metformin** wird erst nach der Nahrungsaufnahme am Abend eingenommen.
- Neue Medikamente, auch frei käufliche sollten nur nach ärztlicher Absprache eingesetzt werden, da viele Medikamente die Wirkung von Antidiabetika verändern.
- Muskelarbeit und körperliche Aktivität fördern die Insulinbildung und die Medikamentendosis muss ggf. entsprechend angepasst werden. Fieber verbraucht Insulin.
- Dreimonatige HbA_{1c}-Wert Kontrolle erforderlich.

14 Erläutern Sie, warum für Frau Engel Seniorensport als eine Maßnahme der Gesundheitsförderung/Prävention sinnvoll ist?

- Alterungsprozesse können bei körperlich gut trainierten und geistig aktiven Menschen zeitlich ins höhere Lebensalter verschoben werden, wobei ab dem 80. Lebensjahr die Einbußen dennoch verstärkt zu spüren sind.
- Eine Verbesserung der geistigen und körperlichen Leistungsfähigkeit kann durch gezieltes Training auch bei sehr alten Menschen (80+) erreicht werden.
- Ein gesunder Lebensstil kann Risikofaktoren, wie Bluthochdruck, erhöhter Blutzucker und Übergewicht entgegenwirken und die Therapie chronischer Erkrankung (Diabetes mellitus/ Arthrose) unterstützen.
- Ein gesunder Lebensstil fördert das Wohlbefinden und die Lebensqualität des Menschen

15 Das zentrale Konzept der Salutogenese ist das Kohärenzgefühl. Erläutern Sie den Begriff „Kohärenz".

Unter Kohärenz wird eine Art „innerer Zusammenhang" zwischen Erkrankung und Lebenssituation verstanden. Das Kohärenzgefühl beschreibt eine allgemeine Fähigkeit zur Bewältigung der Alltags- und Gesundheitsbelastungen. Es beschreibt eine Art Deutungsmuster, mit der der Mensch seine persönliche Situation sieht. Auf Frau Engel bezogen wird dies deutlich, in der Art und Weise, wie sie die mögliche Umstellung auf eine Insulintherapie versteht.

16 Verdeutlichen Sie anhand der Situation von Frau Engel drei Unterkategorien „Verstehbarkeit, Handhabbarkeit, Bedeutsamkeit" des Kohärenzgefühls!

Verstehbarkeit: Die Anforderungen der inneren und äußeren Umwelt werden im Verlauf des Lebens durch die persönliche Sicht des Menschen strukturiert, vorhersagbar und erklärbar. Auf den Diabetes mellitus Typ II von Frau Engel bezogen stellt sich die Frage, ob Sie die Zusammenhänge des Lebensstils und die Entwicklung des Diabetes mellitus herstellen kann und wie sie diese bewertet. Es wäre beispielsweise möglich, dass sie sich zugunsten der Lebensqualität weniger an die Therapievorgaben hält. Etwaige Verschlechterung wissentlich akzeptiert.

Handhabbarkeit: Stehen den Betroffenen Ressourcen zur Verfügung, die nötig sind, um den Anforderungen gerecht zu werden. Frau Engel hat die Chance sich durch die Pflegefachpersonen bei der Umsetzung der Therapie Unterstützung zu holen. Die Pflegefachpersonen sollten dazu die gewünschte Unterstützung gemeinsam mit Frau Engel abstimmen.

Bedeutsamkeit : Der Betroffene selbst muss sich überlegen, ob es sich für ihn lohnt eine Problemlösung anzustreben bzw. dafür Energie aufzuwenden. Wenn Frau Engel die gesundheitlichen Einschränkungen und möglichen Spätfolgen für sich (aufgrund ihres Alters) als unwahrscheinlich erachtet, wird sie die Bedeutsamkeit eines guten Diabetes Management für sich als unrelevant erachten.

31.2 Fallsituation 2

Fallbeispiel: Herr Kaufmann kommt mit Blaulicht ins Krankenhaus

Eigentlich hatte er immer mal wieder mit Kopfschmerzen und Luftnot zu tun, doch aufgrund seiner Selbstständigkeit als KfZ-Sachverständiger hatte er nie so recht die Zeit gefunden, sich darum zu kümmern. Die Beschwerden verschwanden zum Glück auch immer recht schnell wieder, sobald er eine Pause machte. Sein Hausarzt hatte ihm vor ein paar Monaten auch schon Tabletten wegen seines zu hohen Blutdrucks verordnet. Als diese aber aufgebraucht waren, hatte er sich einfach nicht mehr um Ersatz gekümmert.

Seine Frau hatte es schon aufgegeben, ihn zu überzeugen, etwas abzunehmen und mit dem Rauchen aufzuhören. Irgendwie schaffte er es von sich aus nicht, weniger zu essen und sich mehr zu bewegen, auch wenn er sich dies schon häufiger vorgenommen hatte. Im hektischen Alltagsbetrieb verflogen die guten Vorsätze schnell.

Heute war es anders als sonst: Schon beim Aufstehen hatte er Kopfschmerzen und ihm war schwindelig. Ein Gefühl, das er eigentlich nicht kannte. Doch er wollte sich unbedingt für das Büro fertig machen. Er hatte einen wichtigen Termin mit der Bank, um die Einzelheiten des Kredits zu klären, den er für den Umbau seines Hauses benötigte. Doch es ging nichts.

Kurzerhand bat er seine Frau bei der Bank anzurufen, um diesen Termin zu verlegen. Diese stutzte schon, weil sie es eigentlich nicht kannte, dass er sich nach dem Frühstück noch einmal kurz hinlegte. Als er dann zu der Atemnot noch diese Schmerzen in der Brust mit einem Engegefühl bekam, verständigte sie den Notarzt.
Dieser kam auch nach wenigen Minuten und stellte einen hypertensiven Notfall mit einem Blutdruck von 250/130 mmHg, Puls 145/Minute, 34 Atemzüge/Minute fest. Er bekam 2 Hübe Nitro-Spray verabreicht und eine Sauerstoffsonde mit 4 l/Minute gelegt. Unter EKG-Überwachung wurde er ins nahe gelegene Krankenhaus gebracht.
Im Krankenhaus hatte er noch einen Blutdruck von 190/100 mmHg, Puls 125/Minute, 28 Atemzüge. Er fühlte sich aber schon bedeutend besser und konnte gemessen und gewogen werden.
Er hatte es mit seinem Alter von 53 Jahren auf ein Gewicht von 115 kg bei einer Körpergröße von 1,83 m gebracht. Da er sich schon lange nicht mehr gewogen hatte, war er selbst von seinem Gewicht überrascht.
Nach dem Gespräch mit dem Arzt:
„Wenn ich in Ruhe darüber nachdenke, fällt mir auf, dass ich mich in letzter Zeit häufiger nicht wohl gefühlt habe und schon bei kleineren Anstrengungen rasch müde wurde. Ich dachte mir einfach, dass dies mit den häufiger gewordenen nächtlichen Toilettengängen zusammenhing. Das Bier vom Abend wollte eben raus.
Ich habe vor ein paar Monaten festgestellt, dass ich mit einem weiteren Kopfkissen etwas besser schlafen konnte. Dies brachte ich damals nicht mit meiner körperlichen Verfassung in Verbindung."
Als der Arzt dann bei der körperlichen Untersuchung eine leichte Dyspnoe und Ödeme an den Knöcheln feststellte, fügte sich eins zum anderen.
„Bisher habe ich lediglich mit allergischem Asthma zu tun gehabt, das ich mit Hilfe von Medikamenten während der Pollenzeit gut handhaben konnte. Nun wurde mir die Diagnose Herzinsuffizienz mitgeteilt, die mich völlig verunsichert und mir Angst macht …"

31.2.1 Aufgaben zur Fallsituation

Sie übernehmen die stationäre Aufnahme von Herrn Kaufmann.

1. Nennen Sie die ABEDLs®/ATLs mit besonderer Bedeutung für die Gesundheitsprognose von Herrn Kaufmann.
2. Errechnen Sie den BMI (Body Mass Index) von Herrn Kaufmann und bewerten Sie diesen.
3. Beschreiben Sie Beobachtungsaspekte, auf die Sie zur Einschätzung von Herrn Kaufmanns Gesundheitszustand in der Aufnahmesituation achten sollten.

Herr Kaufmann leidet zeitweise unter einer Dyspnoe.

4. Beschreiben Sie die Beobachtungsschwerpunkte, auf die Sie aufgrund der Dyspnoe achten.
5. Nennen Sie 2 Assessment-Instrumente, die Sie zur Einschätzung von Herrn Kaufmanns empfundener Belastungsintoleranz (Anstrengung und Kurzatmigkeit) heranziehen würden.
6. Erläutern Sie das Phänomen Dyspnoe im Zusammenhang mit der Herzinsuffizienz und beschreiben Sie 3 geeignete Pflegemaßnahmen, zu denen Sie Herrn Kaufmann aufgrund seiner Dyspnoe anleiten würden.
7. Beschreiben Sie anhand einer Handlungsliste die Durchführung der Kontaktatmung bei Herrn Kaufmann und erläutern Sie das Ziel, welches Sie dadurch erreichen wollen.
8. Erläutern Sie den medizinischen Zusammenhang zwischen Hypertonie und Herzinsuffizienz.
9. Erläutern Sie die Auswirkungen, die „Ruhe und Schonung" für den Gesundheitszustand von Herrn Kaufmann bedeuten würden.
10. Ordnen Sie den beschriebenen Fall von Herrn Kaufmann einer Phase des Trajekt-Modells (Corbin-Strauss-Modell) zu und beschreiben Sie, was man in diesem Zusammenhang unter „Dependenz" versteht.
11. Beschreiben Sie die unterschiedlichen Wirkungsweisen der 5 großen Medikamentengruppen, die bei einer Hypertonie verordnet werden.
12. Erläutern Sie die Aspekte, die bei der Einnahme von Antihypertensiva zu beachten sind.
13. Beschreiben Sie die 3 Wirkungsmechanismen der Medikamente, die bei einer Herzinsuffizienz verordnet werden.
14. Herr Kaufmann hat seine Tabletten, die er für den zu hohen Blutdruck verordnet bekommen hatte, nicht weiter eingenommen. Beschreiben Sie mögliche Folgen.

15. Beschreiben Sie ergänzende Lebensregeln, die im Rahmen einer Hypertoniebehandlung angestrebt werden sollten.
16. Beschreiben Sie mögliche Komplikationen des hypertensiven Notfalls.
17. Herr Kaufmann äußert Angst und Unsicherheit nach der Diagnosestellung. Erläutern Sie mögliche Maßnahmen, um dieser Angst entgegenzuwirken.
18. Herr Kaufmann sollte eine Gewichtsreduzierung anstreben. Nennen Sie Empfehlungen zur Ernährung bei einer Herzinsuffizienz.

31.2.2 Erwartungshorizont

Sie übernehmen die stationäre Aufnahme von Herrn Kaufmann.

1 Nennen Sie die ABEDLs/ATLs mit besonderer Bedeutung für die Gesundheitsprognose von Herrn Kaufmann.

ABEDLs:

- Sich bewegen können
- Vitale Funktionen des Lebens aufrechterhalten können
- Sich pflegen können
- Ausscheiden können
- Essen und trinken können
- Ruhen, schlafen, sich entspannen können
- Sich beschäftigen, lernen, sich entwickeln können
- Die eigene Sexualität leben können
- Für eine sichere fördernde Umgebung sorgen können

ATLs:

- Für eine sichere Umgebung sorgen
- Atmen
- Essen und trinken
- Ausscheiden
- Sich sauber halten und kleiden
- Die Körpertemperatur regulieren
- Sich bewegen
- Arbeiten und spielen
- Sich als Mann oder Frau fühlen und verhalten
- Schlafen
- Sterben

Herr Kaufmann leidet an einer Hypertonie mit Anzeichen einer Herzinsuffizienz. Für die Einschätzung des Gesundheitszustands und der Prognose sind neben den körperlichen Faktoren (Vitalzeichen, Ernährung, Ausscheidung, Bewegung) auch psychische Faktoren (Stressbewältigung, Compliance) wichtig zu erheben.

2 Errechnen Sie den BMI (Body Mass Index) von Herrn Kaufmann und bewerten Sie diesen.

Berechnungsformel: Gewicht (kg)/Größe (m) × Größe (m)

115 kg/1,83 m × 1,83 m = ~34 kg/m^2 (34,3 kg/m^2)

Herr Kaufmann ist 53 Jahre alt. Für diese Altersgruppe ist ein BMI von 22–27 kg/m^2 nach dem National Research Council, USA, wünschenswert. Herr Kaufmann leidet an einer Adipositas Grad III.

3 Beschreiben Sie Beobachtungsaspekte, auf die Sie zur Einschätzung von Herrn Kaufmanns Gesundheitszustand in der Aufnahmesituation achten sollten.

Es bieten sich folgende Beobachtungsschwerpunkte an:

- Als Leitsymptom zur Einschätzung der Belastbarkeit und somit einer Herzinsuffizienz dient die Atmung.
- Beobachtung des Pulses, der Atmung und des Blutdrucks sowie der Hautfarbe

31

- Gewichtskontrolle zur exakten Dosierung der Medikamente
- Rasche und einfache Ermittlung der Kriterien, um den Gesundheitszustand in der Aufnahmesituation zu erfassen

4 Beschreiben Sie die Beobachtungsschwerpunkte, auf die Sie aufgrund der Dyspnoe achten.

Anzeichen einer Dyspnoe können sein

- Kurzatmigkeit (Tachypnoe mit ungenügender Atemtiefe der einzelnen Atemzüge)
- Patient ringt sichtbar nach Luft
- Patient äußert Beklemmungsgefühle, Unruhe, Angst
- Atemgeräusche: Rasseln, Giemen, Stridor
- Sichtbarer Einsatz der Atemhilfsmuskulatur
  - Bei einer schweren Dyspnoe sitzen Patienten mit aufgerissenen Augen und einem Gesichtsausdruck voller Panik und Todesangst im Bett und ringen nach Luft
- Beobachtung der Umstände, unter denen die Dyspnoe bei Herrn Kaufmann auftritt

5 Nennen Sie 2 Assessment-Instrumente, die Sie zur Einschätzung von Herrn Kaufmanns empfundener Belastungsintoleranz (Anstrengung und Kurzatmigkeit) heranziehen würden.

- Borg-Skala = numerische Skala zur subjektiven Einschätzung der empfundenen Atemnot durch den Patienten selbst
- MRC-Dyspnoe-Skala = Einschätzung der Dyspnoe anhand beobachtbarer Symptome durch die Pflegeperson

6 Erläutern Sie das Phänomen Dyspnoe im Zusammenhang mit der Herzinsuffizienz und beschreiben Sie 3 geeignete Pflegemaßnahmen, zu denen Sie Herrn Kaufmann aufgrund seiner Dyspnoe anleiten würden.

- Die Dyspnoe ist das Kardinalsymptom einer Linksherzinsuffizienz. Je nach Ausprägung der Dyspnoe hinsichtlich der Intensität und Charakteristik können Rückschlüsse auf das Erkrankungsstadium der Herzinsuffizienz gezogen werden.
- Pflegemaßnahmen:
  - Herr Kaufmann sollte zur mindestens 30°-Oberkörperhochlagerung angeleitet werden Der venöse Rückfluss zum Herzen wird gesenkt und das Zwerchfell entlastend gelagert
  - Bei der Herzbettlagerung wird die Einatmung durch Nutzen der Atemhilfsmuskulatur unterstützt und der venöse Rückfluss der unteren Extremität reduziert
  - Anleitung zur dosierten Lippenbremse bei Obstruktion der Bronchien
  - Kontaktatmung

7 Beschreiben Sie anhand einer Handlungsliste die Durchführung der Kontaktatmung bei Herrn Kaufmann und erläutern Sie das Ziel, das Sie dadurch erreichen wollen. (➤ Tab. 31.1).

Tab. 31.1 Durchführung Kontaktatmung.

Schritt	Begründung
Information über die geplante Maßnahme Die Kontaktatmung sollte bei Herrn Kaufmann nur angewendet werden, wenn dieser auch bereit ist, sich auf diese Übung einzulassen	Der Erfolg der Übung hängt von der Mitarbeit des Patienten ab
Herr Kaufmann sollte sich in eine für ihn angenehme Oberkörperhochlagerung setzen	Atemerleichterung
Händedesinfektion der Pflegefachperson	Umsetzung der Hygiene
Die Hände der Pflegefachperson sollten warm sein	Kältereiz verhindern
Die Pflegefachperson legt ihre Hände locker auf z. B. den unteren Rippenbogen; der Patient versucht nun, die locker aufgelegten Hände während der Inspiration mit ruhigen und tiefen Atemzügen „wegzuatmen"	Patient lernt, Atembewegungen wahrzunehmen und zu steuern Vertiefung der Einatmung
Die Exspiration wird mit leichtem Druck der Hände unterstützt	Verbesserung der Ausatmung
Die Hände werden nacheinander an Flanken/Rippenbogen, Bauch sowie rechte und linke Axillarlinie angelegt	Je nach Auflageort Verbesserung der Brust- oder Bauchatmung
Diese Übung sollte mehrmals am Tage wiederholt werden	Wahrnehmungsförderung

Begründung:

Herr Kaufmann lernt anhand der Kontaktatmung, seine Atmung zu kontrollieren. Ziel ist es, schrittweise von einer Thoraxatmung in eine tiefe Zwerchfellatmung überzugehen. Hierdurch kann der Dyspnoe gezielt entgegengewirkt werden.

8 Erläutern Sie den medizinischen Zusammenhang zwischen Hypertonie und Herzinsuffizienz.

- Die arterielle Hypertonie ist neben der koronaren Herzkrankheit die häufigste Ursache zur Entwicklung einer Herzinsuffizienz
- Aufgrund der anhaltenden hohen Blutdruckwerte kommt es zur Veränderung der arteriellen Gefäßwände. Diese nehmen an Elastizität ab und entwickeln dadurch einen erhöhten Gefäßwiderstand. Die linke Herzkammer benötigt mehr Kraft, um das Blut in das arterielle Gefäßsystem auszuwerfen. Aufgrund der Mehrarbeit entwickelt sich eine Linksherzinsuffizienz. Besteht diese längere Zeit, so entwickelt sich eine globale Herzinsuffizienz, d. h. das rechte Herz wird auch schwächer
- Sind auch die Herzkranzgefäße arteriosklerotisch verändert, entsteht dadurch die koronare Herzkrankheit mit Angina pectoris mit Gefahr für Herzinfarkte

9 Erläutern Sie die Auswirkungen, die „Ruhe und Schonung" für den Gesundheitszustand von Herrn Kaufmann bedeuten würden.

- Durch eine Schonung würde sich die Lebensqualität von Herrn Kaufmann verschlechtern. Neben einer Zunahme der Belastungsintoleranz kommt es durch die Schonung auch zur Abnahme von sozialen Kontakten, wodurch häufig psychische Probleme resultieren.
- Früher wurde angenommen, dass die Belastungsintoleranz Folge der unzureichenden Herzleistung ist. Heute weiß man, dass die Atem- und Skelettmuskulatur bereits in der frühen Phase der Erkrankung sich in ihrer Struktur verändert, wodurch es zu einer rascheren Ermüdung der Muskulatur kommt.
- Ein moderates körperliches Training wirkt sich positiv auf den physischen und psychischen Gesundheitszustand aus

10 Ordnen Sie den beschriebenen Fall von Herrn Kaufmann einer Phase des Trajekt-Modells (Corbin-Strauss-Modell) zu und beschreiben Sie, was man in diesem Zusammenhang unter „Dependenz" versteht.

- Das Trajekt-Modell geht innerhalb der Pflege- und Krankheitsverlaufskurve von 8 Phasen aus. Nach der Beschreibung der Situation von Herrn Kaufmann zeigten sich bereits seit einiger Zeit Krankheitssymptome, die er aber nicht weiter beachtet hat. Aus der Fallbeschreibung geht ein hypertensiver Notfall als akute kritische Situation hervor. Je nachdem, wie der weitere Verlauf sich darstellt, kann sich eine Verbesserung oder eine Krise einstellen
- Unter Dependenz wird der Grad der Abhängigkeit von Pflege- und Unterstützungsleistungen verstanden. Die Art und Weise dieser Unterstützungsleistungen (z. B. aktivierend oder kompensierend) beeinflussen den Krankheitsverlauf nachhaltig

11 Beschreiben Sie die unterschiedlichen Wirkungsweisen der 5 großen Medikamentengruppen, die bei einer Hypertonie verordnet werden!

- **Kalziumantagonisten**
  Kalziumantagonisten unterdrücken den Kalziumeinstrom in die Zelle. Dies führt zu einer Gefäßerweiterung. Außerdem kommt es zu einer Abnahme der Herzfrequenz und Verlängerung der AV-Überleitungszeit, was den Blutdruck zusätzlich senkt.
- **ACE-Hemmer**
  Sie wirken über das Renin-Angiotensin-System. ACE-Hemmer verhindern die Synthese des Angiotensin-Converting-Enzyms. Das ACE katalysiert die Synthese von Angiotensin I zu Angiotensin II, welches den Blutdruck als Gewebehormon stark erhöht. Zusätzlich wird die Bildung des Aldosterons eingeschränkt, das die Ausscheidung vermindert und das Blutvolumen erhöht.
- **Diuretika**
  Diuretika fördern die Harnausscheidung, wodurch die Reduktion des zirkulierenden Blutvolumen eine Blutdrucksenkung herbeiführt.

- **β-Blocker**
  β-Blocker sind Antagonisten an den Rezeptoren des Sympathikus und führen v. a. am Herzen zur Abschwächung der Sympathikuswirkung. Dies führt u. a. durch Senkung der Herzfrequenz zur Blutdrucksenkung.
- **AT_1-Blocker**
  AT_1-Blocker wirken auf die Rezeptoren des Angiotensin I als Antagonisten. Durch deren Blockade kann Angiotensin II nicht mehr wirken und der Blutdruck wird gesenkt.

12 Erläutern Sie die Aspekte, die bei der Einnahme von Antihypertensiva zu beachten sind.

- möglichst zur gleichen Uhrzeit am Morgen verabreichen
- zu Beginn der Behandlung tägliche Vitalzeichenkontrolle vor dem Aufstehen
- vorsichtige Mobilisation wegen eines möglichen Schwindelgefühls
- einschleichender Beginn, kein abruptes Absetzen

13 Beschreiben Sie die 3 Wirkungsmechanismen der Medikamente, die bei einer Herzinsuffizienz verordnet werden (➤ Abb. 19.1).

- positiv inotrope Substanzen, die die Pumpleistung und Muskelarbeit des Herzens verbessern (Herzglykoside)
- Substanzen, die die Vor- und Nachlast senken und so das Herz entlasten (ACE-Hemmer; AT_1-Blocker, Diuretika)
- Substanzen, die den Sympatikotonus verringern und so das Herz vor seinen schädlichen Kompensationsmechanismen schützen (β-Blocker)

14 Herr Kaufmann hat seine Tabletten, die er für den zu hohen Blutdruck verordnet bekommen hatte, nicht weiter eingenommen. Beschreiben Sie mögliche Folgen.

- Ein unbehandelter Bluthochdruck führt zu schwerwiegenden Folgeschäden wie Herzinsuffizienz, Niereninsuffizienz, Schlaganfall, Erblindung.
- Antihypertensiva sollten unter ärztlicher Kontrolle eingeschlichen und abgesetzt werden. Ein abruptes Absetzen kann ein sogenanntes Rebound-Phänomen mit lebensbedrohlichem Blutdruckanstieg auslösen.

15 Beschreiben Sie ergänzende Lebensregeln, die im Rahmen einer Hypertoniebehandlung angestrebt werden sollten.

- Gewichtsnormalisierung
- salzarme Diät
- Rauch- und Alkoholverbot
- körperliches Training
- Stressabbau/Entspannungstechniken

16 Beschreiben Sie mögliche Komplikationen des hypertensiven Notfalls.

- Hirnblutungen
- Apoplex (ischämischer Insult)
- akute Herzinsuffizienz

17 Herr Kaufmann äußert Angst und Unsicherheit nach der Diagnosestellung. Erläutern Sie mögliche Maßnahmen, um dieser Angst entgegenzuwirken.

- Schulung im Zusammenhang mit den Einflussfaktoren der Hypertonie und Herzinsuffizienz
- Gewichtsreduktion
- Ernährungsumstellung
- moderate sportliche Aktivitäten
- Raucherentwöhnung
- Stressabbau/Entspannungstechniken
- Vermittlung von „Herzsportgruppen“
- Vermittlung von Selbsthilfegruppen
- Atemtechniken bei Dyspnoe
- Anleitung zum korrekten Medikamentenumgang
- ggf. psychologische Hilfe

18 Herr Kaufmann sollte eine Gewichtsreduzierung anstreben. Nennen Sie Empfehlungen zur Ernährung bei einer Herzinsuffizienz!

- Ausgewogene fettarme Kost, wenig Fleisch, viel Fisch, sparsame Verwendung von Salz (Ödembildung), Flüssigkeitszufuhr nach ärztlicher Anordnung

31.3 Fallsituation 3

Lea in der Notfallambulanz

Lea Sommer ist 12 Jahre alt und Schülerin an einem Gymnasium. Sie ist nach der Orientierungsstufe in die BEGYS-Klasse (Begabtenförderung am Gymnasium mit Verkürzung der Schulzeit) gewechselt.
Es ist Samstagsnachmittag. Lea wartet gerade auf den Besuch einer Schulfreundin, mit der sie lernen will, als ihr plötzlich sehr unwohl wird. Besorgt wendet sie sich an ihre Mutter: „Mama, ich weiß nicht, was plötzlich mit mir los ist. Ich sehe ganz verschwommen, und mir ist es so schwindelig."
Frau Sommer rät Lea, sich hinzulegen und noch ein wenig auszuruhen. Lea befolgt den Rat ihrer Mutter, doch plötzlich bekommt sie starke, linksseitige Kopfschmerzen. Ihr wird sehr übel und sie muss mehrfach hintereinander erbrechen. Frau Sommer ist nun sehr beunruhigt und beschließt, mit Lea in die Notfallambulanz des Krankenhauses zu fahren.
Der diensthabende Arzt lässt sich von Mutter und Tochter die Beschwerden schildern und erkundigt sich nach Vorerkrankungen und der Einnahme von Medikamenten. Im Rahmen der Anamnese erfährt er auch, dass es innerhalb der Familie Migräne-Erkrankungen gibt. Lea ist sehr benommen und kann kaum sprechen, aber ihre Mutter berichtet, dass sie gerade in den BEGYS Bereich gewechselt ist und sie viel lernen muss.
Der Arzt äußert schließlich folgenden Verdacht: „Ich vermute, dass es sich um eine Migräne handelt. Um aber alles andere sicher auszuschließen, veranlasse ich gleich ein CT. Wenn dies auf keine andere Ursache Ihrer Beschwerden hinweist, können Sie Lea beruhigt mit nach Hause nehmen. Migräne ist in Leas Alter gar nicht so selten."
Sie begleiten Lea zum CT und bringen sie im Anschluss wieder zu ihrer Mutter, die im Wartebereich Platz genommen hat. Lea hat sich inzwischen wieder etwas erholt und ist sehr erleichtert. „Alles in Ordnung, Mama. Der Arzt hat mir eine Spritze gegeben und Tabletten verschrieben. Ich darf wieder nach Hause."
Lea schaut Sie an. „Er meinte, ich soll mir von Ihnen alles Weitere erklären lassen. Wenn Sie Zeit haben, jetzt sofort. Ansonsten sollen wir am Montagnachmittag sowieso noch einmal in die Sprechstunde kommen." Sie schütteln den Kopf. „Nein, jetzt fahr erst einmal nach Hause und ruh Dich aus. Ich erkläre Dir jetzt noch, wie Du die Medikamente einnehmen sollst. Bringt am Montag bitte etwas Zeit mit, dann können wir uns in Ruhe unterhalten."

31.3.1 Aufgaben zur Fallsituation

1. Beschreiben Sie die Schmerzentstehung.
2. Welche grundlegenden Aspekte sind bei der Beobachtung von Schmerzen zu erfragen bzw. zu beachten?
3. Beschreiben Sie Ziele des differenzierten Schmerzassessment.
4. Die visuelle bzw. die numerische Schmerzskala werden häufig als Assessment zur Schmerzerfassung genutzt. Beschreiben Sie Vor-/Nachteile dieser beiden Assessmentinstrumente.
5. Der Arzt vermutet eine Migräne. Erläutern Sie kurz das Krankheitsbild Migräne.
6. Beschreiben Sie die Grundsätze der Behandlung einer Migräne.
7. Bei stärkerer Migräne werden Medikamente der Wirkstoffgruppe der Triptane verordnet. Beschreiben Sie kurz den Wirkmechanismus.
8. Beschreiben Sie die Schmerzcharakteristika aus der Fallsituation, die den Verdacht der Migräne bestätigen.
9. Bei einem leichten Migräneanfall wird z. B. Paracetamol bzw. Ibuprofen begleitend durch ein Antiemetikum eingesetzt. Beschreiben Sie die Wirkungsweise, Nebenwirkungen und Kontraindikationen dieser beiden Medikamente.
10. Migräne ist eine Erkrankung, die durch Maßnahmen der Verhaltens- und Verhältnisprävention positiv beeinflusst werden kann. Erklären Sie die Begriffe Verhaltens- und Verhältnisprävention und verdeutlichen Sie dies an Leas Situation.

11. Beschreiben Sie welche Aspekte Sie erheben sollten, um den Beratungsbedarf in Bezug zur Migräne möglichst umfassend darzustellen.
12. Bei Lea wurden eine Computer Tomographie zur weiteren Diagnostik durchgeführt. Erläutern Sie, worum es sich bei dieser Untersuchung handelt.
13. Beschreiben Sie die Rolle der Pflegefachpersonen im Diagnoseprozess.

31.3.2 Erwartungshorizont

1 Beschreiben Sie die Schmerzentstehung.

Durch eine Gewebeschädigung infolge eines mechanischen, chemischen, elektrischen oder thermischen Reizes kommt es zur Überschreitung eines Schwellenwertes von Schmerz-Überträgerstoffen. Diese Schmerz-Überträgerstoffe erregen die Schmerzrezeptoren, die wiederum ihre Impulse über das Rückenmark zum Gehirn weiterleiten. Im Gehirn führt diese Erregung zur bewussten Empfindung „Schmerz".

2 Welche grundlegenden Aspekte sind bei der Beobachtung von Schmerzen zu erfragen bzw. zu beachten?

- Grundsätzlich sind Schmerzäußerungen subjektiv und sollten ernst genommen werden.
- Aufgrund der Subjektivität von Schmerzen sollte die Schmerzerfassung immer als Selbsteinschätzung durch den Patienten erfolgen. Eine Fremdeinschätzung von Schmerzen erfolgt nur, wenn die Selbsteinschätzung nicht möglich ist (z. B. Narkose)!
- Starker, akuter Schmerz muss sofort dem Arzt mitgeteilt werden, da diese auf eine akute Notfallsituation hindeuten kann!
- Vor der Erhebung eines ausführlichen Assessments sind schmerzlindernde Maßnahmen einzuleiten.
- Fragen zur Schmerzerfassung
  - Wo sind die Schmerzen? (Lokalisation)
  - Wie stark sind die Schmerzen? (Schmerzintensität)
  - Wie ist die Art und Weise der Schmerzen? (Qualität)
  - Wann und wie lange dauert der Schmerz auf bzw. dauert er an? (Zeitpunkt/Dauer)
  - Was verstärkt bzw. lindert den Schmerz?
  - Welche Auswirkungen hat der Schmerz auf den Alltag?

3 Beschreiben Sie Ziele des differenzierten Schmerzassessment.

- Überblick zur Patientensituation erhalten
- Ansatzpunkte für ärztliche und pflegerische Schmerzbehandlung finden
- Grundlage einer Verlaufsbeobachtung
- Wichtiges Indiz für einen Behandlungserfolg

Die visuelle bzw. die numerische Schmerzskala werden häufig als Assessment zur Schmerzerfassung genutzt.

4 Beschreiben Sie Vor-/Nachteile dieser beiden Assessmentinstrumente.

Tab. 31.2 Schmerzassessment

	Vorteile	Nachteile
Visuelle Schmerzskala (VAS)	Kognitiv eingeschränkte Personen kommen damit besser zurecht	Schwierig in der Einschätzung der Interventionsgrenze
Numerische Schmerzskala	• Häufige und einfache Anwendung • Gute Vergleichsmöglichkeit	• Schwieriger für den Patienten, da numerische Einschätzung kaum alltagsrelevant. • Gefahr der Verfälschung durch bildhafte Erläuterungen durch die Pflegefachpersonen z. B. „Stellen Sie sich vor, sie wurden von einem Bus überfahren."

5 Der Arzt vermutet eine Migräne. Erläutern Sie kurz das Krankheitsbild Migräne.

Eine Migräne ist ein anfallsartiger, wiederkehrender Kopfschmerz, der in unregelmäßigen Abständen auftritt. Er kann ein- oder zweimal oder mehrmals im Monat bis täglich auftreten.

Er lässt sich in drei bis vier Phasen einteilen.

Sogenannte Vorboten im **Prodromalstadium** kündigen eine Migräneattacke an. Diese Vorboten sind ganz unterschiedlich. Manche beschreiben ein besonderes Hochgefühl in der sie besonders Leistungsfähig sind. Andere empfinden eine Gereiztheit oder auch depressive Verstimmung. Möglich ist auch ein besonderer Appetit auf z. B. Süßigkeiten, stärkerer Hunger mache spüren eine besondere Müdigkeit oder einen starken Durst.

Bei 10 bis 15 % der Migränepatienten schließt sich eine **Aura** an, die dem Kopfschmerz direkt vorausgeht. Häufig werden Sehstörungen beschrieben, andere bemerken eine Schwäche oder Taubheitsgefühle bzw. Kribbeln im Gesicht, der Hand oder den Beinen. Sprechstörungen, Schwindel oder Gangunsicherheiten werden auch beschrieben. Diese Aura-Anzeichen entwickeln sich über einen Zeitraum von 5 bis 10 Minuten und halten in der Regel 15–30 Minuten an. Meistens setzt der Kopfschmerz erst nach Ende der Aura ein. Diese Aura-Anzeichen hinterlassen niemals bleibende Schäden.

Die **Schmerzphase** wird mit mittleren bis starken Kopfschmerzen beschrieben. Der Schmerz wird als pulsierend, pochend oder stechend empfunden. Meist beginnt er auf einer Seite und breitet sich auf Stirn, Schläfe und Augenbereich aus. Eine Ausdehnung auf die andere Kopfseite ist möglich. Die Schmerzen treten nicht immer an der gleichen Stelle auf, sie können in jeder Attacke wechseln. In der Regel dauert diese Schmerzphase 4–72 Stunden an und beginnt in den frühen Morgenstunden. Meist leiden die Patienten unter vegetativen Symptomen wie Appetitlosigkeit und Übelkeit, Erbrechen tritt seltener auf. Viele Patienten beschreiben eine besondere Licht- und Lärmempfindlichkeit. Körperliche Aktivitäten und Stress verstärken den Schmerz.

In der Rückbildungsphase verschwinden die Beschwerden allmählich. Der pulsierende Schmerzcharakter ändert sich in einen gleichbleibenden Schmerz. Es folgt eine Schlafphase, in der die Migräne abklingt.

Etwa 12 bis 14 % aller Frauen und 6 bis 8 % aller Männer in Deutschland leiden unter Migräne. Bei Klein- und Schulkindern bis zur Pubertät sind 4 bis 5 % betroffen. Ihre erste Migräneattacke erleiden die meisten Frauen bereits zwischen dem 12. und 16. Lebensjahr und Männer im Alter von 16 bis 20 Jahren. Die Migräne erreicht bezüglich Häufigkeit und Schwere der Attacken ihren Höhepunkt zwischen dem 30. und 40. Lebensjahr und klingt ab dem 55. Lebensjahr langsam aus.

Es werden bestimmt innere und äußere Faktoren beschrieben, die eine Migräne begünstigen, jedoch nicht auslösen. So kann unregelmäßiger Schlaf, Hormonveränderungen bis zu bestimmten Nahrungsmitteln oder Alkohol aber auch Wettereinflüsse oder Stress eine Migräneattacke fördern.

6 Nennen Sie die Grundsätze der Behandlung einer Migräne!

- Vermeidung von Auslösern
- Reizarme Umgebung wie einen ruhigen und abgedunkelten Raum
- Bei einem leichten Anfall Paracetamol oder Ibuprofen mit einem Antiemetikum kombiniert
- Bei stärkeren Schmerzen Triptane
- Zu Prophylaxe
  - Entspannungsverfahren
  - Ausdauertraining
  - Beta-Blocker, Kalziumantagonisten

7 Bei stärkerer Migräne werden Medikamente der Wirkstoffgruppe der Triptane verordnet. Beschreiben Sie kurz den Wirkmechanismus von Triptane!

Triptane sind selektive 5-Hydroxytrytamin-Rezeptoragonisten, die nicht nur gegen den Kopfschmerz sondern auch dessen Begleitsymptome wie Übelkeit, Erbrechen sowie Lärm- und Lichtempfindlichkeit lindernd wirken. Die Arznei wirkt der bei einer Migräne auftretenden Gefäßerweiterung im Gehirn entgegen. Darüber hinaus hemmt der Wirkstoff die Schmerzweiterleitung innerhalb des Gehirns.

8 Nennen Sie die Schmerzcharakteristika aus der Fallsituation, die diesen Verdacht bestätigen!

- Neurologische Symptome wie Schwindel, Sehstörungen deuten auf eine Migräneaura hin.
- Übelkeit, Erbrechen begleiten diese neurologischen Auffälligkeiten.
- Licht-, und Geräuschempfindlichkeit sind ebenfalls häufig Migräne-Begleiterscheinungen;

9 Bei einem leichten Migräneanfall wird z. B. Paracetamol bzw. Ibuprofen begleitend durch ein Antiemetikum eingesetzt. Beschreiben Sie die Wirkungsweise, Nebenwirkungen und Kontraindikationen dieser beiden Medikamente!

Tab. 31.3 Vergleich Paracetamol/Ibuprofen

	Paracetamol	Ibuprofen
Wirkungsweise	Schmerzlindernd und fiebersenkend	• Schmerzlindernd, fiebersenkend, entzündungshemmend • Hemmung der Cyclooxygenase, führt zu einer reduzierten Prostaglandinbildung.
Nebenwirkung	Leberzellschädigung nur bei vorgeschädigter Leber und Überdosierung	• Magen-Darmstörungen mit erhöhter Gefahr einer Magenschleimhautschädigung • Zentralvenöse Symptome wie Schwindel oder Kopfschmerzen • Pseudoallergische Reaktionen wie z. B. Bronchospasmen
Kontraindikation	• Leberzirrhose • Glukose-6-Phosphatdehydrogenasemangel	• Bestehende Ulcera im Magen-Darm-Trakt; Schwere Leber- und Nierenerkrankungen • Schwangerschaft und Stillzeit

10 Migräne ist eine Erkrankung, die durch Maßnahmen der Verhaltens- und Verhältnisprävention positiv beeinflusst werden kann. Erklären Sie die Begriffe Verhaltens- und Verhältnisprävention und beschreiben Sie sie für die Situation von Lea.

Die **Verhaltensprävention** zielt darauf ab, die im persönlichen Lebensstil verankerten gesundheitlichen Risikofaktoren und Verhaltensweisen zu beeinflussen.

Für Lea und ihre Migräne könnten dies Beispielsweise ausreichend Schlaf, genügend Bewegung, ausgewogene Ernährung oder Entspannungsverfahren sein.

Eine **Verhältnisprävention** bezieht auch die Umgebung und die Lebensverhältnisse mit ein. Als Beispiele können die soziale Integration innerhalb der Klasse oder einer Familie sein. Im weiteren Sinne zählen aber auch z. B. Vorsorgeuntersuchungen oder z. B. schulrechtliche Bestimmungen zum Schutz dazu.

11 Beschreiben Sie welche Aspekte Sie erheben sollten, um den Beratungsbedarf in Bezug zur Migräne möglichst umfassend zu erfassen.

Im Rahmen der strukturierten Informationssammlung (SIS) werden die Themenfelder:

- Kognition und Kommunikation
  - Krankheitsverständnis, Umgang mit der Erkrankung, Einflussfaktoren auf die Erkrankung, Leistungsanforderungen und Leistungsanspruch,
- Mobilität und Bewegung
  - Ausgeübte sportliche Aktivitäten
- Krankheitsbezogene Anforderungen und Belastungen
  - Eigene Triggerfaktoren, Anzeichen einer Aura, Verhalten bei einer bevorstehenden Mirgäneattacke
- Selbstversorgung und Leben in sozialen Beziehungen
  - Gewöhnlicher Tagesablauf, Beschäftigungen, eigene Entspannungmethoden;
  - Ernährungs- und Trinkgewohnheiten, Schlafgewohnheiten,

12 Bei Lea wurden eine Computer Tomographie zur weiteren Diagnostik durchgeführt. Erläutern Sie, worum es sich bei dieser Untersuchung handelt!

Die CT Untersuchung ist ein häufiges Mittel zur neurologischen Diagnostik. Hier kann das Gehirn, das Rückenmark, der Hirnstamm aber auch die periphere Nerven gut dargestellt werden. Im

Gegensatz zur Magnetresonanz Tomographie (MRT) stehen mehr CT Geräte zur Verfügung. Sie eignen sich daher zur raschen Erstdiagnostik bei Verdacht auf eine akute neurologische Erkrankung. Nachteil des CT's ist eine Strahlenbelastung, die beim MRT nicht vorhanden ist.

13 Beschreiben Sie die Rolle der Pflegefachpersonen im Diagnoseprozess!

Zu den Vorbehaltsaufgaben der Pflegefachpersonen gehören unter anderem die Erhebung und Feststellung des individuellen Pflegebedarfs und die Organisation, Gestaltung und Steuerung des Pflegeprozesses. Im Rahmen der Zusammenarbeit im therapeutischen Team leiten sie die Ergebnisse der Patientenbeobachtung und entsprechende Äußerungen des Patienten an den Arzt weiter. Im Gespräch und Umgang mit dem Patienten erfahren sie oft ergänzende wichtige Informationen, dessen Zusammenhänge im Diagnoseprozess dem Patient nicht immer bewusst sind.

Außerdem organisieren sie die verordneten Untersuchungen und führen notwendige behandlungspflegerische Maßnahmen vor, während und nach der Untersuchung am Patienten aus.

Ergänzend helfen sie bei der Gewinnung von Untersuchungsmaterial mit oder führen Untersuchungen selbstständig durch. Pflegende dokumentieren die erhobenen Daten in der Patientendokumentation.

QUELLENANGABEN

Keller, Christine; Menche, Nicole: PFLEGEN Gesundheits- und Krankheitslehre 2. Auflage 2021. Elsevier Urban & Fischer Verlag. München.

PFLEGEN, Grundlagen und Interventionen; 3. Auflage 2021. Elsevier Urban & Fischer Verlag. München.

Lauber, Annette; Schmalstieg, Petra: Pflegerische Interventionen. 3. Auflage 2012. Thieme Verlag Stuttgart. .

Lauber, Annette; Schmalstieg, Petra: Prävention und Rehabiliation 4. Auflage 2017. Thieme Verlag Stuttgart.

PFLEGE HEUTE; 8. Auflage 2023. Elsevier Urban & Fischer Verlag. München.

Scharnagel, Stefan; Schmerzpatienten behandeln, Nichtmedikamentöse und komplementäres Schmerzmanagement, 2019 Thieme Verlag Stuttgart.

Roling Maren, Bartoszek Gabriele, Schreyer Irena, Kolbe Nina: Wenn Patienten „Nicht genug Luft" bekommen, in Die Schwester/Der Pfleger. 2014.

Roling Maren, Bartoszek Gabriele, Schreyer Irena, Kolbe Nina: Hilfen beim „Luftholen", in Die Schwester/Der Pfleger. 2014.

Grötken Kornelia, Hokenbecker-Belke Eva Das Trajekt Modell. http://pflege-und-gesundheit.net/cms/upload/pdf/Trajectory_Model.pdf. Stand: 10.11.2020

Jelinek, Antje: Arzneimittellehre für Pflegeberufe. 2. Auflage. 2016. Elsevier Urban & Fischer Verlag. München.

Rahmenlehrpläne der Fachkommission nach §53 PfLBG; Stand: 1.08.2019

https://www.neurologen-und-psychiater-im-netz.org/neurologie/erkrankungen/migraene/krankheitsbild/ Stand: 24.01.2024

https://www.leben-und-migraene.de/migraene/symptome?gclid=EAIaIQobChMI5u3V2vqp7QIVybTtCh36BARBEAAYASAAEgLLw_D_BwE Stand: 23.01.2024

https://www.gelbe-liste.de/wirkstoffgruppen/triptane Stand: 24.01.2024

Register